本书受"河南省软科学研究计划项目（202400410115）""河南省重点学科培育学科——公共管理学科建设"和"河南省一流专业建设"资助

老龄化视域下基层卫生服务问题调查研究

李红丽　著

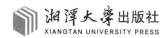

湘潭大学出版社
XIANGTAN UNIVERSITY PRESS

图书在版编目（CIP）数据

老龄化视域下基层卫生服务问题调查研究 / 李红丽
著 . -- 湘潭：湘潭大学出版社，2023.3
ISBN 978-7-5687-1075-6

Ⅰ．①老… Ⅱ．①李… Ⅲ．①老年人－基层卫生保健
－卫生服务－研究－中国 Ⅳ．① R199.2

中国国家版本馆 CIP 数据核字（2023）第 069912 号

老龄化视域下基层卫生服务问题调查研究

LAOLINGHUA SHIYUXIA JICENG WEISHENG FUWU WENTI DIAOCHA YANJIU

李红丽 著

责任编辑：丁立松
封面设计：张丽莉
出版发行：湘潭大学出版社
社　　址：湖南省湘潭大学工程训练大楼
电　　话：0731-58298960 0731-58298966（传真）
邮　　编：411105
网　　址：http://press.xtu.edu.cn/
印　　刷：长沙印通印刷有限公司
经　　销：湖南省新华书店
开　　本：787 mm×1092 mm 1/16
印　　张：15.5
字　　数：332 千字
版　　次：2023 年 3 月第 1 版
印　　次：2023 年 3 月第 1 次印刷
书　　号：ISBN 978-7-5687-1075-6
定　　价：68.00 元

前　言

　　基层卫生服务涵盖基本医疗服务和基本公共卫生服务，是我国居民健康服务的基础保障。新医改十余年来，国家投入了大量人、财、物等资源，通过重构与夯实基层卫生服务体系，力推分级诊疗等就医新秩序，优化经费补偿、绩效考核、药品供应保障和用人机制，多渠道、全方位加强基层人才队伍建设，推行家庭医生签约服务制度，实施基层中医药服务能力提升工程，组建上下联动、防治结合、资源共享的县域医疗联合体，细化基本公共卫生服务项目，规范居民慢性病防治和健康管理等一系列改革措施，不断深化基层医药卫生体制改革，极大地提高了人民群众的健康服务获得感与满意度，践行了"保基本、强基层、建机制、补短板"的改革原则与方向。但是，随着科技和经济社会的发展，基层卫生服务仍面临一系列新的问题与挑战。2001年，我国65岁以上人口比例达到7.1%，进入老龄化社会。到2021年，全国65岁及以上人口占比首次超过14%，这意味着我国全面跨入"深度老龄化"社会。老年人对基层健康服务的内容与形式有特殊的需求，如何能跑赢或同步满足老年人数量快速增长带来的基层卫生服务需求？这将是我国在今后相当长的时期内，基层医药卫生体制改革面临的重要命题。本书是以老龄化趋势下基层卫生服务问题为研究对象，采用问卷调查和数据分析等方法，从需求和供给两个视角，借助安德森健康行为模型、PEN-3文化模型和基层医疗评价量表等理论与工具，探讨老年人健康管理服务、家庭医生签约服务和慢性病服务的需求与利用问题；借助基层服务调查表、协同管理和供求理论，分析基层卫生机构中医药服务、慢性病协同服务和短期补充性人才问题；运用meta分析方法整合梳理文献，阐明老年人家庭医生签约服务的干预效果。本书通过对基层卫生服务中与老年人关联度较高的六个方面进行探究，以期为我国基层卫生机构做实做细签约服务、提振中医药服务、规范慢性病管理与服务建言献策。

　　本书是在多次实地调研基础上整理完成的，每一次实地调查都离不开相关各方的鼎力支持。在此，非常感谢参与本书调查问卷设计、论证的老师与专家，感谢参与实地调查和数据录入的本科生与研究生，感谢接受调查与访谈的基层卫生机构负责人和助理，感谢大家在整个研究过程中赐予的鼓励与帮助！

　　作者水平有限，书中难免有错漏之处。若有不当，敬请读者批评指正。

李红丽

2022年12月

内容提要

　　本书以人口老龄化趋势下基层卫生服务问题为研究对象。主要采用问卷调查与数据分析方法，从基层卫生服务需求与供给两个角度，调查研究基层卫生服务六个方面问题。其中，调查对象以需求方为主，研究基层卫生机构提供的老年人健康管理服务、慢性病干预和家庭医生签约服务，探讨老年人的健康管理服务需求状况、老年慢性病患者健康行为干预问题和老年人签约服务利用情况；调查对象以供给方为主、需求方为辅，研究基层卫生机构短期辅助性人才供求以及其提供的中医药服务、慢性病协同服务，分析医药类在校生参与基层健康服务的可行性，以及基层卫生机构提供中医药服务和协同开展老年慢性病服务问题。最后，依据分析结果和相关理论，针对性地提出完善的建议，以期对基层卫生服务高质量发展提供参考。

目 录

第一章 导 论

第一节 我国基层医疗卫生体制改革的重点

2009 年 3 月 17 日，中共中央、国务院发布《关于深化医药卫生体制改革的意见》[中发〔2009〕6 号]，标志着我国新一轮医药卫生体制改革的启动，简称"新医改"。2009 年以来，国家针对基层卫生服务体系建设、服务运行机制优化、服务能力提升以及基本公共卫生服务完善等方面进行了一系列的改革。

一、重铸基层卫生服务体系

（一）加固基层卫生服务网点，筑牢服务体系架构

国家医药卫生体制改革重点实施方案（2009 年至 2011 年）中提出："完善乡镇卫生院、社区卫生服务中心建设标准；全面完成中央规划支持的 2.9 万所乡镇卫生院建设任务，支持改扩建 5 000 所中心乡镇卫生院，每个县 1 至 3 所；支持边远地区村卫生室建设，实现全国每个行政村都有卫生室；新建、改造 3 700 所城市社区卫生服务中心和 1.1 万个社区卫生服务站；中央支持困难地区 2 400 所城市社区卫生服务中心建设。"2012 年，国家深化医药卫生体制改革主要工作安排中提出："筑牢农村医疗卫生服务网点；采取公建民营、政府补助等多种方式，对村卫生室的房屋建设、设备购置给予扶持；将村卫生室纳入基层医疗卫生机构信息化建设和管理范围；落实乡村医生的多渠道补偿、养老政策。"

我国 2013 年卫生健康事业发展统计公报显示，2013 年底，全国已设立社区卫生服务中心（站）33 965 个，其中：社区卫生服务中心 8 488 个，社区卫生服务站 25 477 个。全国 3.29 万个乡镇共设 3.7 万个乡镇卫生院，床位 113.6 万张；全国 58.9 万个行政村共设 64.9 万个村卫生室。此外，2013 年末，提供中医服务的社区卫生服务中心占同类机构的 82.5%，社区卫生服务站占 51.3%，乡镇卫生院占 63.6%，村卫生室占 33.6%。

新医改最初五年，我国基层卫生机构的就医条件与环境实现大改观，基层卫生服务体系的硬件设施更加健全。

（二）推动分级诊疗，构建居民就医新秩序

2014 年，我国深化医药卫生体制改革重点工作任务中提出："制订分级诊疗办法，综合运用医疗、医保、价格等手段引导患者在基层就医，推动形成基层首诊、分级诊疗、双向转诊的就医秩序；国家选择部分城市开展基层首诊试点，鼓励有条件的地区开展试点工作。"2015 年，国家深化医药卫生体制改革重点工作任务中提出："加快建立基层首诊、双向转诊制度，落实基层首诊；总结经验，扩大全科医生执业方式和服务模式改革试点；逐步完善双向转诊程序，重点畅通慢性期、恢复期患者向下转诊渠道，推进急慢分治格局的形成；探索建立高血压、糖尿病等慢性病诊疗服务和结核病综合防治管理模式；研究制订不同级别和类别的医疗机构疾病诊疗范围，形成急性病、亚急性病、慢性病分级分类就诊模式；实施改善医疗服务行动计划，提高基层医疗卫生机构门急诊量占门急诊总量的比例。"2016 年，国家深化医药卫生体制改革重点工作任务中提出："按照'基层首诊、双向转诊、急慢分治、上下联动'的要求，以综合医改试点省份和公立医院综合改革试点城市为重点，加快推进分级诊疗，在 70% 左右的地市开展试点；试点地区高血压、糖尿病患者规范化诊疗和管理率达到 30% 以上。"2017 年，深化医药卫生体制改革重点工作任务中提出："总结推广地方成功经验，进一步扩大试点范围，分级诊疗试点和家庭医生签约服务扩大到 85% 以上的地市。"

根据我国 2014 年和 2017 年卫生健康事业发展统计公报，2014 年至 2017 年，乡镇卫生院诊疗人次由 10.29 亿人次升至 11.1 亿人次，入院人数由 3 733 万人升至 4 047 万人，医师日均担负诊疗由 9.5 人次升至 9.6 人次，住院 1.6 床日没变化，病床使用率由 60.5% 升至 61.3%，出院者平均住院日 6.3 日没变化；村卫生室诊疗量由 19.9 亿人次降至 17.9 亿人次，平均每个村卫生室年诊疗量由 3 085 人次降至 2 831 人次；全国社区卫生服务中心诊疗人次由 5.4 亿人次增至 6.1 亿人次，入院人数由 298.1 万人增至 344.2 万人，平均每个中心年诊疗量由 6.2 万人次增至 6.6 万人次，年入院量由 344 人增至 376 人，医师日均担负诊疗由 16.1 人次增至 16.2 人次，住院 0.7 床日未变；全国社区卫生服务站诊疗人次由 1.5 亿人次增至 1.6 亿人次，平均每站年诊疗量由 5 866 人次增至 6 266 人次，医师日均担负诊疗由 14.4 人次降至 14.1 人次；提供中医服务的社区卫生服务中心占同类机构的比例由 83.2% 提高至 98.2%，社区卫生服务站占比由 53.0% 提高至 85.5%，乡镇卫生院占比由 64.9% 提高至 96.0%，村卫生室占比由 34.4% 提高至 66.4%。

三年中，除了村卫生室诊疗量下降外，我国基层卫生机构诊疗服务量普遍提高，分级诊疗试点稳步扩大，基层首诊的就医新秩序初见端倪。

（三）构建医联体，探索医联体内就医新秩序

2018 年，我国深化医药卫生体制改革重点工作任务中提出："按照'规划发展、分

区包段、防治结合、行业监管'原则，推进医联体网格化布局；远程医疗服务全面推开，逐步形成'国家、省、地市、县、乡'五级远程医疗服务体系，覆盖所有城市医疗集团和县域医共体，重点覆盖国家级贫困县和边远地区；推进实施基层医疗卫生机构中医诊疗区（中医馆）健康信息平台项目。"2019年，我国深化医药卫生体制改革重点工作任务中提出："引导医疗联合体特别是医疗共同体有序发展，开展医疗联合体建设情况评估；支持中医药事业传承创新发展，发挥中医药在治未病、重大疾病治疗、疾病康复中的重要作用。"2020年，我国深化医药卫生体制改革重点工作任务中提出："推进分级诊疗和医药卫生信息化建设；推进紧密型县域医共体试点，促进'县乡一体、乡村一体'；加快'互联网＋医疗健康'发展，完善国家级全民健康信息平台，推进新一代信息技术在医药卫生领域的应用，促进医药卫生管理和服务模式的重塑。"2021年，我国深化医药卫生体制改革重点工作任务中提出："推进县域医共体和城市医疗集团试点，强化网格化建设布局和规范化管理；加快推进分级诊疗体系建设；开展优质高效的整合型医疗卫生服务体系试点；改善基层基础设施条件，发展社区医院；实施基层中医药服务能力提升工程十四五行动计划。"2022年，我国深化医药卫生体制改革重点工作任务中提出："持续推进分级诊疗和优化就医秩序；推进紧密型县域医共体总额付费，加强监督考核，结余留用、合理超支分担，促进区域或医疗联合体内合理就医。"

依据我国2021年卫生健康事业发展统计公报，乡镇卫生院诊疗人次11.6亿，入院人次3 223.0万，医师日均担负诊疗8.9人次、住院1.2床日，病床使用率48.2%，出院者平均住院日6.6日；村卫生室诊疗人次13.4亿，平均每个村卫生室年诊疗量2 239人次；全国社区卫生服务中心诊疗人次7.0亿，入院人次319.3万，平均每个中心年诊疗量6.9万人次，年入院量315人次，医师日均担负诊疗14.6人次、住院0.5床日；全国社区卫生服务站诊疗人次1.4亿，平均每个站年诊疗量5 379人次，医师日均担负诊疗11.0人次；提供中医服务的社区卫生服务中心占同类机构的99.6%，社区卫生服务站占93.0%，乡镇卫生院占99.1%，村卫生室占79.9%。

对比2021年和2017年基层卫生机构的诊疗服务发现，乡镇卫生院和社区卫生服务中心的诊疗人次是增加的，但社区卫生服务站和村卫生室的诊疗人次是下降的，同时乡镇卫生院和社区卫生服务中心的医师日均担负诊疗人次、住院床日和病床使用率是下降的，各类基层卫生机构的中医药服务占比上升。

二、理顺基层卫生服务运行机制

（一）健全基层卫生机构补偿机制，创新绩效考核机制

2009年至2011年，我国深化医药卫生体制改革重点工作任务中提出："改革基层医疗卫生机构补偿机制，基层医疗卫生机构运行成本通过服务收费和政府补助补偿，

药品零差率销售后，探索对基层医疗卫生机构实行收支两条线等管理方式；转变基层医疗卫生机构运行机制，乡镇卫生院要转变服务方式，组织医务人员在乡村开展巡回医疗；城市社区卫生服务中心和服务站对行动不便的患者要实行上门服务、主动服务；从 2009 年起，政府举办的基层医疗卫生机构全部配备和使用基本药物，其他各类医疗机构也都必须按规定使用基本药物。"2012 年，我国深化医药卫生体制改革重点工作任务中提出："建立完善稳定长效的多渠道补偿机制，确保基层医疗卫生机构正常运转，全面落实一般诊疗费及医保支付政策，落实基层医疗卫生机构承担基本公共卫生服务的经费；完善绩效分配机制，坚持多劳多得、优绩优酬，收入分配重点向关键岗位、业务骨干和做出突出贡献的人员倾斜，基层医疗卫生机构收支结余部分可按规定用于改善福利待遇，调动医务人员积极性；加强县级卫生行政部门对乡村医生和村卫生室的行业管理，积极推进乡镇卫生院和村卫生室一体化管理。"2013 年，我国深化医药卫生体制改革重点工作任务中提出："健全稳定长效的多渠道补偿机制，落实财政对基层医疗卫生机构运行的补助政策，保障基本公共卫生服务经费专款专用，全面实施一般诊疗费，发挥医保支付的补偿作用；创新绩效考核机制，鼓励引入第三方考核，强化量化考核、效果考核，将考核结果与绩效工资总量、财政补助、医保支付等挂钩，与医务人员收入挂钩；完善基本药物储备制度。"

（二）完善基本药物供应保障机制，建立竞争性用人机制

2014 年，我国深化医药卫生体制改革重点工作任务中提出："全面实施国家基本药物目录（2012 年版），严格规范地方增补药品，建立短缺药品供应保障机制，完善短缺药品储备制度，重点做好传染病预防、治疗药品和急救药品类基本药物供应保障；强化基层医疗卫生机构的法人主体地位，切实落实用人自主权，全面落实聘用制度和岗位管理制度，建立能上能下、能进能出的竞争性用人机制；完善基层医疗卫生机构绩效考核办法，依托信息化手段加强量化考核和效果考核，鼓励引入第三方考核，考核结果与绩效工资总量、财政补助、医保支付等挂钩，体现多劳多得、优绩优酬。"2015 年，我国深化医药卫生体制改革重点工作任务中提出："鼓励各地结合实际推进县乡村一体化配送，提高采购配送集中度，进一步完善短缺药品供应保障和预警机制；落实对基层医疗卫生机构的补助政策，完善绩效考核分配办法，加强量化考核和效果考核，考核结果与绩效工资总量、财政补助、医保支付等挂钩；进一步改革人事分配制度，落实基层用人自主权。"2016 年，我国深化医药卫生体制改革重点工作任务中提出："进一步完善基层医疗卫生机构绩效工资制度，可按照财务制度规定在核定的收支结余中提取职工福利基金和奖励基金；落实二三级综合医院功能定位，明确医疗服务能力标准，推动急慢分治。"2019 年，我国深化医药卫生体制改革重点工作任务中提出："巩固完善国家基本药物制度，以省为单位明确各级各类公立医疗机构基本药物使用比例，建立优先使用

激励和约束机制。"2020 年，我国深化医药卫生体制改革重点工作任务中提出："探索紧密型医疗联合体实行总额付费，加强监督考核，结余留用、合理超支分担。"

总之，新医改以来，我国主要围绕着补偿机制、绩效考核机制、基本药物供应机制、人事分配制度和一体化管理机制对基层卫生机构运行机制进行了系列优化。

三、全面助力基层卫生服务能力提升

（一）加强人才队伍建设，提高基层卫生机构信息标准化与中医药服务能力

2009 年至 2011 年，我国深化医药卫生体制改革重点工作任务中提出："加强基层医疗卫生队伍建设，制定并实施免费为农村定向培养全科医生和招聘执业医师计划，完善城市医院对口支援农村制度，继续实施'万名医师支援农村卫生工程'，鼓励高校医学毕业生到基层医疗机构工作。"2012 年，我国深化医药卫生体制改革重点工作任务中提出："加强以全科医生为重点的基层人才队伍建设，推行全科医生（团队）与居民建立稳定的契约服务关系，采取本地人员定向培养等多种方式充实乡村医生队伍，确保每个村卫生室都有乡村医生；加快推进基层医疗卫生机构信息化建设，建立涵盖基本药物供应使用、居民健康管理、基本医疗服务、绩效考核等基本功能的基层医疗卫生信息系统，统一技术信息标准，实现与基本医保等信息互联互通，提高基层医疗卫生服务规范化水平；鼓励基层医疗卫生机构提供中医药等适宜技术和服务。"2013 年，我国深化医药卫生体制改革重点工作任务中提出："继续实施免费医学生定向培养，支持全科医生规范化临床培养基地建设，加强基本药物临床应用指南和处方集培训，年底前要覆盖所有政府办基层医疗卫生机构；实施基层中医药服务能力提升工程，85％以上的社区卫生服务中心、70％以上的乡镇卫生院、60％以上的社区卫生服务站和村卫生室能够提供中医药服务。"2014 年，我国深化医药卫生体制改革重点工作任务中提出："抓好全科医生特岗计划试点，建立医学人才培养规模和结构与医药卫生事业发展需求有效衔接的调控机制，实施中医药传承与创新人才工程，稳定乡村医生队伍，基层医疗卫生机构在同等条件下可优先聘用获得执业（助理）医师资格的乡村医生；落实乡村医生养老政策，采取多种方式，妥善解决好老年乡村医生的养老保障和生活困难问题，适时组织对乡村医生政策落实情况进行专项督查；推进医疗卫生信息技术标准化，推行使用居民电子健康档案和电子病历；完善鼓励中医药服务提供和使用的政策，继续实施基层中医药服务能力提升工程。"2015 年，我国深化医药卫生体制改革重点工作任务中提出："加强全科医生制度建设，加强以全科医生为重点的基层卫生人才培养；简化农村订单定向免费医学毕业生定向到基层医疗卫生机构就业的相关手续，加强农村订单定向医学生免费培养工作；建立乡村全科执业助理医师制度；落实乡村医生多渠道补偿政策，提高乡村医生收入；对艰苦边远地区乡村医生加大补助力度；

完善乡村医生养老政策，建立乡村医生退出机制；完成基层中医药服务能力提升工程各项目标任务。"

根据我国 2015 年卫生健康事业发展统计公报，2015 年末，基层医疗卫生机构卫生人员为 360.3 万人，其中卫生技术人员为 225.8 万人，每万人全科医生数为 1.38 人，基层卫生服务人才队伍建设取得了一定成效。

(二) 强化家庭医生签约服务，尝试组建医疗联合体

2016 年，我国深化医药卫生体制改革重点工作任务中提出："总结推广家庭医生签约服务的成熟经验，在 200 个公立医院综合改革试点城市开展家庭医生签约服务，鼓励其他有条件的地区积极开展试点，明确签约服务内涵和标准，规范签约服务收费，完善签约服务激励约束机制；继续加强以全科医生为重点的基层卫生人才培养，做好免费医学本科生的招生录取培养工作，继续开展全科医生特设岗位试点，启动乡村全科执业助理医师资格考试试点；继续加强基层医疗卫生机构能力建设，加强适宜技术推广工作，促进医疗资源向基层和农村流动；继续推进中医药传承与创新人才工程，建立健全医疗卫生机构与养老机构合作机制，促进中医药与养老服务结合。"2017 年，我国深化医药卫生体制改革重点工作任务中提出："大力推进家庭医生签约服务，健全收付费、考核、激励机制以及医保等政策；从老年人、孕产妇、儿童、残疾人等人群以及慢性疾病和严重精神障碍患者等入手，以需求为导向做实家庭医生签约服务；继续实施全科医生培养和农村订单定向医学生免费培养工作，继续组织实施全科医生特岗计划，推进专科医师规范化培训制度试点，优化基层医疗卫生机构中高级岗位比例，改革完善基层卫生职称评审工作；以国家临床医学研究中心为依托，提升基层医疗机构的诊疗技术水平和服务能力；积极发展中医药、民族医药事业，大力发展中医药健康服务；探索对纵向合作的医疗联合体等分工协作模式，开展诊疗-康复-长期护理连续服务模式试点；全面实施基层中医药服务能力提升工程'十三五'行动计划；继续推动国家级医养结合试点工作，推进社区居家层面医养结合。"2018 年，我国深化医药卫生体制改革重点工作任务中提出："提高家庭医生签约服务质量，合理确定签约服务的目标和任务，加强签约服务考核与评价，利用信息化手段开展网上签约、在线服务，家庭医生签约服务逐步由'重服务数量'向'重服务质量'转变；不断强化县域服务能力，按照'县强、乡活、村稳、上下联、信息通、模式新'的思路，推进县域综合医改；提升县域内常见病、多发病和重大疾病诊疗能力；通过规范化培训、助理全科医生培训、转岗培训、定向免费培养等多种途径，新招收培养全科医生，扩大全科医生特岗计划实施范围，持续推进农村订单定向医学生免费培养工作；按照'规划发展、分区包段、防治结合、行业监管'原则，推进医联体网格化布局，实行与医联体相适应的综合绩效考核制度；推进远程医疗服务规范，逐步形成'国家、省、地市、县、

乡'五级远程医疗服务体系，覆盖所有城市医疗集团和县域医共体；推进实施基层医疗卫生机构中医诊疗区（中医馆）健康信息平台项目；推进中医药健康旅游发展，提升医养结合机构医疗卫生服务质量。"

根据 2018 年我国卫生健康事业发展统计公报，基层医疗卫生机构卫生人员数为396.5 万人，其中卫生技术人员为 268.3 万人，每万人全科医生数为 2.22 人，我国基层卫生人才数量持续增长。

（三）完善村医待遇保障与激励政策，加强县域医共体建设和中医药传承

2019 年，我国深化医药卫生体制改革重点工作任务中提出："加强贫困地区县医院能力建设和城乡医院对口帮扶，鼓励通过农村订单定向医学生免费培养、全科医生特岗计划、县管乡用、乡聘村用等方式，着力解决一些乡镇卫生院和村卫生室缺乏合格医生的问题；完善中医药服务体系和符合中医药特点的医保支付政策，加强中医药人才培养，促进院校教育和师承教育相结合，完善职称评聘等评价激励制度。"2020 年，我国深化医药卫生体制改革重点工作任务中提出："加强为老年人提供上门医疗卫生服务工作，实施社区医养结合能力提升工程，支持中医药传承创新发展。"2021 年，我国深化医药卫生体制改革重点工作任务中提出："推进专科联盟和远程医疗协作网发展，推动采取灵活的家庭医生签约服务周期；加强全科医生等紧缺人才培养，加强农村订单定向医学生就业安置和履约管理；推进县域医共体试点，强化网格化建设布局和规范化管理，落实乡村医生待遇；实施基层中医药服务能力提升工程'十四五'行动计划，推进中医医院牵头组建医疗联合体。"2022 年，我国深化医药卫生体制改革重点工作任务中提出："多种途径培养培训全科医生、培训住院医师（含专业硕士研究生）；落实和完善村医待遇保障与激励政策，加强基层医疗机构和家庭医生（团队）健康管理服务，推广长期处方服务并完善相关医保支付政策；推进远程医疗服务覆盖全国95％的区县，并逐步向基层延伸；推动中医药振兴发展，开展医疗、医保、医药联动促进中医药传承创新发展试点，加强基层医疗卫生机构中医药服务能力建设，力争实现全部社区卫生服务中心和乡镇卫生院设置中医馆、配备中医医师；协同推进相关领域改革，开展医养结合示范项目。"

根据我国 2021 年卫生健康事业发展统计公报，2021 年末基层医疗卫生机构卫生人员数为 443.2 万人，其中卫生技术人员为 330.2 万人，每万人全科医生数为 3.08 人，我国基层卫生人才队伍不断壮大。

四、完善基本公共卫生服务体系

（一）优化基本公共卫生服务项目，落实居民健康档案规范化管理

2009 年至 2011 年，我国深化医药卫生体制改革重点工作任务是："制定基本公共

卫生服务项目，明确服务内容；定期为 65 岁以上老年人做健康检查，为高血压、糖尿病、精神疾病、艾滋病、结核病等人群提供防治指导服务，普及健康知识，逐步在全国统一建立居民健康档案，并实施规范管理；加强重大疾病以及突发公共卫生事件预测预警和处置能力，积极推广和应用中医药预防保健方法和技术；保障公共卫生服务所需经费。"2012 年，我国医改的重点工作是："做好十类国家基本公共卫生服务项目，着力提高服务质量、居民知晓率和满意度，提高城乡居民健康档案规范化电子建档率；加强健康促进与教育，倡导健康的生活方式，引导科学就医和安全合理用药；完善专业公共卫生服务网络，加强重大疾病防控和食品安全风险监测能力建设。"2013 年，我国医改的重点工作是："完善国家基本公共卫生服务管理机制，提高城乡居民健康档案规范化电子建档率和老年人中医药健康管理目标人群覆盖率；做好传染病、慢性病、职业病、重性精神病、重大地方病等严重危害群众健康的疾病防治；完善专业公共卫生服务网络，加强重大疾病防治和食品安全风险监测能力建设，组织开展食品安全风险和饮用水监测工作；推进农村改厕工作，进一步加强公共卫生安全的长效机制和卫生应急能力建设；明确村卫生室和乡镇卫生院的基本公共卫生服务任务分工和资金分配比例。"2014 年，我国医改的重点工作是："继续实施国家基本公共卫生服务项目，细化、优化服务项目和服务内容；健全专业公共卫生机构与基层医疗卫生机构间的分工协作机制，加强项目绩效考核和日常管理，规范资金管理和使用，注重服务效果；重点做好流动人口以及农村留守儿童和老人的基本公共卫生服务；优化整合妇幼保健和计划生育技术服务资源，推进国家免费孕前优生健康检查项目；加强食品安全风险监测能力和重大疾病防治设施建设；进一步提高高血压、糖尿病患者规范化管理率和严重精神障碍患者管理率。"2015 年，我国医改的重点工作是："调整完善基本公共卫生服务项目，抓好电子健康档案的规范使用和动态管理；加强资金管理和项目进展监测，完善项目绩效考核机制；加强重大疾病防控，进一步拓展重大公共卫生服务项目，全面推进流动人口基本公共卫生服务均等化工作。"

（二）完善医防协同机制，提高慢性病防治水平

2016 年，我国医改的重点工作是："健全分工协作机制，加强项目绩效考核，完善考核方式，按照服务数量和质量拨付资金，对基本公共卫生服务项目实施情况进行综合督查评估；加强健康促进工作，继续实施妇幼健康行动计划等重大公共卫生服务项目，提供从婚检、孕前检查到孕产期保健、儿童保健等覆盖生育全过程的基本医疗保健服务。"2017 年，我国医改的重点工作是："加强疾病预防体系和慢性病防控体系建设，做好健康促进。"2018 年，我国医改的重点工作是："开展国家基本公共卫生服务项目绩效考核评价，探索建立项目动态调整机制；以高血压、糖尿病等慢性病管理为突破口，探索医防融合新模式，推动医疗机构提供健康处方，推进慢性病防治结合；

探索社会心理服务模式和工作机制。"2020 年，我国医改的重点工作是："优化完善疾病预防控制机构职能设置，改善疾病预防控制基础条件；完善医防协同机制，强化各级医疗机构疾病预防控制职责，增强公立医院传染病救治能力，推动医防机构人员通、信息通、资源通；加强乡镇卫生院和社区卫生服务中心疾病预防控制职责，健全疾病预防控制机构与城乡社区联动工作机制；加强口岸传染病防控能力建设；提升慢性病防治水平。"2021 年，我国医改的重点工作是："创新医防协同机制，推动疾控机构与医疗机构在慢性病综合防治方面业务融合；加强毕业后教育和继续教育，大力培养医防融合人才。"2022 年，我国医改的重点工作是："优化基本公共卫生服务项目，提升服务质量；加强医防协同，推进实施癌症、脑卒中、心血管病、慢阻肺等重大慢性病高危筛查干预项目，完善慢性病健康管理适宜技术和服务模式。"

根据我国 2021 年卫生健康事业发展统计公报，在基层医疗卫生机构接受健康管理的 65 岁及以上老年人数 11 941.2 万，接受健康管理的高血压患者人数 10 938.4 万，接受健康管理的 2 型糖尿病患者人数 3 571.3 万；建设了 488 个国家级慢性病综合防控示范区，全国 2 855 个县（市、区）启动了全民健康生活方式行动，在全国建立了 605 个死因监测点和 2 085 个肿瘤登记点；建成老年友善医疗机构的基层医疗卫生机构 15 431 个；等等。这些数据表明，新医改以来我国基本公共卫生服务效果显著。

第二节　基层卫生服务问题研究的必要性

新医改十余年来，我国基层卫生服务发生了巨大变化，服务体系更加完备，运行机制不断优化，服务能力逐步提高，基本公共卫生服务内容、模式更加科学高效。但伴随着我国经济社会快速发展，人口老龄化问题日益凸显，基层卫生机构做好老年人的基本医疗和公共卫生服务，是时代发展的必然要求。在此，通过对老年人的家庭医生签约服务、慢性病干预、中医药服务等研究的文献梳理，阐明开展基层卫生服务相关问题调查研究的必要性。

一、老年人家庭医生签约服务相关文献梳理

（一）国外研究

国外推行家庭医生签约服务制度较早，由于各国签约服务制度发展阶段不同，面临的问题差异大，老年人相关签约服务研究大体归为三种：一是关于签约服务主体研究，全科医生并不总是对所有患者都起关键作用（Gridley，2012）；全科医生有动力在非工作时间的全科医生合作社工作（Smits，2014）；基于系统的更改，再加上 NHS 标

准合同，家庭医生可以帮助减轻医院对初级保健服务所施加的一些额外负担（Price，2018）；等等。二是关于签约服务对象的研究，鉴于家庭医生与患者之间长期的信任关系，应鼓励家庭医生对终末期癌症患者实施姑息治疗方法并减少多药治疗（Garfinkel，2018）；等等。三是关于签约服务改革的研究，南非全科医生承包倡议的三种签约模式，集中购买模式、分散购买模式和合同购买模式（Mureithi，2018）；等等。

（二）国内研究

国内关于签约服务的研究始于 21 世纪初期，2015 年以后，相关学术论文的数量快速增长。学者们主要围绕着以下四个方面对签约服务与利用问题进行了研究。一是关于签约服务利用现状研究。广东省欠发达地区居民对家庭医生式服务的知晓水平和签约率较低（莫海韵，2017）；由于对西安市家庭医师签约式服务模式知晓率低，对诊疗水平、医疗设施、诊疗流程满意度低，西安市家庭医师签约式服务签约率偏低（张潇等，2018）；北京市某社区的家庭医生服务项目参与度不及 50%，家庭医生签约服务应增加符合人群特征的实用服务（孙建波等，2019）；等等。二是关于签约服务利用效果研究。深圳市宝安区福永街道签约家庭医生组的血压控制效果及生活质量满意度方面均较优于非签约家庭医生组（常永智等，2014）；家庭医生签约服务有助于促进中山市古镇老年患者血压的控制，提高患者生活质量（黎月银等，2016）；等等。三是关于签约服务利用影响因素研究。社区居民接受家庭医生并签约需要一定的适应过程，其中家庭医生的能力大小是影响签约率高低的关键（田贵等，2017）；影响家庭医生签约的因素主要为个人因素（彭小芹等，2018）；南京市老年慢性病患者对签约家庭医生服务的意愿度较高，经济支付能力和家庭医生技术水平满意程度是主要因素（李洁等，2018）；等等。四是关于签约服务模式改革研究。家庭医生制度的实施重点在于服务方式和服务模式的转变（张向东等，2014）；家庭签约服务模式可提高社区慢性高危人群的干预效果，有效控制危险因素（吕明忠，2017）；"互联网＋"与家庭医生签约服务融合，代表了社区卫生服务行业新的发展方向（黄玉梅等，2019）；区域医疗中心是区域家庭医生签约服务的医疗技术支撑平台、培训主体、优质医疗资源的供给者和连续性家庭医生签约服务的重要环节（从紫薇等，2019）；等等。

总之，既有研究成果对签约服务主体、服务利用的现状、效果评价、影响因素与改革等议题进行了广泛而深入的研究，在夯实理论基础、探寻研究方法、积累实证资料等方面都进行了有益探索。不过，在一些方面仍有较大探讨空间：一是以往的研究多是对签约服务利用现状进行描述性分析，对签约服务主体和对象深层行为分析关注不多；二是对签约服务对象的行为研究大多是关于患者意愿和满意度的考察，而基于中国情境，利用安德森行为模型与 PCAT-AE 测量量表的本土化研究不足。

(三) 研究目的

2017 年以来，国家出台多项政策措施推进医疗联合体建设以提升基层医疗卫生服务能力，家庭医生诊疗技术水平逐步提高。随着各地区域医疗的不断深入，以及互联网＋技术的广泛应用，如何改变签约服务获得感偏低的现状，与时俱进做实做细签约服务是新时代社区卫生机构面临的主要问题之一。通过梳理签约服务研究的发展脉络，了解我国居家老人签约服务的基本状况，测量居家老人签约服务利用情况，剖析居家老人签约服务利用行为的特征与影响因素，发展本土化的理论观点和研究视角，提出居家老人签约服务优质高效发展的对策，具有一定的理论与实践意义。一方面，把握区域医疗背景下家庭医生签约服务的特征与发展演化，剖析居家老人签约服务利用行为及其影响因素，尝试用 PCAT-AE 量表测量居家老人签约服务利用效果，有助于推动卫生服务研究方法和视角的本土化；另一方面，研究居家老人签约服务利用的测评，分析居家老人签约服务利用行为的倾向性特征、促进资源和需要，能够为完善科学合理的签约服务政策提供决策依据，有助于提高社区卫生机构家庭医生签约服务的运作效率。

二、基于文化视角的老年慢性病健康行为干预研究的文献梳理

(一) 国外研究

文化是一个复杂的总体，包括知识、信仰、艺术、道德、法律、风俗以及人类在社会里所得到的一切能力与习惯 (Edward Burnett Tylor，1871)。不同层次的文化之间存在着递进的逻辑关系，即隐性文化或者精神文化决定行为文化 (显性的)，进而影响物质文化 (显性的)。健康行为是患者受文化影响的一种外在表现，其必然受制于隐性文化的影响。20 世纪中后期，发达国家相继进入老龄化阶段，慢性非传染性疾病成为主要致死病种。流行病学研究表明，不良的生活方式、饮食习惯、烟酒嗜好等因素与慢性非传染性疾病密切相关。20 世纪 80 年代，学者们主要开展了文化影响健康行为的微观显性干预研究，普遍认为通过健康教育或宣传可干预老年慢性病患者的不良健康行为，提倡健康生活方式 (Faden，1978)，诸如营养饮食、不吸烟 (Baric，1979)、适量饮酒 (Berg，1980) 等，有助于提高患者遵医依从性 (Morisky，1983) 和自我管理能力 (Green，1984)，改变不良的个人生活方式有利于降低潜在的疾病风险 (Ockene，1988)，等等。20 世纪 90 年代，学者们延续并扩展了健康行为显性干预研究，Wenger (1996) 认为，体育活动有助于降低老年慢性病患者的冠状动脉风险和死亡率；与此同时，随着行为医学、运动心理学等多学科理论的发展，一些学者开始关注健康行为背后的隐性影响因素，如态度和价值观等精神文化对健康行为的影响，即开展对

文化影响健康行为的微观隐性干预研究。Airhihenbuwa（1996）认为，饮食的许多方面都是由文化习俗决定的，特定的食物、风味、食物制备方法和膳食可能被有意或无意地用来保存传统、保持群体特征或团结；Wahlqvist（2000）认为，食物是老年人生活质量的基础，在确保营养饮食的同时还需要考虑相关的社会和文化影响因素。

进入 21 世纪，关于文化对健康行为影响的研究视野进一步拓展，由关注患者微观个体扩展到宏观制度资源与人文环境，即开展对文化影响健康行为的宏观与微观系统性干预研究，PEN-3 模型是这一时期被各国学者应用于公共卫生领域研究的主要文化模型之一，它是由 Airhihenbuwa（1989，1993，1995，1999）提出并修改完善的，是一种在健康促进方案的制定、实施和评估中处理文化问题的模式。PEN-3 文化模型包括三个主要领域：文化身份（人、大家庭、邻里）、关系和期望（感知、使能因素和养育因素）以及文化授权（积极、存在和消极），每个领域包括三个维度，组成首字母缩略词 PEN。Airhihenbuwa（2004）认为，文化在决定个人、家庭和社区的健康水平方面发挥着至关重要的作用；James（2004）认为，PEN-3 模型是评估社区和文化如何影响非裔美国人饮食习惯的合适框架；Melancon（2009）认为，可以使用 PEN-3 模型确定促进或阻止糖尿病预防和管理的因素；Iwelunmor（2014）认为，PEN-3 模型对于探索文化背景如何塑造健康信念和实践，以及家庭系统如何在促成或培育积极的健康行为和健康结果中发挥关键作用。

（二）国内研究

相较于发达国家，我国各地进入老龄化较晚。国内学术界对老年慢性病患者健康行为的干预研究，是随着我国老龄化和慢性病问题的日益突出而增加的，特别是 2010 年以后相关研究的文献数量显著递增。国内相关研究的理论、内容和方法都滞后于国外，呈现出对文化影响老年慢性病患者健康行为的微观显性与隐性干预研究并行的局面。有学者通过实验对比研究，探讨文化影响老年慢性病患者健康行为的显性干预，认为健康教育有助于改变不良的卫生习惯（王立邦，2005），提高病人生活质量（林妙春等，2006），有助于改变老年慢性病患者的遵医行为和健康知识知晓率（马红梅等，2007）；同时也有学者探讨了决定老年慢性病患者健康行为隐性文化因素的干预问题，段文燕等（2011）认为，提高患者的糖尿病知识、端正态度，有助于提高患者的行为能力和增强参与糖尿病自我管理的意识；黄瑞（2013）认为，增强健康信念，有助于提高老年高血压患者自我护理能力和生存质量；郑文韬（2018）认为，给予老年高血压患者人文关怀护理，可改善患者健康行为；等等。近年来，有学者从宏观支持方面探讨文化影响老年慢性病患者健康行为的干预问题。魏琳（2014）认为，老年高血压患者的社会支持与健康行为能力存在正相关关系，社会支持水平越高，健康行为能力越强；陈长香等（2017）认为，家庭社会支持因素，有助于提高糖尿病老年人健康自我管理行为。

总之，既有研究对文化影响健康行为的显性表现与隐性态度价值观、微观个体与宏观环境等议题进行了广泛而深入的研究，在夯实理论基础、探寻研究方法、积累实证资料等方面都进行了有益探索。但是在以下两方面仍有较大探讨空间：一是以往研究多是对老年慢性病患者健康行为显性表现（如生活方式等）的文化影响因素进行探讨，而针对健康行为的隐性决定因素（知识、态度、价值观等）产生的深刻文化背景研究则不多；二是对老年慢性病患者健康行为的研究大多是基于微观个体或宏观环境某个方面的文化影响进行探讨，而整合微观和宏观全面系统地分析文化对健康行为影响的研究尚付阙如。

（三）研究目的

健康行为是个人维持或提高健康水平的一种自发性多层面行为，它与老年慢性病患病率上升有着直接关联，而文化又是影响个人健康行为的基本决定因素之一。因此，通过梳理 PEN-3 文化模型在公共卫生领域研究的理论与实践，了解老年慢性病患者健康行为的现状，分析中医药文化对老年慢性病患者健康行为的影响，挖掘影响老年慢性病患者健康行为的积极与消极文化因素，评估老年慢性病患者健康行为干预的现有政策，提出具有综合性和可操作性的干预策略。一方面，总结和反思老年慢性病患者健康行为干预研究的视角与方法，尝试将 PEN-3 文化模型应用于老年慢性病患者健康行为分析，探索健康行为研究理论与方法的本土化，有助于促进文化与健康交叉理论的发展。另一方面，剖析老年慢性病患者健康行为的基本状况与问题，努力从文化赋权、关系与期望、文化身份等多个维度评估老年慢性病患者健康行为的文化影响，能够为制定和完善科学、可持续的老龄健康服务政策提供决策依据。

三、基层卫生机构中医药服务研究的文献梳理

（一）中医药文化

中医药文化根植于中国传统文化，是中国传统文化的一个组成部分，二者是子与母、枝与干的互动关系。中医药文化是中华民族优秀传统文化中体现中医药本质与特色的精神文明和物质文明的总和。中医药文化的传承与弘扬是我国中医药事业振兴发展的内在驱动力。在全球化背景下，不同国家民族文化相互影响、冲击与交融，中华民族面临着多元文化价值选择的挑战。百余年来，在西方文化的强势冲击下，中医药发展升腾跌宕，明显滞后于西医药，中医药文化面临着前所未有的认同危机。2021 年 6 月，国家中医药管理局等五部委联合颁布《中医药文化传播行动实施方案（2021—2025 年）》，提出"使中医药成为群众促进健康的文化自觉，到 2025 年实现中医药对中华文化传承发

展的贡献度明显提高，成为引导群众增强民族自信与文化自信的重要支撑。"

美国学者科林斯·奥·艾希亨布瓦曾将社会比作森林、个体比作树木，他认为探索森林的文化背景可以让人们理解和欣赏单棵树的形成方式，认为基于群体或社区的健康干预应当从关注文化开始。文化认同是指对人们之间或个人同群体之间共同文化的确认。个体文化认同由内隐到外现的过程，是个体赞同认可文化的同时以其规范修身行事，通常需要经过知识学习、态度改变和行为跟进三个阶段。中医药文化是中医药学内在的价值观念、思维方式，外在的行为规范、器物形象的总和。发扬中医药文化的目标，就是让更多的居民呈现中医药文化的认同行为与健康习惯。中医药文化是我国特有的生命与健康文化，鸦片战争以来，国人对中医药文化的认同遭遇了强势西方文化的影响与干扰。基层卫生机构的中医药服务最贴近居民，在中医药振兴与文化阐扬中发挥着至关重要的作用。

（二）国内关于基层中医药服务的文献梳理

2016 年 2 月，国务院颁发了《中医药发展战略规划纲要（2016—2030 年）》（国发〔2016〕15 号），明确我国未来中医药发展方向和工作重点。近年来，国内学者从服务能力与质量评价、中医药资源配置和中医药文化传承等不同角度，对我国基层中医药服务问题进行了研究。比如，一些学者（熊伟等，2017；王瑞雯 2018；刘玉莲等，2018；井珊珊等，2019；陈陵 2019；杨洋等，2020；刘笑等，2020；闫玉慧 2020；等等）依据四川、北京、甘肃、山东和浙江等多地基层卫生服务现状的调查与分析，探讨基层中医药服务问题、能力提升与质量评价。曾国良（2014）研究认为，加强宣传、注重实效和规划布局有助于提高基层中医馆的服务能力；刘连英（2018）研究认为，基层医疗机构中医馆是基层中医药服务的供给主体，年龄、长期居住地、受教育水平、获得中医药服务的便捷度是影响群众中医药服务需求度的因素；申屠学军（2019）研究认为，中医馆发展中存在医疗质量、药材质量和服务质量监管不统一、不规范以及创新力不足等问题；黎可盈（2020）等研究认为，广东省基层中医馆发展存在中医药适宜技术掌握数目不足、基层中医药诊疗设备不足、信息化设备落后等问题。另外，一些学者（张绪华，2017；卢秀芳，2018；陈翔等，2018；孙静等，2020；杜莹莹，2020；杨玲等，2021；等等）从资源配置与信息平台建设出发，探讨中医医联体的内部资源下沉与重组、基层中医药服务人才培养以及互联网＋和中医药信息平台建设，提出优化基层卫生服务资源配置的公平性与高效率的建议。此外，董盼盼（2018）和井珊珊等（2020）从中医药文化的视角研究，认为目前基层卫生机构的中医药文化传承作用较弱、文化内涵建设不足，建议将中医药文化传承作为基层中医药特色发展的建设内容和评价项目。这些研究在基层中医药服务的发展现状、能力提升以及信息化平台建设方面取得了一定成果，为后期相关研究奠定了基础。但这些研究多以描述性现状分析为主，而关于基层中医药服务的运行机理、服务模式研究尚不足。

（三）研究目的

2016 年，全国各地相继落实基层中医馆（中医综合服务区）建设，到 2020 年底全国基层中医馆总数已经达到 3.63 万个，多地提出了在 2022 年底前全部基层卫生机构完成中医馆建设，实现"让居民在家门口就能闻得到中药味、感受得到中医药文化、接受得到高质量的中医药医疗健康服务"。伴随着各地乡镇卫生院中医馆建设的全覆盖，中医药服务已全面展开，那么患者对中医馆中医药服务评价如何？中医馆诊疗服务对患者中医药文化认同影响如何？等问题，尚需要进一步探索。因此，为促进乡镇卫生院中医馆深化服务内涵，增强农村患者的中医药文化认同与自信，拟以患者为中心，抽样评价河南省基层中医馆的服务质量，并通过对乡镇卫生院中医馆服务评价和患者中医药文化认同进行测量，探析基层中医馆的个性化服务新模式，以及乡镇卫生院中医馆服务对患者中医药文化认同的影响。

四、基层卫生机构短期人才补充问题研究

全国老龄委数据显示，从 2015 到 2035 年，我国将进入急速老龄化阶段，老年人口将从 2.12 亿增加到 4.18 亿，预计到 2035 年，老年人口占比将提升至 29%。由于老年人需求多注重就近、便捷，基层卫生机构自然成为老年人日常健康服务的主要提供者，基层卫生机构人才不足的问题必将日益突出。当然健康服务硬件设施的生产可以伴随投入的增加快速增长，但健康服务人才的培养不可一蹴而就，需要相当长的时间。那么破解基层卫生机构健康服务人才匮乏的问题，解除基层卫生机构持续发展的制约，是需要尽快解决的难题。而另一方面，高校医药类在校生作为健康服务队伍的预备力量，具有很大的成长空间，但我国高校医药类人才培养中普遍存在着"缺乏对学生基本动手能力的充分培养，学生社会实践经验较少，难以适应卫生服务的工作需要"等问题。因此，如果能将高校医药类在校生与基层卫生机构有效衔接起来，必将带来双赢的局面。一方面，可以为医药类在校生提供服务社会的机会，锻炼其动手能力，丰富其实践经验，使医药类在校生更"接地气"、更适用；另一方面，基层卫生机构可以缓解一些人力短缺问题，使专职医务人员能更好地集中精力完成相对复杂的、有难度的基层健康服务工作。

（一）国内研究现状

新医改以来，国内关于基层卫生服务人才问题的研究，主要是立足用人和育人两个主体而展开。其中，针对用人方的人才问题研究主要集中于三方面，一是现状与问题分析。一些学者（周巍，2010；彭宏伟和彭颖，2011；王洁等，2012；任静等，

2015）研究发现，基层卫生人才队伍仍存在人员数量不足和流失并存、职称结构失衡以及城乡地区差距较大，以及培训与实际需求脱节、流动性强等问题，认为薪酬水平、职业前景、编制管理，以及行业特殊性和可替代岗位的稀缺性是影响卫生院人员流动的主要因素。二是人才队伍建设。有学者（陈少锋，2018；潘俞彤，2019；等等）认为，应从合理增加编制、监督落实高级职称比例，建立合理的基层医疗人才考核标准、增加薪酬待遇，定期组织职业培训和先进基层医生的进修教育，加强学术交流与技术帮扶，以及改革乡医管理模式等方面，增强基层卫生人才队伍建设。三是基层公共卫生人才短缺严重。学者（楼洁云，2017；廖晓兰，2018；汪志豪等，2019）认为，从事公共卫生服务的医务人员学历普遍偏低、高级职称人员稀少，建议加强公共卫生专业人才的培养和引进力度。育人方的问题研究主要是针对医学生基层就业意愿的分析，学者们（杨国莉，2013；叶利军，2013；刘月等，2015；董莉等，2018；邓菊庆等，2020）认为，应届毕业生去基层卫生服务工作意愿不高，基层岗位发展空间小、工资收入低和国家配套政策不健全等是主要影响因素。

　　总之，既往研究对基层卫生机构人才存量问题与医学院校育人问题作了深入分析，对基层卫生机构长期性扩充人才增量的渠道与政策提出了针对性建议，这些研究成果也为健全我国基层卫生机构人才队伍奠定了理论基础。但是，针对基层卫生人才短期性匮乏问题的研究很少，特别是将医药类在校生与基层卫生机构联系起来综合考虑，关于基层卫生机构短期补充性人才的研究少见。

（二）研究目的

　　为了应对人口老龄化和慢性病快速发展的新形势，本着基层卫生机构和高校医药类在校生双赢的目的，旨在通过实地调查、专家咨询和文案调查，运用定性与定量分析法，研究河南省高校医药类在校生参与基层健康服务的可行性、稳定性与持续性问题，以缓解河南省基层卫生机构的人才困境和解决高校医药类在校生实践能力偏低的问题，提出推进河南高校医药类在校生参与基层健康服务制度化的建议。

第三节　研究思路与方法

一、研究思路

　　本书以老年人基层健康服务为出发点，从需求角度，结合健康行为理论、安德森模型和初级保健服务评价工具等，利用自制问卷调查和北京大学中国老年健康影响因素跟踪调查数据，研究老年人健康管理服务、慢性病服务和家庭医生签约服务等问题；

从供给角度，结合供给与需求理论、协同管理理论等，利用自制问卷调查和深度访谈资料，研究基层卫生机构中医药服务、慢性病协同服务和短期补充性人才等问题，如图 1-1 所示。最后，在定量和定性分析的基础上，针对不同的研究问题提出应对建议。

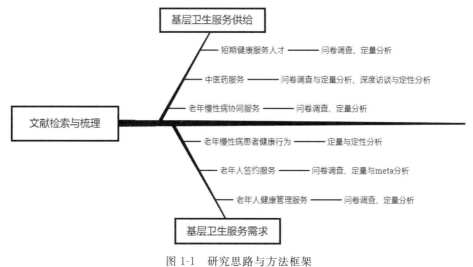

图 1-1   研究思路与方法框架

二、研究方法

（一）问卷调查

问卷调查是社会科学研究的常用方法之一，也是贯穿本书的针对基层卫生服务六个方面研究的主要方法。依据研究问题不同，针对性设计了居民健康管理服务认知情况调查表、老年人基层健康服务需求调查表、居家老人社区卫生服务利用调查表、基层卫生机构中医药服务状况调查表、基层卫生机构老年慢性病服务供给现况调查表、河南省医药类在校生参与社会实践情况调查表和基层卫生机构对医药类在校生的需求意愿调查表。各调查表的具体内容，参见本书附录 1 至附录 4 和附录 6 至附录 8。

（二）meta 分析

meta 分析是系统评价常用的一种定量分析方法。2016 年，我国在各地相继推广了家庭医生签约服务，老年人签约服务内容涵盖了基本医疗与基本公共卫生服务项目，本书利用 Revman 5.3 和 Comprehensive Meta Analysis V2 两款软件，梳理评价了老年签约服务的效果以及主要慢性病干预的效果，具体内容详见本书第二章和第四章。

（三）定量分析

在实地调研的基础上，运用 Excel 和 SPSS 软件，对问卷调查数据或中国老年健康影响因素跟踪调查（CLHLS）最新公布的追踪数据进行定量统计分析是本书各章节的主要特点之一。采用频数分析、卡方检验、因子分析和回归分析等方法，探讨基层卫生机构的老年人健康管理服务需求、签约服务利用、慢性病干预、中医药服务以及短期补充性人才问题。具体方法的应用，参见本书第三至第八章。

（四）定性分析

从对文献资料梳理、归纳与分析，到对受访对象深度访谈信息的整理与分析，以及运用成熟的理论框架探讨研究问题，都诠释了定性分析方法在本书中的不可或缺。针对基层卫生服务中六个方面的问题研究，都是建立在前期大量文献述评的基础上，而且所有定量分析结果的深入探究，也是建立在理论模型基础上的定性分析。

第四节　本书的内容安排

本书共分八章，围绕着基层卫生服务中涉及老年人的主要服务项目与制度，从供给与需求两个视角，侧重分析了健康管理服务、慢性病服务和中医药服务，以及基层卫生机构家庭医生签约制度的落实、健康服务的协同合作和健康服务人才的补充等方面存在的问题，并立足数据给出可行性建议。具体研究内容与各章主题如图 1-2 所示，各章内容安排如下：

第一章 导论，介绍了选题背景、意义与目的，以及研究思路和内容安排。

第二章 基层卫生服务概况，介绍了基层卫生机构的主要职能与内容，详细说明了与老年慢性病相关的基层卫生服务项目，指出了老年慢性病的特殊性和服务需求，并运用 meta 分析方法阐释了家庭医生签约服务对老年慢性病干预的效果。

第三章 健康管理认知与服务需求，介绍了针对郑州市居民的健康管理认知调查结果，以及老年人对基层健康服务需求的调查结果，并进行讨论，进而提出优化基层卫生服务供给的建议。

第四章 慢性病服务，介绍了健康行为含义、理论与模型，利用北京大学中国老年健康影响因素跟踪调查（CLHLS2018）数据，对我国未患与已患慢性病的居家老人健康行为进行了比较和影响因素分析，特别分析了我国居家老人中医药健康行为，运用 meta 分析方法评价了家庭医生签约服务对老年慢性病患者健康行为干预的效果。

第五章 签约服务利用，借鉴 PCAT-AE 等量表，安德森卫生服务利用行为模型，设计针对基层卫生服务利用的调查表，分析河南省居家老人签约服务利用的调查数据，提出改善基层卫生机构签约服务的建议。

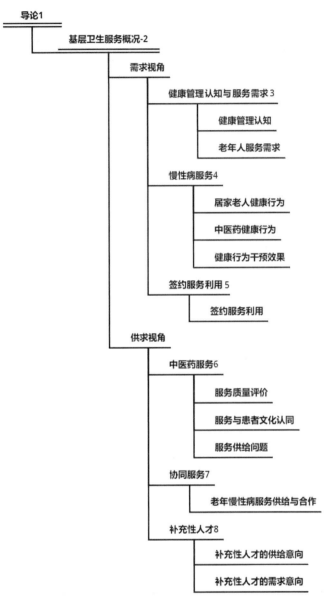

注：图中 1-8 序号对应第一至第八章

图 1-2　研究内容与各章主题

　　第六章 中医药服务，介绍了基层卫生机构中医馆建设概况，运用修正后的基层卫生调查表 PCPCM，评价基层中医药服务质量，探讨基层中医药服务质量对患者中医药文化认同的影响，总结基层中医药服务供给中存在的问题，并提出强化基层中医药服务的建议。

　　第七章 协同服务，介绍基层卫生机构协同服务的理论依据，阐明对河南省十二地市基层卫生机构老年慢性病服务的调查结果，提出协同开展老年慢性病服务的建议。

第八章 补充性人才，阐明基层健康服务补充性人才供给与需求研究对象，说明受访高校医药类在校生参与基层健康服务意愿的调查结果，以及受访基层卫生机构对补充性人才参与基层健康服务的需求意愿，提出高校医药类在校生参与基层健康服务的建议。

第二章 基层卫生机构的职能与服务概况

第一节 基层卫生机构的职能与服务内容

一、基层卫生机构的职能

2020年6月1日实行的《中华人民共和国基本医疗卫生与健康促进法》指出，基层医疗卫生机构包括乡镇卫生院、社区卫生服务中心（站）、村卫生室、医务室、门诊部和诊所等。

1. 乡镇卫生院和社区卫生服务中心

负责提供基本公共卫生服务，以及常见病、多发病的诊疗、护理、康复等综合服务，并受县级卫生行政部门委托，承担辖区内的公共卫生管理工作，负责对村卫生室、社区卫生服务站的综合管理、技术指导和乡村医生的培训等。乡镇卫生院分为中心乡镇卫生院和一般乡镇卫生院，中心乡镇卫生院除具备一般乡镇卫生院的服务功能外，还应开展普通常见手术等，着重强化医疗服务能力并承担对周边区域内一般乡镇卫生院的技术指导工作。

2. 村卫生室、社区卫生服务站

在乡镇卫生院和社区卫生服务中心的统一管理和指导下，承担行政村、居委会范围内人群的基本公共卫生服务和普通常见病、多发病的初级诊治、康复等工作。

单位内部的医务室和门诊部等基层医疗卫生机构负责本单位或本功能社区的基本公共卫生和基本医疗服务。

其他门诊部、诊所等基层医疗卫生机构根据居民健康需求，提供相关医疗卫生服务。政府可以通过购买服务的方式对其提供的服务予以补助。

二、基层卫生机构的服务内容

《中华人民共和国基本医疗卫生与健康促进法》第35条指出，基层医疗卫生机构主要提供预防、保健、健康教育、疾病管理，为居民建立健康档案，常见病、多发病的诊疗以及部分疾病的康复、护理，接收医院转诊患者，向医院转诊超出自身服务能力的患者等基本医疗卫生服务。

1. 预防

社区卫生诊断，传染病疫情报告和监测，预防接种，结核病、艾滋病等重大传染病预防，常见传染病防治，地方病、寄生虫病防治，健康档案管理，爱国卫生指导等。

2. 保健

妇女保健、儿童保健、老年保健等。

3. 医疗

一般常见病、多发病的诊疗，社区现场救护，慢性病筛查和重点慢性病病例管理，精神病患者管理，转诊服务等。

4. 康复

残疾康复、疾病恢复期康复、家庭和社区康复训练指导等。

5. 健康教育

卫生知识普及、个体和群体的健康管理、重点人群与重点场所健康教育、宣传健康行为和生活方式等。

其中，每一类服务又包含具体服务项目若干，各基层卫生机构立足自身人力资源和硬件设施资源，结合所处地域环境与人口特点，确定开展的具体服务项目。基层卫生机构提供各类健康服务的方式，主要有门诊、入户巡诊、电话咨询与指导、网络视频在线咨询与指导等。随着社会发展与科技进步，基层卫生机构服务的内容与形式也将会有新的变化。

第二节　基层卫生机构老年慢性病服务项目

结合老年慢性病的特点，基层卫生机构提供的与老年慢性病相关度较高的服务项目主要有：基本公共卫生服务中的健康教育、慢性病防控、老年保健、康复指导和训练；基本医疗服务中的慢性病治疗、家庭医疗服务和康复医疗服务。

一、基本公共卫生服务中的老年慢性病服务项目

（一）健康教育

1. 高血压的健康教育

根据文化、经济、环境和地理的差异，针对不同的目标人群采用多种形式进行信息的传播，公众教育应着重于宣传高血压的特点、原因和并发症的有关知识，高血压的可预防性和可治疗性，以及生活方式在高血压的预防和治疗中的作用。

教育患者：正确认识高血压的危害，尽早规范治疗以预防心脑血管病的发生；要

坚持非药物疗法，改变不良生活方式；要在医务人员的指导下，坚持规范化药物治疗，治疗要达标；血压达标的同时，还要控制并存的其他心血管病危险因素，如吸烟、高胆固醇血症、糖尿病等；要定期在家庭或诊室测量血压，提高自我管理的能力；要通过正规渠道获取健康教育知识，抵制非科学、伪科学的宣传。

2. 糖尿病的健康教育

糖尿病的自然进程；糖尿病的临床表现；糖尿病的危害及如何防治急慢性并发症；个体化的治疗目标；个体化的生活方式干预措施和饮食计划；规律运动和运动处方；饮食、运动、口服药、胰岛素治疗及规范的胰岛素注射技术；自我血糖监测和尿糖监测（当血糖监测无法实施时），血糖测定结果的意义和应采取的干预措施；血糖监测、尿糖监测和胰岛素注射等具体操作技巧；口腔护理、足部护理、皮肤护理的具体技巧；等等。

（二）慢性病防治与管理

1. 高血压的防治与管理

（1）高血压的诊断与分级

《中国高血压防治指南（2023 版）》出台了新的高血压标准，即：

正常血压＜130/85 mmHg；正常高值血压 130～139/85～89 mmHg；

1 级高血压 140～159/90～99 mmHg；2 级高血压≥160/100 mmHg。

（2）高血压的分级管理

高血压防治要运用健康促进的理论将全人群策略和高危人群策略相结合，一级预防、二级预防与三级预防相结合，开展一体化的综合防治。高血压分级管理内容参照《中国高血压基层管理指南》，根据基层卫生服务机构的条件和医师的情况，在基层高血压患者长期随访中，根据患者血压是否达标分为一、二级管理。血压达标者，每 3 月随访 1 次；血压未达标者，建议每 2～4 周随访 1 次。随访的主要内容是观察血压、用药情况、不良反应；指导生活方式；同时应关注心率、血脂、血糖等其他危险因素、靶器官损害和临床疾患双向转诊的条件。

高血压防治的降压目标：普通高血压患者血压降至＜140/90 mmHg，糖尿病及肾病患者降至＜130/80 mmHg，老年人收缩压降至＜150 mmHg，如能耐受，还可进一步降低。

（3）高血压防治与管理的评价指标

① 高血压防治的"三率"指标：

高血压知晓率是指辖区某年龄段居民诊断为高血压的患者中调查时知晓自己患高血压者的比例。计算公式：

高血压知晓率＝知道自己患高血压的人数/高血压总人数×100％。

高血压治疗率指高血压患者中近 2 周在服药的人数占整个辖区高血压患者总人数的比例。计算公式：

高血压治疗率＝近 2 周在服用抗高血压药物的人数/高血压总人数×100％。

高血压控制率是指血压控制达标的高血压患者人数占整个辖区高血压患者总人数的比例。计算公式：

高血压控制率＝血压控制达标的人数/高血压总人数×100％。

②高血压管理的评价指标：

高血压患者规范管理率＝按照规范要求进行高血压患者健康管理的人数/年内已管理的高血压患者人数×100％。

管理人群血压控制率＝年内最近一次随访血压达标人数/年内已管理的高血压患者人数×100％。（血压控制是 65 岁及以上患者收缩压＜150 mmHg 和舒张压＜90 mmHg，即收缩压和舒张压同时达标）

2．糖尿病的防治与管理

（1）糖尿病的诊断

糖尿病的诊断标准，是典型糖尿病症状（多饮、多尿、多食、体重下降），加上随机血糖（是指不考虑上次用餐时间，一天中任意时间的血糖，不能用来诊断空腹血糖受损或糖耐量异常）检测，静脉血浆葡萄糖水平（mmol/L）≥11.1；或加上空腹血糖（是指至少 8 小时没有进食热量）检测，静脉血浆葡萄糖水平（mmol/L）≥7.0；或加上葡萄糖负荷后 2 小时血糖检测，静脉血浆葡萄糖水平（mmol/L）≥11.1。无糖尿病症状者，需改日重复检查。

2 型糖尿病是我国老年糖尿病的主要类型。老年糖尿病患者患病年龄、病程、身体状况、肝肾等重要脏器功能、并发症与合并症、合并用药情况、经济状况及医疗支持、对治疗的预期以及其预期生存期均不同。随着年龄的增长，老年糖尿病患者的听力、视力、认知能力、自我管理能力下降，运动耐力下降。应关注运动治疗的风险、重复用药或遗漏用药的可能。进入老年期之前，诊断为糖尿病的患者大多病程较长，慢性并发症常见。新诊断的老年糖尿病多起病缓慢，无症状或症状不明显。多在常规体检或因出现并发症、伴发病检查血糖或尿糖时发现。但诊断糖尿病时一般已存在多种并发症，且比较严重。因此，老年糖尿病一经诊断，就应该进行全面而细致的并发症筛查。

（2）糖尿病的分级管理

2 型糖尿病防治中的三级预防，一级预防的目标是预防 2 型糖尿病的发生；二级预防的目标是在已诊断的 2 型糖尿病患者中预防糖尿病并发症的发生；三级预防的目标是延缓已发生的糖尿病并发症的进展、降低致残率和病死率，并改善患者的生存质量。

具体管理措施：对血糖控制满意（空腹血糖值＜7.0 mmol/L），无药物不良反应、无新发并发症或原有并发症无加重的患者，预约下一次随访；对第一次出现空腹血糖控制不满意（空腹血糖值≥7.0 mmol/L）或药物不良反应的患者，结合其服药依从情况进行指导，必要时增加现有药物剂量、更换或增加不同类的降糖药物，2周时随访；对连续两次出现空腹血糖控制不满意或药物不良反应难以控制以及出现新的并发症或原有并发症加重的患者，建议其转诊到上级医院，2周内主动随访转诊情况；对所有的患者进行针对性的健康教育，与患者一起制定生活方式改进目标并在下一次随访时评估进展。告诉患者出现哪些异常时应立即就诊。

（3）糖尿病防治的评价指标

2型糖尿病患者规范管理率＝按照规范要求进行2型糖尿病患者健康管理的人数/年内已管理的2型糖尿病患者人数×100％。

管理人群血糖控制率＝年内最近一次随访空腹血糖达标人数/年内已管理的2型糖尿病患者人数×100％。（空腹血糖达标是指空腹血糖＜7 mmol/L）

（三）老年保健

老年保健的服务对象是辖区内65岁及以上常住居民。

（1）每年进行一次生活方式和健康状况评估，进行一次健康体检，包括一般体格检查和血常规、尿常规、肝功能（血清谷草转氨酶、血清谷丙转氨酶和总胆红素）、肾功能（血清肌酐和血尿素氮）、空腹血糖和心电图检测等；

（2）有针对地开展疾病预防、自我保健及伤害预防、自救等健康指导；

（3）每年为65岁及以上老年人提供1次中医药健康管理服务，包括中医体质辨识和中医药保健指导：中医体质辨识，按照老年人中医药健康管理服务记录表前33项问题采集信息，根据体质判定标准进行体质辨识，并将辨识结果告知服务对象；中医药保健指导，根据不同体质从情志调摄、饮食调养、起居调摄、运动保健、穴位保健等方面进行相应的中医药保健指导。

（四）残疾康复指导和康复训练

（1）掌握残疾人功能障碍情况及康复治疗、家庭病床、双向转诊和健康指导等需求，纳入居民健康档案。

（2）根据残疾人的需求及基层卫生机构的职能、条件，为有关残疾人提供相应的社区康复服务。如：为偏瘫、截瘫等肢体功能障碍者制定训练计划，指导在社区和家庭开展运动功能、生活自理能力和社会适应能力等方面的康复训练，做好训练记录，进行效果评估；提供精神卫生服务和心理咨询服务。

（3）将残疾预防与康复知识的普及纳入居民健康教育，举办培训班、发放普及读物、开展康复咨询和指导。

（4）根据残疾人的需要，提供用品用具的信息、选购、适配、家庭租赁、使用指导以及简易康复训练器具制作等服务。

二、基本医疗服务中的老年慢性病服务项目

（一）家庭医疗服务

家庭医疗服务包含家庭出诊、家庭护理、家庭病床等服务。家庭病床服务是家庭医疗服务的核心与难点。1984年12月15日，卫生部出台《家庭病床暂行工作条例》指出："家庭病床是医疗单位对适合在家庭条件下进行检查、治疗和护理的某些病人，而在其家庭就地建立的病床。"家庭病床收治病种的范围，应由各级医疗单位根据自身的医疗条件和技术水平确定。一般是：病情适合在家庭医疗的老年病患者；出院后恢复期仍需治疗、康复的患者；老弱病残到医院连续就诊困难的患者；晚期肿瘤需要支持治疗和减轻痛苦的患者；等等。关于家庭病床的具体服务项目卫生行政部门未做出具体规定，仅对主要内容做出指示，各基层卫生服务机构根据自身实际情况，开展家庭病床服务。

家庭病床患者主要以老年慢性病患者为主。老年慢性病患者的康复是一个长期治疗的过程，其并发症多，恢复缓慢，致残率高，患者对医疗服务的需求存在多样性和紧迫性。

家庭病床上门服务的主要内容：

（1）治疗类上门服务包括换药、褥疮护理和康复指导、拆线、导尿、膀胱冲洗、吸氧和心理咨询等；检查类上门服务包括上门抽血、上门测血糖和心电图、动态心电图和动态血压、B超检查。

（2）服务类上门项目包括护理指导、代配、代送药、代取化验单和手机呼叫、节假日服务、预约出诊和热线电话、环境终末消毒、钟点护理和聊天护士等。

（3）中医社区类上门服务包括针灸、推拿、拔罐、刮痧和敷贴、熏洗、药膏、湿敷、耳压、点穴、水针、敷脐和药熨等。

（二）康复医疗服务

世界卫生组织对康复的定义，是指综合协调应用各种措施，最大限度地恢复和发展病、伤、残者的身体、心理、社会、职业、娱乐、教育和周围环境相适应方面的潜能，以减少病、伤、残者的身心及社会功能障碍，使其重返社会，以提高生活质量。

不同国家的基层康复服务方式有差异，基层卫生服务模式是指将乡（街道）的卫生院或地段医院改造为社区卫生服务中心，达到既为本社区的人们防病治病，又为本

社区功能障碍者进行康复的目的；家庭病床模式是指把病床建立于家庭中，主要由社区卫生部门和医疗康复机构负责，为社区功能障碍者在家庭进行医疗、预防、保健、护理和康复服务。

基层康复服务主要内容：

1．残疾预防

依靠社区的力量，积极开展预防病损工作，包括开展预防接种、环境卫生、营养卫生、精神卫生、保健咨询、安全防护等工作。

2．残疾普查

依靠社区的力量，普查社区残疾人的基本情况（包括致残原因、残疾种类、残疾程度、人数、分布等），为制定残疾预防和康复计划提供资料。

3．康复训练

依靠社区的力量，在家庭和社区康复站，对需要进行功能训练的残疾人，开展必要的、可行的功能训练，以改善他们的生活自理能力。例如，生活自理训练、步行训练、家务活动训练、简单的言语沟通训练、心理辅导等。对疑难的复杂的病例则需要转诊送到区县市以上的医院、康复中心等有关专科进行康复诊断和治疗。

第三节　老年慢性病特点与服务需求

一、我国老年慢性病的变化与特点

慢性病全称为慢性非传染性疾病，是对一类起病隐匿、病程长且迁延不愈、缺乏确切的传染性生物病因证据、病因复杂且有些尚未被确认的疾病的概括性总称。其主要包括恶性肿瘤、心脑血管疾病、慢性呼吸系统疾病和糖尿病等。

（一）老年慢性病的变化趋势

近年来，我国城镇化率的不断提高，城市老年慢性病的变化基本能够代表我国老年慢性病的总体变化趋势，可以作为老年慢性病服务细化跟进的参考依据。参照2008年至2017年《中国卫生健康统计年鉴》数据，对我国60岁以上城市居民主要慢性病粗死亡率进行分析发现，75岁以下城市居民糖尿病和脑血管病的死亡率相对接近并且10年来变化稳定，但是75岁以上居民糖尿病和脑血管病的死亡率较高，且总体呈上升趋势，特别是85岁以上居民糖尿病和脑血管病的死亡率快速增长。60岁以上各年龄段城市女性的恶性肿瘤死亡率都高于同年龄段男性居民的恶性肿瘤死亡率，需要密切关注与提早防控。

(二) 老年慢性病的特殊性

老年慢性病患者相对成年人慢性病患者而言，其特殊性主要体现在以下两方面：

1. 老年人慢性病率高，经济负担重

中国人口老龄化进程要明显快于其他中低收入国家。到 2040 年，60 岁及以上人口的比例将从 2010 年的 12.4％上升至 28％。随着年龄的不断增长，慢性病不可避免地发生、发展，老年人由于机体功能弱化，是受慢性病折磨的主要群体，高血压、糖尿病和心脑血管病等慢性病均与年龄相关。2013 年，中国 2.02 亿老年人口中有超过 100 万人至少患有一种慢性非传染性疾病。据预测，到 2030 年，中国人口快速老龄化，患有一种及以上慢性病的人数将增加 3 倍以上，导致慢性非传染病的疾病负担至少增加 40％，且男性的慢性病危险因素持有率高于女性，大约 80％的 60 岁及以上老年人将死于慢性非传染性疾病。

根据《2012 年世卫组织全球疾病负担评估》报告，我国 45％的伤残调整生命年（DALYs）是由 60 岁及以上老年人的健康问题所致，我国大约 50％非传染性疾病负担发生在 65 岁以上人群中。这些健康问题主要是指慢性非传染性疾病，比如脑卒中（3 590 万 DALYs，占 60 岁及以上老年人疾病总负担的 27％）、恶性肿瘤（3 000 万 DALYs）、缺血性心脏病（2 260 万 DALYs）；呼吸系统疾病（1 600 万 DALYs），糖尿病（560 万 DALYs），心理健康状况如抑郁、自杀和老年痴呆症（530 万 DALYs）以及高血压性心脏病（360 万 DALYs）等。据测算，我国 80％的医疗资源被 18％的老年人占用。据世界卫生组织估计，2005 到 2015 年间中国由于糖尿病及相关心血管疾病导致的经济损失达 5 577 亿美元。慢性病及其主要并发症严重消耗医疗资源，给患者家庭和全社会造成了沉重的经济负担。据世界银行估算，2010—2040 年，我国仅通过将心脑血管疾病的死亡率降低 1％，即可产生 10.7 万亿美元的经济获益。

2. 老年慢性病的共病率、失能与半失能率偏高，诊疗与护理难度大

高血压是最常见的慢性病，也是心脑血管病最主要的危险因素，其脑卒中、心肌梗死、心力衰竭及慢性肾脏病等主要并发症，致残、致死率高。共病是指老年人不只患有一种慢性病，而是同时患有两种或两种以上慢性病。相较于躯体共病，老年慢性病患者的精神心理共病也普遍存在，如老年慢性病患者同时伴有 3D（痴呆、抑郁、谵妄）疾病，因此，这就决定了老年慢性病诊疗决策的复杂性，治疗与护理难度大。

慢性病及其主要并发症致残、致死率高。我国第六次全国人口普查数据显示，老年人口失能率随年龄增加而快速上升，60 岁组老年人失能率为 0.68％，70 岁组为 2.15％，80 岁组为 6.49％，90 岁组为 18.56％，100 岁及以上年龄组高达 29.19％，老年人口失能率随年龄的增加呈现快速递增趋势。老年慢性病患者的护理不仅涵盖医疗护理，还需要与生活照料相结合。

二、老年慢性病患者的服务需求

老年慢性病患者的健康状况不同，其对健康服务需求的内容与形式也因此而不同。为此，我们以日常生活自理能力（ADLs）指标为依据，参照国家卫健委《国家基本公共卫生服务规范（第三版）》中老年人生活自理能力评估表，将老年慢性病患者分为非失能（即完全自理）、半失能（即半自理，含轻度依赖和中度依赖）和失能（完全不能自理）三类，从医疗护理、生活照料、心理干预和社会支持四个方面，阐述其对健康服务需要的不同。

1. 医疗与护理需求

老年慢性病患者需要进行疾病防治和健康维持及改善的相应服务，主要包括康复锻炼、陪送就医、健康检查、营养计划、服药提醒、日常看护、营养安排等。医疗护理需求可以分为两类：一类是随着失能程度的增加，需求也相应增加，包括褥疮护理、帮助服药、排泄介护、协助翻身、叩背、肌肉按摩、运动关节、疾病的康复护理；另一类是失能老人和非失能老人需求差距不大，包括每日测量生命体征、血压和血糖的检测、就医陪护、代配药。失能老人需求较大的是专业性的医疗康复知识，对于基础的医疗康复服务，三类慢性病老人都有相应的需求，因此，家庭照料人员或者家政服务人员是无法满足老年人专业性的服务需要的，只能满足基础的服务需要，尤其是失能老人的专业化医疗康复服务需求。

2. 生活照料需求

生活照料主要是对老年人的衣食住行等方面的满足，涉及送餐服务、准备餐点、协助洗澡、喂食穿衣、家务打扫、洗衣服务、交通接送、协助购买生活用品、房屋维修、家居无障碍改装、经济支援、法律服务等。失能老人需要完全的生活照料，半失能老人依情况不同需要的生活照料有差异，而非失能老人的生活照料需求最低，但随着年龄的增长，非失能老人的生活照料需求也会增加。

3. 心理干预需求

一般来说，老年人常见的心理问题主要包括老年痴呆症、老年抑郁症、离退休综合征等，因此可能会形成老年心理的失落感、孤独感、抑郁感等。解决相应问题，提供老年人心理问题的解决服务包括心理咨询、面谈、电话谈话、家庭关系协调、虐待防治、友善访视、资讯提供、建立家庭支持网络等。对心理干预的需求，应依据慢性病老人的个体身心状况而定。无论是失能慢性病老人，还是非失能慢性病老人，都或多或少需要一定的心理干预，以改善其整体精神状态，提高生存质量。

4. 社会支持需求

老年人虽然退出了工作舞台，但还可以在社会的大舞台发挥其特长，做出应有的贡献。老年慢性病患者的失能状态不同，对社会支持的需求差异也很大。非失能慢性病老人对社会支持需求涉及的服务内容,包括参加聚会、志愿工作、休闲计划、社会活动参与、就业咨询等项目;而失能和半失能老人因为自身行动受限,对社会支持需求相对较少,而主要是对家人朋友的需求更多。

由于老年期相对于其他阶段有其独特性,老年慢性病患者需要面临人生的最后阶段,也需要处理相应的特殊需求和问题,即面对死亡。老年慢性病患者面临的最大情绪困扰就是面对死亡问题,一种是身边的亲朋好友的死亡,一种是老年人自身面对的死亡。死亡问题会给老年人带来焦虑和哀伤,包括害怕、恐惧、悲哀、失落、愤怒、内疚等情绪,并且会因为各种情绪的程度不同,给老年人带来身体和心理的不同伤害。社会工作应帮助老年慢性病患者勇于面对这些情绪问题,使丧亲者面对现实重新适应,能够从危机中调适过来;使临终者能够解决心理问题,维持最后阶段有意义的存在感。

第四节　老年慢性病的签约服务效果

一、家庭医生签约服务内容

2016 年 5 月 25 日,国家发改委等六部委发布的《关于推进家庭医生签约服务的指导意见》中指出,家庭医生团队为居民提供基本医疗、公共卫生和约定的健康管理服务。基本医疗服务涵盖常见病和多发病的中西医诊治、合理用药、就医路径指导和转诊预约等。公共卫生服务涵盖国家基本公共卫生服务项目和规定的其他公共卫生服务。各地应当根据服务能力和需求,设定包含基本医疗和公共卫生服务在内的基础性签约服务内容,向所有签约居民提供。健康管理服务主要是针对居民健康状况和需求,制定不同类型的个性化签约服务内容,包括健康评估、康复指导、家庭病床服务、家庭护理、中医药"治未病"服务、远程健康监测等。

现阶段要首先从重点人群和重点疾病入手,确定服务内容,并逐步拓展服务范围。充分发挥中医药在基本医疗和预防保健方面的重要作用,满足居民多元化健康需求。

(一)河南省对家庭医生签约服务的规定

2016 年 3 月 11 日,河南省发改委等六部门颁布的《关于开展城乡居民健康签约服务试点的指导意见》中指出,签约内容按照签约协议约定,签约医生服务团队向签约对象提供基本医疗、基本公共卫生和健康管理等服务。同时,完成政府要求的其他服务内容。

1. 基本医疗服务

加强对签约对象常见病、多发病和慢性病的中西医诊治；指导签约对象选择适宜的就医路径、合理用药；为签约对象提供转诊服务，帮助预约上级医院专家诊疗。

2. 基本公共卫生服务

以签约对象需求为导向，以居民健康档案为基础，以65岁以上老年人、0～6岁儿童、孕产妇、慢性病患者、重性精神病患者、残疾人等为重点服务对象，按照《国家基本公共卫生服务规范》和河南省相关规定，落实基本公共卫生服务项目各项任务。

3. 健康管理服务

根据居民健康状况和需求，提供中西医健康咨询、健康监测、健康评估、康复指导等综合连续的健康管理服务，指导帮助签约服务对象开展自我健康管理。利用河南省中医药优势，发挥中医药在健康管理服务方面的作用。

（二）家庭医生签约服务措施

居民在签约后，将享受到家庭医生团队提供的基本医疗、公共卫生和约定的健康管理服务。签约服务在就医、转诊、用药、医保等方面，对签约居民实行差异化政策，增强签约服务的吸引力和居民对签约服务的有效利用。通过不断优化签约服务内涵来满足居民的多样化医疗卫生服务需求。

（1）就医方面，家庭医生团队将主动完善服务模式，按照协议为签约居民提供全程服务、上门服务、错时服务、预约服务等多种形式的服务。

（2）转诊方面，家庭医生团队将拥有一定比例的医院专家号、预约挂号、预留床位等资源，方便签约居民优先就诊和住院。二级以上医院的全科医学科或指定科室会对接家庭医生转诊服务，为转诊患者建立绿色转诊通道。

（3）用药方面，对于签约的慢性病患者，家庭医生可以酌情延长单次配药量，减少病人往返开药的频次。对于下转病人，可根据病情和上级医疗机构医嘱按规定开具药物。

（4）医保方面，会对签约居民实行差异化的医保支付政策，例如符合规定的转诊住院患者可以连续计算起付线等，签约居民在基层就诊会得到更高比例的医保报销，从而增强居民利用签约服务的意愿。

二、老年慢性病患者签约与未签约服务的满意度和疾病控制率比较

家庭医生制度在英国、古巴等国家已有效执行，但由于我国存在人口基数大、全科医生严重不足等实际情况，家庭医生签约服务实施初期，各地为了实现签约率达标，出现了"被签约""代签约"等签约率弄虚作假现象，呈现出家庭医生签约率快速增长与签约服务不到位的矛盾。有学者研究认为，家庭医生签约服务的首诊利用率和转诊

比例低，签约居民多以被动接受签约服务（健康讲座、健康资料等）为主，而主动接受签约服务（电话咨询、预约就诊等）不足，"签而不约"成了签约居民的常态，一些居民签约后不满意服务质量而主动要求解约，等等。那么究竟我国家庭医生签约服务的患者满意度如何？查阅相关文献发现，关于家庭医生签约服务满意度和疾病控制率的研究，多数是针对各地社区卫生机构管辖范围内居民签约服务的小样本评价，缺少系统性定量评价。老年人是家庭医生签约服务的重点人群之一，慢性病是家庭医生签约服务的重点疾病之一，以我国老年慢性病患者为研究对象，系统评价签约与未签约服务的满意度和疾病控制率，具有较强的代表性，有助于全面认识老年慢性病患者签约服务的实际意义。

（一）资料和方法

1. 纳入标准

慢性病（含高血压、糖尿病等）服务的随机对照试验研究；研究人群为中国 60 岁及以上老年人慢性病（含高血压、糖尿病等）患者；试验组采用家庭医生签约服务干预，对照组采用未签约的常规服务干预；结局指标含有服务满意度、疾病控制（达标）率的文献。

2. 排除标准

不是家庭医生签约服务与未签约服务对照的研究；研究对象为中国 59 岁及以下成年慢性病患者；试验组和对照组均为签约服务的干预研究；结局指标不含慢性病控制（达标）率、服务满意度的文献；重复发表文献、无法取得相应全文、数据不完整文献，以及综述类文献。

3. 文献检索策略

计算机检索时限，中文从建库起至 2020 年 6 月 20 日，采用主题词与自由词相结合的方式。中文检索式为［（主题词＝慢性病 or 高血压 or 糖尿病 or 癌症 or 心脑血管疾病 or 慢性呼吸系统疾病）and（主题＝签约服务 or 家庭医生签约 or 家庭医师签约 or 全科医生签约 or 全科医师签约 or 社区医生签约 or 社区医师签约 or 社区签约服务）and（摘要＝随机对照 or RCT or 随机）］，检索中国期刊数据库 CNKI、VIP 和万方数据库。英文从 2014 年起至 2020 年 3 月 1 日，英文检索式为（"Chronic diseases" OR hypertension OR diabetes OR "cardiovascular and cerebrovascular diseases" OR cancer OR "chronic respiratory diseases" OR "chronic diseases"）AND（"Contracting services" OR "family doctor signing" OR "family doctor signing" OR "general practitioner signing" OR "general practitioner signing" OR "community doctor signing" OR "community doctor signing" OR "community signing service"），检索 Springer Link，PubMed 等英文数据库。

4. 文献整理

针对全文筛选后拟纳入的文献，采用 EpiData 3.1 软件进行信息及数据提取。

首先，编制包含文献基本信息（题目、作者、期刊、发表时间等）、Cochrane 风险偏倚评估项目和提取结局指标等条目的文献全文信息提取和质量评价的录入方案，导入 EpiData 3.1 软件；其次，两名经过培训的研究生对纳入文献信息进行双盲录入；最后，利用 EpiData 3.1 软件进行一致性检验，核实双盲录入的争议内容，实现一致性检验无误。

5. 结局指标与数据提取

通过阅读文献全文，确定反映老年慢性病服务效果的两个指标作为合并研究的结局指标，即服务满意度和疾病控制（或达标）率。纳入研究的原始数据提取原则：如果签约服务组和未签约服务组的基线差异无统计学意义，就提取干预后的数据；如果两组的基线差异具有统计学意义，则提取两组前后差值合并处理后的数据；如果数据是按疾病分类给出的，则根据数据类型决定是否整合提取；如果服务期间测试了多次数据，且基线比较没有统计学意义时，则提取最后一次测试的数据；如果服务满意度测量为五级计分，则除了不满意的均提取为满意数据。

6. 统计学方法

由于不同研究分析的慢性病类别、干预周期和测量工具不完全一致，合并分析必然会存在一定异质性，故选用随机效应模型，利用 RevMan 5.2 软件进行 meta 分析。依据 Cochrane 干预措施系统评价手册，对纳入研究的二分类变量效应指标选用风险比 RR；I^2 的阈值为 0% 至 40% 时，认为异质性不重要；I^2 的阈值为 30% 至 60%，认为存在中度异质性；I^2 的阈值为 50% 至 90%，认为存在实质性异质性；I^2 的阈值为 75% 至 100%，存在较大异质性。此外，通过计算失安全系数，检测纳入文献的发表偏倚。

（二）老年慢性病患者签约与未签约服务的满意度和疾病控制率 meta 分析结果

1. 检索结果与文献特征

检索文献 756 篇，其中中文文献 595 篇，英文文献 161 篇。首先，剔除中文重复文献 204 篇；其次，摘要审核，剔除不符合纳入标准的 343 篇文献，其中中文文献 189 篇，外文文献 154 篇；最后，阅读全文再剔除 192 篇文献，余 17 篇中文文献纳入研究，均为期刊论文，且均以问卷调查形式收集数据。

纳入随机对照试验 17 个，纳入研究对象共 4 518 例老年慢性病患者。单个研究样本量 60～1 140 例不等。纳入研究为家庭医生签约服务组与未签约服务组随机对照试验，样本取自全国十二个省市自治区，服务对象为高血压、糖尿病等老年慢性病患者，最长干预周期 3 个月至 12 个月不等，参见表 2-1。

表 2-1　纳入文献的基本情况

第一作者	发表时间	调查地点	签约组（男/女）	未签约组（男/女）	疾病类别	干预周期	测量指标
李燕嫦	2019	广东	80 (34/46) 人	80 (35/45) 人	①	12 个月	②
张华	2019	广东	30 (16/14) 人	30 (15/15) 人	②	3 个月	①
蔡利强	2018	上海	150 (40/110) 人	150 (51/99) 人	②	12 个月	①②
黄桂好	2018	广东	200 (98/102) 人	200 (104/96) 人	③	6 个月	②
常永智	2014	广东	100 (52/48) 人	100 (53/47) 人	①	未报告	
陈继红	2019	浙江	100 (56/44) 人	100 (57/43) 人	③	未报告	
何满儒	2019	青海	80 (43/37) 人	80 (39/41) 人	③	未报告	①
杨勤	2018	江苏	60 (36/24) 人	40 (29/11) 人	③	未报告	
宓铃烨	2018	浙江	30 (18/12) 人	30 (17/13) 人	③	未报告	②
李昱	2018	重庆	100 人	100 人		未报告	
丁伟才	2019	新疆	120 (58/62) 人	120 (61/59) 人	③	未报告	
李火坤	2019	广东	64 (28/36) 人	63 (29/34) 人	①	未报告	②
纪绍东	2018	陕西	50 (29/21) 人	50 (28/22) 人	②	未报告	
史桃琳	2019	上海	86 人	62 人	③	12 个月	①
尚伟	2019	山东	600 (385/215) 人	540 (348/192) 人	①	6 个月	①
王芬芬	2015	浙江	160 (49/111) 人	160 (61/99) 人	①	12 个月	①
蔡利强	2017	上海	144 (49/95) 人	150 (59/91) 人	①	12 个月	②

注：疾病类：①＝高血压；②＝糖尿病；③＝包含高血压、糖尿病及其他慢性病

　　测量指标：①＝疾病控制达标率；②＝服务满意度

　　从基线比较、随机方法、隐藏分组、盲法、选择性报告结果和其他偏倚等方面，综合评价纳入文献的方法学质量。干预前后测的纳入文献（黄桂好 2018，陈继红 2019），两组基线的差异性比较都不具有统计学意义。四项研究（李燕嫦 2019，张华 2019，李火坤 2019，蔡利强 2017）明确了随机抽样采取了数字表、双色球或分层等方法，其余 13 个研究未说明随机抽样方法。所有研究均未提到隐藏分组。关于疾病控制（达标）率和服务满意度，所有研究采用了自制调查表进行测评。8 项研究（李燕嫦 2019，张华 2019，常永智 2014，宓铃烨 2018，李昱 2018，李火坤 2019，尚伟 2019，王芬芬 2015）提及了患者知情同意和试验的伦理审核，8 项研究（李燕嫦 2019，张华 2019，蔡利强 2018，黄桂好 2018，史桃琳 2019，尚伟 2019，王芬芬 2015，蔡利强 2017）的最长干预周期明确，7 项研究（黄桂好 2018，陈继红 2019，何满儒 2019，杨勤 2018，丁伟才 2019，史桃琳 2019，王芬芬 2015）的调查对象患有 2 种及以上慢性病。

2. 已签约和未签约两组之间的疾病控制（或达标）率比较

10 篇文献报告了签约服务组和未签约服务组慢性病控制（或达标）率，各研究间存在统计学异质性（$P=0.0001$，$I^2=93\%$）。因此，鉴于不同研究的疾病类别差异，按照高血压、糖尿病和慢性病（含高血压和糖尿病等 2 种以上疾病）分组进行亚组分析，发现异质性主要源于高血压组和慢性病组，如图 2-1 所示。采用逐篇排除文献的方法进行敏感性分析，发现异质性没有明显变化，说明 meta 分析结果是比较稳健的。meta 分析结果：10 项研究的合并效应量 $RR=1.36$，$95\%CI$（1.15，1.61），合并效应量的检验（test for overall effect）$Z=3.60$，$P<0.0003$，两组之间的差异具有统计学意义，说明已签约的老年慢性病控制（或达标）率高于未签约的。

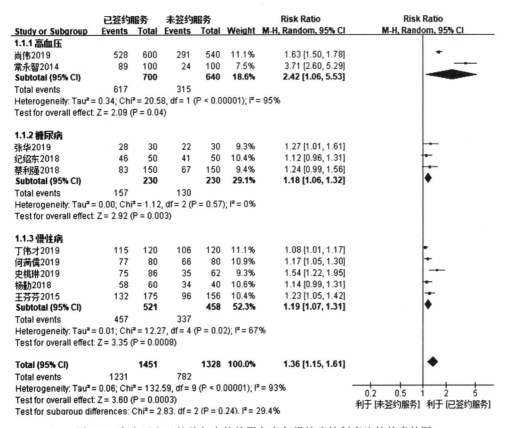

图 2-1 家庭医生已签约与未签约服务老年慢性病控制率比较的森林图

3. 已签约和未签约两组间服务满意度比较

8 篇文献报告了老年慢性病患者对家庭医生签约服务和未签约服务满意度，各研究间存在统计学异质性（$P=0.003$，$I^2=67\%$），如图 2-2 所示。meta 分析结果：8 项研究的合并效应量 $RR=1.23$，$95\%CI$（1.14，1.33），合并效应量的检验 $Z=5.22$，$P<0.00001$，说明两组间服务满意度差异具有统计学意义，即已签约的老年慢性病患者服

务满意度高于未签约的。采取逐篇排除文献的方法进行敏感性分析发现，剔除文献（黄桂好 2018）后，$I^2 = 0\%$，$P = 0.45$，$RR = 1.27$，95% CI（1.21，1.34），$P < 0.000\ 01$；说明服务满意度的合并效应量对该项研究的敏感性很高，该项研究是组间异质性的来源，如图 2-3 所示。

| Study or Subgroup | 已签约服务 | | 未签约服务 | | Weight | Risk Ratio M-H, Random, 95% CI | Risk Ratio M-H, Random, 95% CI |
	Events	Total	Events	Total			
宓铃烨2018	26	30	22	30	6.4%	1.18 [0.91, 1.53]	
李昱2018	100	100	70	100	13.2%	1.43 [1.25, 1.62]	
李火坤2019	59	64	47	63	11.0%	1.24 [1.05, 1.45]	
李燕嫦2019	76	80	65	80	14.1%	1.17 [1.04, 1.31]	
蔡利强2017	88	144	72	150	8.2%	1.27 [1.03, 1.57]	
蔡利强2018	145	150	115	150	15.9%	1.26 [1.15, 1.38]	
陈继红2019	96	100	73	100	13.4%	1.32 [1.16, 1.49]	
黄桂好2018	185	200	172	200	17.7%	1.08 [1.00, 1.15]	
Total (95% CI)		868		873	100.0%	**1.23 [1.14, 1.33]**	
Total events	775		636				
Heterogeneity: Tau² = 0.01; Chi² = 21.40, df = 7 (P = 0.003); I² = 67%							
Test for overall effect: Z = 5.22 (P < 0.000 01)							

图 2-2　已签约和未签约老年慢性病患者对家庭医生服务满意度比较的森林图

| Study or Subgroup | 已签约服务 | | 未签约服务 | | Weight | Risk Ratio M-H, Random, 95% CI | Risk Ratio M-H, Random, 95% CI |
	Events	Total	Events	Total			
宓铃烨2018	26	30	22	30	3.9%	1.18 [0.91, 1.53]	
李昱2018	100	100	70	100	15.5%	1.43 [1.25, 1.62]	
李火坤2019	59	64	47	63	10.0%	1.24 [1.05, 1.45]	
李燕嫦2019	76	80	65	80	18.9%	1.17 [1.04, 1.31]	
蔡利强2017	88	144	72	150	5.8%	1.27 [1.03, 1.57]	
蔡利强2018	145	150	115	150	29.7%	1.26 [1.15, 1.38]	
陈继红2019	96	100	73	100	16.3%	1.32 [1.16, 1.49]	
黄桂好2018	185	200	172	200	0.0%	1.08 [1.00, 1.15]	
Total (95% CI)		668		673	100.0%	**1.27 [1.21, 1.34]**	
Total events	590		464				
Heterogeneity: Tau² = 0.00; Chi² = 5.78, df = 6 (P = 0.45); I² = 0%							
Test for overall effect: Z = 9.25 (P < 0.000 01)							

图 2-3　老年慢性病患者对家庭医生服务满意度敏感性分析的森林图

4. 发表偏倚分析

发表偏倚是指相对于差异不具有统计学意义和无效的结果，那些差异具有统计学意义的研究结果更容易被报道和发表，发表偏倚影响 meta 分析结果的真实性。因此，本研究采用罗森塔尔的失安全系数（Rosenthal's Fail-safe N）来评价发表偏倚。

通常，失安全系数越大，说明 meta 分析的发表偏倚越小，结果越稳定。通过计算上述 3 个指标 meta 分析的失安全系数，发现需要 382 个（在 $\alpha = 0.05$ 显著性水平下，失安全系数 $N_{fs} = 382$）差异没有统计学意义的研究才能推翻已签约组的老年慢性病控制（或达标）率略高于未签约组的结论；需要 298 个（在 $\alpha = 0.05$ 显著性水平下，$N_{fs} = 298$）差异没有统计学意义的研究才能推翻已签约组的老年慢性病患者服务满意度略高于未签约组的结论。可见，上述 meta 分析结果的可靠性较好，发表偏倚影响较小。

（三）讨论

家庭医生签约服务是借鉴国外经验在我国基层卫生机构推行的一项惠民工程，老年慢性病患者是该政策的主要受益者。纳入 meta 分析的 17 篇文献，研究对象都是基于作者所在基层卫生机构收治或建档的老年慢性病患者，资料可信度较高，疾病控制（或达标）率、服务满意度和生存质量指标的合并效应量稳健，验证了家庭医生签约服务有助于提高老年慢性病患者的疾病控制率、服务满意度和生存质量。

1. meta 分析组间异质性产生的主要原因

10 项研究在疾病控制率分析中出现了较高异质性，其原因主要有以下几方面：一是由于不同研究对老年慢性病涵盖种类的界定不同，研究对象有单一慢性病（高血压或糖尿病）的患者，也有两种慢性病（高血压、糖尿病）的患者，还有三种慢性病（糖尿病、高血压、冠心病；糖尿病、高血压、高血脂）的患者，甚至还有四种以上慢性病（高血压、糖尿病、骨性关节炎、冠心病等）的患者；二是不同研究中提供的签约服务内容与形式存在差异，除了签约服务通常内容（建档、跟踪随访、健康教育、双向转诊等），有的签约服务还提高个性化诊疗，有的签约服务还提供心理疏导，有的签约服务采用 1＋1＋1 团队模式，有的签约服务提供远距离照顾，等等；三是调查地点和干预周期不同，10 篇文献研究的调查地点多数为东部省市，报告的干预周期为 3 个月至 12 个月不等，有 9 篇文献没有报告实施干预的周期，等等，参见表 2-1 所示。此外，通过敏感性分析探寻异质性来源，发现文献（黄桂好 2018）是服务满意度合并效应量的组间异质性来源。该研究与其他研究最大的差异是其所纳入的研究对象包含四种以上慢性病患者，特别是骨性关节炎、冠心病等慢性病种并未纳入我国签约服务病种范围。因此，该研究所得数据与其他研究间存在偏差，造成服务满意度合并效应量的异质性。

2. 签约服务满意度和疾病控制率有待提高

从森林图 2-1 和图 2-2 可以看出，疾病控制（或达标）率的合并效应量和服务满意度的合并效应量的 $95\%CI$ 横线左侧是接近无效竖线的，说明签约服务组老年慢性病控制（或达标）率（$RR=1.19$，$95\%\ CI\ [1.07,\ 1.31]$）、服务满意度（$RR=1.23$，$95\%CI\ [1.14,\ 1.33]$）与未签约组有差异但很接近，对老年慢性病患者而言，对签约服务和未签约服务的实际感受差异不明显，这必然会弱化居民主动签约或利用签约服务的意愿。此外，从图 2-1 的亚组分析结果看，高血压组的疾病控制率合并效应量高于糖尿病组，说明签约服务对老年高血压的控制好于对老年糖尿病的控制。因此，提示基层卫生机构需要审视老年糖尿病特点、优化干预服务细节，进一步深化签约服务的内涵建设，只有拉大签约服务与未签约服务的效果差异，让社区居民明显感受到签约服务的好处与便利，才有助于降低解约和失约率，提高签约率，进而开创家庭医生签约服务的良性循环新局面。

老年慢性病患者签约与未签约服务的满意度和疾病控制率 meta 分析的局限性在于未对所纳入的不同研究中签约服务内容进行区分，而是采取模糊处理的方式将各研究的干预措施视为一样，会带来 meta 分析的组间异质性；未区分调查地点和干预周期对签约服务效果的影响，可能会导致结论有偏差。因此，未来研究可以选取更多指标，区分签约服务具体内容，慢性病类别以及考虑干预周期变化和干预地点不同，对签约服务和未签约服务的效果进行更深入的对比分析。

第三章 居民健康管理服务的认知与需求

随着我国经济社会平稳发展，人民生活水平显著提升，人人向往和追求健康、美好生活的愿望愈加强烈，健康服务需求快速释放。居民对健康服务的需求从传统的疾病治疗转为更加重视疾病预防和保健，居民对健康体检、健康咨询、健康养老、体育健身、养生美容以及健康旅游等新兴健康管理服务需求不断增加。

第一节 居民对健康管理服务的认知

2013 年 10 月，国务院印发的《关于促进健康服务业发展的若干意见》中，提出了"力争到 2020 年，基本建立覆盖全生命周期、内涵丰富、结构合理的健康服务业体系"的发展目标。健康管理服务是健康服务业的构成之一，主要面向健康和亚健康人群，内涵丰富，发展潜力巨大。郑州市是河南省的政治、经济、文化、金融、科教中心，郑州市的健康管理服务业发展对河南省健康管理服务的发展有带头作用，从需求角度研究郑州市居民的健康管理服务认知，有助于因势利导地推进郑州市健康管理服务业的发展，强化基层卫生机构健康管理服务职责。

一、调查对象与内容

（一）调查对象

郑州市管辖 6 区 5 市 1 县和郑东新区、郑州高新技术产业开发区。2013 年年末，郑州市总人口 919.1 万人，其中女性人口 445.3 万人，男性人口 473.8 万人；城镇人口 616.5 万人，乡村人口 302.6 万人。郑州市人均生产总值 68 070 元，全年城镇居民人均可支配收入 26 615 元，人均消费性支出 18 672 元；农村居民人均纯收入 14 009 元，人均生活消费支出 10 242 元。郑州市区居民主要集中居住在金水区、中原区、管城区、二七区和郑东新区，他们是郑州健康管理服务市场的主要消费群体，具有代表性。因此，针对郑州市居民对健康管理服务认知度的调查对象，选定为郑州市金水区、中原区、管城区、二七区和郑东新区的常住人口和居住在该区半年以上（含半年）的外来居民。

（二）调查内容

调查采用自行设计的调查问卷，参见附录 1。调查内容包括受访对象的基本信息，如：性别、年龄、职业、收入等；受访对象对自身健康的关注情况，如：体检与健康支出等；受访对象对健康管理服务的认识与关注因素。

（三）调查方式

调查采用实地访谈的方式。在集中培训调研程序与注意事项的基础上，2013 年 11 月 25 日，组织 99 名大学生分成 10 个小组，深入郑州市金水区、中原区、管城区、二七区和郑东新区的居民区。每两个小组分散在一个行政区的主要居民集中地进行便利访谈，共发放问卷 1 240 份调查表，收回 1 191 份，回收率 96％；有效调查表 1 188 份，有效率 95.8％。

（四）调查过程控制

在调查表设计阶段，采用专家咨询法和预调研完成。在调查的组织与实施阶段，对调查员进行统一的技术培训，集中便利选取受访对象，以不记名方式对受访对象进行面对面访谈，调查表完成时间控制在 5 分钟左右。此外，对于无法自主完成调查的居民，由调查员协助通读问卷完成调查。

（五）数据录入与统计分析

调查问卷的整理录入，采用双盲录入，运用 EpiData 3.1 软件建立数据库，进行数据双录入后的差异比对检验，纠正一致性检验中的问题，确保数据质量。然后，利用 SPSS 20.0 软件对数据进行描述性统计分析。

二、调查的结果

（一）受访对象的基本情况

1. 受访对象的性别、年龄与职业分布情况

1 188 名受访对象在郑州市五区的分布状况如表 3-1 所示，郑东新区比例略高，中原区的比例略低，性别分布基本平衡，男性占 48％，女性占 52％。被调查对象的年龄主要集中在 35 岁以下，约占 57.2％，36～55 岁被调查对象约占 27.3％，56 岁以上的被调查对象约占 15.6％，如表 3-2 所示；被调查对象的职业，普通职员和个体业主占大多数，约为 57.8％，年龄在 35 岁以下占 66％，高层管理者、私企业主和公务员合计比例偏低，约为 10.6％，其中高层管理者、私企业主的年龄在 25～45 岁之间占 64.7％，公务员中 52.6％的被调查者年龄在 45 岁以上，如表 3-3 和表 3-4 所示。

表 3-1　受访对象的区域分布　　　　　　　　　　　　单位:人(%)

性别	郑东新区	金水区	管城区	二七区	中原区	合计
男	149(12.5%)	133(11.2%)	90(7.6%)	113(9.5%)	85(7.2%)	570(48.0%)
女	170(14.3%)	115(9.7%)	139(11.7%)	106(8.9%)	88(7.4%)	618(52.0%)
合计	319(26.9%)	248(20.9%)	229(19.3%)	219(18.4%)	173(14.6%)	1 188(100%)

表 3-2　受访对象的年龄分布　　　　　　　　　　　　单位:人(%)

地点	16～24 岁	25～35 岁	36～45 岁	46～55 岁	56 岁及以上	合计
郑东新区	84(7.1%)	115(9.7%)	56(4.7%)	29(2.4%)	34(2.9%)	318(26.8%)
金水区	61(5.1%)	83(7.0%)	44(3.7%)	26(2.2%)	33(2.8%)	247(20.8%)
管城区	65(5.5%)	62(5.2%)	38(3.2%)	34(2.9%)	30(2.5%)	229(19.3%)
二七区	62(5.2%)	59(5.0%)	23(1.9%)	23(1.9%)	52(4.4%)	219(18.5%)
中原区	35(3.0%)	52(4.4%)	25(2.1%)	25(2.1%)	36(3.0%)	173(14.6%)
合计	307(25.9%)	371(31.3%)	186(15.7%)	137(11.6%)	185(15.6%)	1 186(100.0%)

表 3-3　受访对象的职业分布情况　　　　　　　　　　单位:人(%)

地点	公务员	个体业主	私企业主	管理人员	普通职员	其他	合计
郑东新区	5(0.4%)	57(4.9%)	6(0.5%)	18(1.5%)	137(11.7%)	87(7.4%)	310(26.5%)
金水区	14(1.2%)	56(4.8%)	8(0.7%)	12(1.0%)	101(8.6%)	54(4.6%)	245(21.0%)
管城区	7(0.6%)	62(5.3%)	8(0.7%)	7(0.6%)	64(5.5%)	79(6.8%)	227(19.4%)
二七区	5(0.4%)	33(2.8%)	4(0.3%)	9(0.8%)	81(6.9%)	86(7.4%)	218(18.6%)
中原区	7(0.6%)	28(2.4%)	8(0.7%)	6(0.5%)	56(4.8%)	64(5.5%)	169(14.5%)
合计	38(3.3%)	236(20.2%)	34(2.9%)	52(4.4%)	439(37.6%)	370(31.7%)	1 169(100%)

表 3-4　受访对象的职业与年龄分布情况　　　　　　　单位:人(%)

职业	16～24 岁	25～35 岁	36～45 岁	46～55 岁	56 岁及以上	合计
公务员	1(0.1%)	9(0.8%)	8(0.7%)	5(0.4%)	15(1.3%)	38(3.3%)
个体业主	29(2.5%)	115(9.9%)	58(5.0%)	25(2.1%)	9(0.8%)	236(20.2%)
私企业主	3(0.3%)	11(0.9%)	17(1.5%)	2(0.2%)	0	33(2.8%)
管理人员	3(1.1%)	16(1.4%)	11(0.9%)	6(0.5%)	6(0.5%)	52(4.5%)
普通职员	153(13.1%)	148(12.7%)	47(4.0%)	42(3.6%)	48(4.1%)	438(37.5%)
其他	106(9.1%)	66(5.7%)	42(3.6%)	53(4.5%)	103(8.8%)	370(31.7%)
合计	305(26.1%)	365(31.3%)	183(15.7%)	133(11.4%)	181(15.5%)	1 167(100.0%)

2. 不同职业受访对象的年收入与年均健康支出

由于部分受访对象未填写年收入或每年用于健康方面的支出情况,因此,表 3-5、

表 3-6、表 3-7 中的数据是对已填写的相关选项的受访对象情况进行统计分析的结果，反映了不同职业被调查者的年收入情况、年健康支出均值。绝大多数（920 人中有 743 人，约占 80.8%）被调查对象的年收入在 5 万元以下，而年收入超过 10 万元的受访对象仅占 6.3%，如表 3-5 和表 3-6 所示。年收入 15 万元以上的受访对象的年健康支出均值差异不多，但年收入在 11～15 万元之间的受访对象的年健康支出均值却远远高于其他收入群体。

表 3-5　受访对象的职业与年收入分布情况　　　　　　单位：人（%）

职业	2 万元以下	2～5 万元	6～10 万元	11～15 万元	15 万元以上	合计
公务员	7 (0.6%)	19 (1.7%)	6 (0.5%)	1 (0.1%)	2 (0.2%)	35 (3.2%)
个体业主	64 (5.8%)	78 (7.1%)	59 (5.4%)	12 (1.1%)	8 (0.7%)	221 (20.1%)
私企业主	3 (0.3%)	7 (0.6%)	12 (1.1%)	6 (0.5%)	5 (0.5%)	33 (3.0%)
管理人员	6 (0.5%)	11 (1.0%)	13 (1.2%)	14 (1.3%)	7 (0.6%)	51 (4.6%)
普通职员	186 (17.0%)	195 (17.8%)	29 (2.6%)	5 (0.5%)	2 (0.2%)	417 (38.0%)
其他	235 (21.4%)	70 (6.4%)	31 (2.8%)	1 (0.1%)	3 (0.3%)	340 (31.0%)

表 3-6　不同年收入受访对象的健康支出情况

项目	2 万元以下	2～5 万元	6～10 万元	11～15 万元	15 万元以上
健康支出均值（元）	2 108.98	2 337.6	3 478.18	5 574.27	2 996
受访对象人数	426 (46.3%)	317 (34.5%)	119 (12.9%)	33 (3.6%)	25 (2.7%)

受访对象的有效统计样本为 945 人，年平均收入 1.82 万元，年平均健康支出 2 637.42 元，其中公务员的年健康支出最高，达到 8 220.59 元，而其他职业人员的健康支出最低，仅为 1 562.74 元，如表 3-7 所示。

表 3-7　不同职业的受访对象平均年收入与平均年健康支出情况

项目	公务员	个体业主	私企业主	管理人员	普通职员	其他
收入均值（万元/年）	2.2	2.19	3.09	3.1	1.66	1.43
健康支出均值（元/年）	8 220.59	3 475.01	3 413.79	4 386.76	1 562.74	2 400.29

（二）受访对象的自身健康情况

1. 自身健康状况

在 1 188 份已回收的调查表中，除 60 份（约占 5.1%）未对健康状况回答外，参与调查的 56.5% 的受访对象认为自己健康有问题或处于亚健康状态，仅有 38.4% 的受访对象认为自己很健康。其中 611 名（约占 54.3%）受访对象很少关注或生病时才关注健康方面的知识，而这些很少关注健康知识的被调查对象中有 356 名（约为 58.3%）

认为自身健康有问题或处于亚健康状态，如表 3-8 所示。

表 3-8　受访对象不同身体状况与其对健康知识的关注情况　　　　单位：人（％）

身体状况	没兴趣	很少关注	生病时才关注	比较关注	总是关注	总计
有问题	9（0.8％）	53（4.7％）	47（4.2％）	36（3.2％）	11（1.0％）	156（13.9％）
亚健康	9（0.8％）	130（11.5％）	108（9.6％）	224（19.9％）	44（3.9％）	515（45.7％）
很健康	17（1.5％）	158（14.0％）	80（7.1％）	164（14.6％）	36（3.2％）	455（40.4％）

2. 体检方式

不同职业的受访对象中，256 名（约占 22.2％）受访者从不体检，但 704 名（约占 61％）受访对象参加单位组织体检或个人定期体检，如表 3-9 所示。其中，从不体检的受访对象，主要是个体业主（68 人，26.6％）、普通职员（98 人，38.3％）和其他职业（81 名人，31.6％），而公务员中没有不体检的。

表 3-9　不同职业受访对象的体检方式　　　　单位：人（％）

职业	单位体检	个人体检	从不体检	其他	合计
公务员	32（2.8％）	5（0.4％）	0	1（0.1％）	38（3.3％）
个体业主	19（1.6％）	108（9.4％）	68（5.9％）	40（3.5％）	235（20.3％）
私企业主	7（0.6％）	18（1.6％）	3（0.3％）	6（0.5％）	34（2.9％）
管理人员	31（2.7％）	13（1.1％）	6（0.5％）	2（0.2％）	52（4.5％）
普通职员	178（15.4％）	98（8.5％）	98（8.5％）	60（5.2％）	434（37.6％）
其他	62（5.4％）	133（11.5％）	81（7.0％）	86（7.4％）	362（31.3％）

3. 健康知识的关注

在受访对象中，有 536 名（约占 45.1％）受访者关注健康知识学习，但有超过一半（645 名，约占 54.6％）的受访对象很少或生病时才关注健康知识。从年龄分布看，在 56 岁以上受访对象中，111 名（约占 61.3％）受访者比较关注健康知识的学习，但在 35 岁以下的受访者中，只有 265 名（约占 39.1％）受访对象比较或总是关注健康知识的学习，如表 3-10 所示。

表 3-10　不同年龄受访对象的健康知识关注情况　　　　单位：人（％）

年龄	没兴趣	很少关注	生病时才关注	比较关注	总是关注	合计
16～24 岁	5（0.4％）	99（8.4％）	79（6.7％）	116（9.8％）	8（0.7％）	307（26.0％）
25～35 岁	9（0.8％）	125（10.6％）	96（8.1％）	119（10.1％）	22（1.9％）	371（31.4％）
36～45 岁	10（0.8％）	56（4.7％）	33（2.8％）	73（6.2％）	13（1.1％）	185（15.7％）
46～55 岁	6（0.5％）	36（3.1％）	21（1.8％）	59（5.0％）	14（1.2％）	136（11.5％）
56 岁以上	7（0.6％）	44（3.7％）	19（1.6％）	70（5.9％）	41（3.5％）	181（15.3％）
合计	37（3.1％）	360（30.5％）	248（21.0％）	437（37.0％）	98（8.3％）	1 180（100％）

（三）受访对象对健康管理服务的认知

1. 受访对象对健康管理服务的知晓情况

在受访对象中，仅有 49 人（4.2％）对健康管理服务非常了解，绝大多数（1 123 人，95.8％）受访对象对健康管理服务了解不足，如表 3-11 所示。

表 3-11　不同年龄被调查者对健康管理服务的认识　　　　　　单位：人（％）

年龄	没听说过	只知其名	一知半解	略有关注	非常了解	合计
16～24 岁	62（5.3％）	62（5.3％）	90（7.7％）	80（6.8％）	11（0.9％）	305（26.0％）
25～35 岁	93（7.9％）	61（5.2％）	103（8.8％）	103（8.8％）	10（0.9％）	370（31.6％）
36～45 岁	51（4.4％）	12（1.0％）	61（5.2％）	52（4.4％）	7（0.6％）	183（15.6％）
46～55 岁	49（4.2％）	16（1.4％）	29（2.5％）	30（2.6％）	10（0.9％）	134（11.4％）
56 岁及以上	72（6.1％）	17（1.5％）	43（3.7％）	37（3.2％）	11（0.9％）	180（15.4％）
合计	327（27.9％）	168（14.3％）	326（27.8％）	302（25.8％）	49（4.2％）	1 172（100％）

2. 近 1 年内不同职业受访对象曾接受的健康服务项目情况

在不同职业受访对象中，近一年内接受过的健康服务项目中比例高的 3 个项目依次为定期医疗体检 443 人（39.8％）、小区内健身场所 373 人（33.5％）和体质检测 305 人（27.4％）；而比例偏低的 6 个健康服务项目依次为个人疾病管理 91 人（8.2％）、疾病早期筛选与预防 91 人（8.2％）、健康生活方式干预 74 人（6.7％）、就医绿色通道 63 人（5.7％）、家庭私人医生 23 人（2.1％）和健康风险评估 21 人（1.9％），如表 3-12 所示。

表 3-12　近 1 年内不同职业受访对象接受过的健康服务项目　　　　单位：人（％）

服务项目	公务员	个体业主	私企业主	管理人员	普通职员	其他	合计
建立个人健康档案	7（0.6％）	23（2.1％）	5（0.4％）	8（0.7％）	48（4.3％）	41（3.7％）	132（11.9％）
定期医疗体检	27（2.4％）	83（7.5％）	16（1.4％）	25（2.2％）	154（13.8％）	138（12.4％）	443（39.8％）
体质检测	11（1.0％）	63（5.7％）	15（1.3％）	15（1.3％）	107（9.6％）	94（8.5％）	305（27.4％）
健康风险评估	1（0.1％）	2（0.2％）	2（0.2％）	3（0.3％）	7（0.6％）	6（0.5％）	21（1.9％）
疾病早期筛选与预防	4（0.4％）	21（1.9％）	4（0.4％）	4（0.4％）	30（2.7％）	28（2.5％）	91（8.2％）
健康生活方式干预	2（0.2％）	15（1.3％）	3（0.3％）	4（0.4％）	31（2.8％）	19（1.7％）	74（6.7％）
健康常识讲座	10（0.9％）	31（2.8％）	6（0.5％）	11（1.0％）	62（5.6％）	68（6.1％）	188（16.9％）
个人疾病管理	4（0.4％）	14（1.3％）	0	4（0.4％）	33（3.0％）	36（3.2％）	91（8.2％）
就医绿色通道	4（0.4％）	12（1.1％）	3（0.3％）	4（0.4％）	22（2.0％）	18（1.6％）	63（5.7％）
家庭私人医生	2（0.2％）	5（0.4％）	3（0.3％）	2（0.2％）	8（0.7％）	3（0.3％）	23（2.1％）
小区内健身场所	7（0.6％）	76（6.8％）	11（1.0％）	12（1.1％）	131（11.8％）	136（12.2％）	373（33.5％）
其他	3（0.3％）	43（3.9％）	4（0.4％）	4（0.4％）	66（5.9％）	61（5.5％）	181（16.3％）
总计	34（3.1％）	223（20.1％）	33（3.0％）	49（4.4％）	422（37.9％）	351（31.6％）	1 112（100％）

3. 不同年龄受访者曾接受的健康管理服务项目情况

针对 11 个备选健康管理服务项目，24 岁及以下受访者曾接受的前 3 个项目是体质检查、小区内健身和定期医疗体检，25 岁至 35 岁受访者曾接受的前 3 个项目是定期医疗体检、体质监测和小区内健身，36 岁至 55 岁受访者曾接受的前 3 个项目是定期医疗体检、小区内健身和体质监测，56 岁及以上受访者曾接受的前 3 个项目是定期医疗体检、小区内健身和健康常识讲座，如表 3-13 所示。总体来看，不同年龄受访者曾接受的健康管理服务项目中频次较高的项目是定期医疗体检、体质检测、小区内健身和健康常识讲座。除了定期医疗体检项目，不同年龄受访者曾接受的健康管理服务项目略有不同。

表 3-13 不同年龄受访者曾接受的健康服务项目　　　　　　　　　　单位：人（％）

服务项目	16～24 岁	25～35 岁	36～45 岁	46～55 岁	56 岁及以上	合计
建立个人健康档案	30 (2.7%)	36 (3.2%)	24 (2.1%)	11 (1.0%)	33 (2.9%)	134 (11.9%)
定期医疗体检	85 (7.5%)	129 (11.4%)	78 (6.9%)	62 (5.5%)	96 (8.5%)	450 (39.9%)
体质检测	109 (9.7%)	101 (9.0%)	44 (3.9%)	22 (2.0%)	31 (2.8%)	307 (27.2%)
健康风险评估	6 (0.5%)	4 (0.4%)	2 (0.2%)	4 (0.4%)	5 (0.4%)	21 (1.9%)
疾病早期筛选与预防	24 (2.1%)	27 (2.4%)	11 (1.0%)	11 (1.0%)	19 (1.7%)	92 (8.2%)
健康生活方式干预	21 (1.9%)	25 (2.2%)	13 (1.2%)	6 (0.5%)	12 (1.1%)	77 (6.8%)
健康常识讲座	41 (3.6%)	48 (4.3%)	29 (2.6%)	26 (2.3%)	47 (4.2%)	191 (16.9%)
个人疾病管理	44 (3.9%)	17 (1.5%)	14 (1.2%)	6 (0.5%)	11 (1.0%)	92 (8.2%)
就医绿色通道	17 (1.5%)	13 (1.2%)	13 (1.2%)	5 (0.4%)	15 (1.3%)	63 (5.6%)
家庭私人医生	3 (0.3%)	7 (0.6%)	5 (0.4%)	5 (0.4%)	3 (0.3%)	23 (2.0%)
小区内的健身场所	97 (8.6%)	96 (8.5%)	57 (5.1%)	45 (4.0%)	82 (7.3%)	377 (33.5%)
其他	50 (4.4%)	72 (6.4%)	26 (2.3%)	21 (1.9%)	14 (1.2%)	183 (16.2%)
总计	302 (26.8%)	350 (31.1%)	176 (15.6%)	127 (11.3%)	172 (15.3%)	1 127 (100%)

4. 受访对象认为最需要的健康管理服务项目

针对 11 个备选健康管理服务项目，不同年龄的受访者总体选择比例由高至低的项目依次为定期医疗体检 714 人（61.0%）、体质检测 390 人（33.3%）、建立个人健康档案 387 人（33.1%）、疾病早期筛选与预防 379 人（32.4%）、小区内健身场所 323 人（27.6%）、健康常识讲座 322 人（27.5%）、就医绿色通道 292 人（25.0%）、个人疾病管理 204 人（17.4%）、健康生活方式干预 187 人（16.0%）、健康风险评估 120 人（10.3%）和家庭私人医生 87 人（7.4%）等，如表 3-14 所示。

表 3-14　不同年龄受访者最需要的健康管理服务项目选择　　　　单位：人（%）

服务项目	16～24 岁	25～35 岁	36～45 岁	46～55 岁	56 岁及以上	总计
建立个人健康档案	117 (10.0%)	127 (10.9%)	42 (3.6%)	36 (3.1%)	65 (5.6%)	387 (33.1%)
定期医疗体检	176 (15.0%)	225 (19.2%)	114 (9.7%)	79 (6.8%)	120 (10.3%)	714 (61.0%)
体质检测	139 (11.9%)	128 (10.9%)	48 (4.1%)	37 (3.2%)	38 (3.2%)	390 (33.3%)
健康风险评估	30 (2.6%)	39 (3.3%)	23 (2.0%)	10 (0.9%)	18 (1.5%)	120 (10.3%)
疾病早期筛查与预防	100 (8.5%)	137 (11.7%)	55 (4.7%)	30 (2.6%)	57 (4.9%)	379 (32.4%)
健康生活方式干预	56 (4.8%)	56 (4.8%)	32 (2.7%)	2 (2.0%)	20 (1.7%)	187 (16.0%)
健康常识讲座	80 (6.8%)	96 (8.2%)	41 (3.5%)	33 (2.8%)	72 (6.2%)	322 (27.5%)
个人疾病管理	63 (5.4%)	66 (5.6%)	25 (2.1%)	21 (1.8%)	29 (2.5%)	204 (17.4%)
就医绿色通道	92 (7.9%)	100 (8.5%)	43 (3.7%)	19 (1.6%)	38 (3.2%)	292 (25.0%)
家庭私人医生	15 (1.3%)	22 (1.9%)	23 (2.0%)	8 (0.7%)	19 (1.6%)	87 (7.4%)
小区内的健身场所	76 (6.5%)	91 (7.8%)	37 (3.2%)	46 (3.9%)	73 (6.2%)	323 (27.6%)
其他	8 (0.7%)	17 (1.5%)	10 (0.9%)	10 (0.9%)	7 (0.6%)	52 (4.4%)
总计	307 (26.2%)	368 (31.5%)	179 (15.3%)	133 (11.4%)	183 (15.6%)	1170 (100%)

　　针对 11 个备选健康管理服务项目，不同职业受访者对项目选择的比例由高至低的前 3 个项目是不同的。其中，公务员受访者的项目选择依次为定期医疗体检 26 人（2.3%）、建立个人健康档案 20 人（1.7%）和体质检测 15 人（1.3%）；个体业主受访者的项目选择依次为定期医疗体检 142 人（12.3%）、体质检测 78 人（6.8%）和疾病早期筛选与预防 68 人（5.9%）；私企业主受访者的项目选择依次为定期医疗体检 18 人（1.6%）、建立个人健康档案 12 人（1.0%）和就医绿色通道 12 人（1.0%）；管理人员受访者的项目选择依次为定期医疗体检 35 人（3.0%）、建立个人健康档案 24 人（2.1%）和体质检测 21 人（1.8%）；普通职员受访者的项目选择依次为定期医疗体检 266 人（23.1%）、体质检测 159 人（13.8%）和疾病早期筛选与预防 159 人（13.8%）；其他职业受访者的项目选择依次为定期医疗体检 218 人（18.9%）、小区内健身场所 123 人（10.7%）和建立个人健康档案 117 人（10.1%），如表 3-15 所示。

表 3-15　不同职业受访对象认为最需要的健康管理服务项目情况表　　　　单位：人（%）

服务项目	公务员	个体业主	私企业主	管理人员	普通职员	其他	总计
建立个人健康档案	20(1.7%)	65(5.6%)	12(1.0%)	24(2.1%)	144(12.5%)	117(10.1%)	382(33.1%)
定期医疗体检	26(2.3%)	142(12.3%)	18(1.6%)	35(3.0%)	266(23.1%)	218(18.9%)	705(61.1%)
体质检测	15(1.3%)	78(6.8%)	10(0.9%)	21(1.8%)	159(13.8%)	103(8.9%)	386(33.5%)
健康风险评估	12(1.0%)	14(1.2%)	5(0.4%)	10(0.9%)	43(3.7%)	36(3.1%)	120(10.4%)
疾病早期筛查与预防	13(1.1%)	68(5.9%)	9(0.8%)	17(1.5%)	159(13.8%)	108(9.4%)	374(32.4%)

服务项目	公务员	个体业主	私企业主	管理人员	普通职员	其他	总计
健康生活方式干预	9(0.8%)	48(4.2%)	9(0.8%)	9(0.8%)	56(4.9%)	53(4.6%)	184(16.0%)
健康常识讲座	13(1.1%)	50(4.3%)	10(0.9%)	15(1.3%)	116(10.1%)	113(9.8%)	317(27.5%)
个人疾病管理	12(1.0%)	25(2.2%)	4(0.3%)	15(1.3%)	83(7.2%)	65(5.6%)	204(17.7%)
就医绿色通道	12(1.0%)	53(4.6%)	11(1.0%)	14(1.2%)	111(9.6%)	91(7.9%)	292(25.3%)
家庭私人医生	7(0.6%)	13(1.1%)	10(0.9%)	8(0.7%)	22(1.9%)	26(2.3%)	86(7.5%)
小区内的健身场所	6(0.5%)	54(4.7%)	9(0.8%)	10(0.9%)	117(10.1%)	123(10.7%)	319(27.7%)
其他	1(0.1%)	11(1.0%)	1(0.1%)	0	14(1.2%)	24(2.1%)	51(4.4%)

受访者为管理人员与公务员或个体业主与普通职员的前三个健康管理服务项目两组选择分别一致。总体来看，定期医疗体检、体质检测、建立个人健康档案和疾病早期筛选与预防是不同职业受访者选择频次较高的健康管理服务项目，不同职业受访者对其他健康管理服务项目选择略有差异。

（四）影响受访对象健康服务项目选择的因素

1. 影响受访对象对健康管理服务选择的项目特性

假设关注度＝（关注＋比较关注＋非常关注）÷（从不关注＋很少关注＋关注＋比较关注＋非常关注）×100%，则计算得到表3-16至表3-22中最后一列的关注度值。不同性别受访对象对健康管理服务项目的关注度由高至低依次为服务的细致周到、安全性、权威性、知名度和个性化，参见表3-16和表3-17。

表 3-16　男性受访者对健康管理服务项目的关注情况　　　　　单位：人（%）

服务特性	从不关注	很少关注	关注	比较关注	非常关注	关注度
技术安全性	50 (4.4%)	59 (5.2%)	89 (7.8%)	71 (6.3%)	277 (24.4%)	80.0%
专家权威性	59 (5.2%)	60 (5.3%)	122 (10.8%)	108 (9.6%)	193 (17.1%)	78.0%
细致、周到	43 (3.8%)	55 (4.9%)	114 (10.1%)	120 (10.6%)	212 (18.8%)	82.1%
个性定制化	84 (7.5%)	87 (7.8%)	128 (11.4%)	118 (10.5%)	120 (10.7%)	68.2%
机构的知名度	71 (6.3%)	53 (4.7%)	115 (10.2%)	109 (9.7%)	193 (17.1%)	77.1%

表 3-17　女性受访者对健康管理服务项目的关注情况　　　　　单位：人（%）

服务特性	从不关注	很少关注	关注	比较关注	非常关注	关注度
技术安全性	56 (4.9%)	68 (6.0%)	91 (8.0%)	78 (6.9%)	295 (26.0%)	78.9%
专家权威性	54 (4.8%)	76 (6.7%)	113 (10%)	127 (11.2%)	217 (19.2%)	77.9%
细致、周到	48 (4.2%)	60 (5.3%)	112 (9.9%)	138 (12.2%)	228 (20.2%)	81.6%
个性定制化	90 (8.0%)	82 (7.3%)	137 (12.2%)	114 (10.2%)	161 (14.4%)	70.5%
机构知名度	60 (5.3%)	78 (6.9%)	104 (9.2%)	121 (10.7%)	222 (19.7%)	76.4%

不同职业被调查对象关注度较高的是健康管理服务的细致周到和安全性，只有私营业主更关注健康管理服务的个性定制化和知名度，如表 3-18、表 3-19、表 3-20、表 3-21 和表 3-22 所示。

表 3-18　受访公务员对健康管理服务项目的关注度　　　　单位：人（%）

服务特性	从不关注	很少关注	关注	比较关注	非常关注	关注度
技术安全性	4（0.4%）	2（0.2%）	2（0.2%）	4（0.4%）	24（2.1%）	83.3%
专家权威性	6（0.5%）	1（0.1%）	4（0.4%）	9（0.8%）	16（1.4%）	80.6%
细致、周到	5（0.4%）	3（0.3%）	6（0.5%）	5（0.4%）	17（1.5%）	77.8%
个性定制化	6（0.5%）	2（0.2%）	4（0.4%）	11（1.0%）	11（1.0%）	76.5%
机构知名度	5（0.5%）	3（0.3%）	7（0.6%）	6（0.5%）	15（1.4%）	77.8%

表 3-19　受访个体业主对健康管理服务项目的关注度　　　　单位：人（%）

服务特性	从不关注	很少关注	关注	比较关注	非常关注	关注度
技术安全性	15（1.3%）	22（2.0%）	45（4.0%）	23（2.1%）	117（10.5%）	83.3%
专家权威性	15（1.3%）	30（2.7%）	48（4.3%）	43（3.9%）	88（7.9%）	79.9%
细致、周到	12（1.1%）	25（2.2%）	52（4.7%）	43（3.9%）	91（8.2%）	83.4%
个性定制化	28（2.5%）	31（2.8%）	53（4.8%）	44（4.0%）	64（5.8%）	73.2%
机构知名度	19（1.7%）	29（2.6%）	42（3.8%）	34（3.1%）	98（8.8%）	78.4%

表 3-20　受访私企业主对健康管理服务项目的关注度　　　　单位：人（%）

服务特性	从不关注	很少关注	关注	比较关注	非常关注	关注度
技术安全性	1（0.1%）	5（0.4%）	5（0.4%）	4（0.4%）	18（1.6%）	81.8%
专家权威性	1（0.1%）	6（0.5%）	4（0.4%）	4（0.4%）	18（1.6%）	78.8%
细致、周到	0	4（0.4%）	8（0.7%）	7（0.6%）	14（1.3%）	87.9%
个性定制化	1（0.1%）	2（0.2%）	6（0.5%）	12（1.1%）	12（1.1%）	90.9%
机构知名度	2（0.2%）	2（0.2%）	3（0.3%）	10（9%）	16（1.4%）	87.9%

表 3-21　受访企业中高层管理人员对健康管理服务项目的关注度　　　　单位：人（%）

服务特性	从不关注	很少关注	关注	比较关注	非常关注	关注度
技术安全性	3（0.3%）	3（0.3%）	11（1.0%）	4（0.4%）	31（2.8%）	88.5%
专家权威性	5（0.4%）	7（0.6%）	11（1.0%）	7（0.6%）	21（1.9%）	76.5%
细致、周到	2（0.2%）	3（0.3%）	9（0.8%）	17（1.5%）	19（1.7%）	90.0%
个性定制化	3（0.3%）	5（0.5%）	18（1.6%）	10（.9%）	14（1.3%）	84.0%
机构知名度	4（0.4%）	3（0.3%）	11（1.0%）	14（1.3%）	18（1.6%）	86.0%

表 3-22　受访普通职员对健康管理服务项目的关注度　　　　　　　单位：人（%）

服务特性	不关注	很少关注	关注	比较关注	非常关注	关注度
技术安全性	42（3.8%）	54（4.8%）	69（6.2%）	53（4.7%）	197（17.6%）	76.9%
专家权威性	44（4.0%）	49（4.4%）	93（8.4%）	97（8.7%）	131（11.8%）	77.5%
细致、周到	33（3.0%）	36（3.2%）	90（8.1%）	101（9.1%）	156（14.0%）	83.4%
个性定制化	67（6.1%）	60（5.4%）	107（9.7%）	83（7.5%）	98（8.9%）	69.4%
机构知名度	54（4.9%）	45（4.1%）	90（8.1%）	86（7.8%）	140（12.6%）	76.1%

2. 影响受访对象选择健康管理服务的自身因素

在接受调查的对象中，超过一半的人（501 人，占 42.9%）认为健康管理服务太麻烦或没时间，男女的比例相当；选择经济条件不允许的被调查对象有 319 人（27.3%），其中女性略多于男性，如表 3-23 所示。结合受访对象接受健康管理服务的意愿，发现受访对象不主动接受健康管理服务的影响因素也主要是没时间或认为健康管理服务太麻烦，如表 3-24 所示。

表 3-23　受访对象选择健康管理服务的体验　　　　　　　　　　单位：人（%）

性别	没时间	太麻烦	没实效	经济条件不允许	其他	总计
男	251（21.5%）	162（13.9%）	45（3.9%）	131（11.2%）	91（7.8%）	560（47.9%）
女	250（21.4%）	173（14.8%）	30（2.6%）	188（16.1%）	111（9.5%）	608（52.1%）
总计	501（42.9%）	335（28.7%）	75（6.4%）	319（27.3%）	202（17.3%）	1 168（100%）

表 3-24　受访对象选择性接受健康管理与感受　　　　　　　　　单位：人（%）

健康管理意愿	没时间	太麻烦	没实效	经济条件不允许	其他	总计
看情形再说	208（17.9%）	157（13.5%）	39（3.3%）	123（10.6%）	96（8.2%）	517（44.4%）
不愿意	23（2.0%）	20（1.7%）	3（0.3%）	9（0.8%）	8（0.7%）	56（4.8%）

三、受访居民健康管理服务需求分析

（一）受访居民健康基本情况

1. 被调查对象的年均收入偏低，且年收入与年均健康支出并不是同向变化

基于上述的数据可以看出，被调查对象总体年均收入不足 2 万元，这与样本中 35 岁以下比例较高有一定关系，多数年轻人处于工作不稳定期，收入波动较大，拉低了均值。同时，由于年轻，身体正处于健康期，疾病比例低，健康支出占其总收入比例不高。但受访的公务员年健康支出超过 8 000 元，而其他职业受访者的年均健康支出不足 2 000 元，这与公务员中被调查对象 56 岁以上比例高，而其他职业人员被调查对象

35岁以下的比例高有较大关系。因为随着年龄的增长,健康问题会逐渐增多,老年后会达到高峰,需要的健康支出高于年轻人。年收入高并不意味着年均健康支出就高,一方面可能是对健康支出的概念范畴理解不一致导致的;另一方面也说明受访者对健康管理服务的认识与投资意识较低,只有身体状况不好时才开始增加健康方面的支出,而不是提前做出健康预防支出。

2. 过半数的被调查对象处于亚健康状态,对健康知识的关注不足

分析数据显示,在被调查对象中有过半的受访者很少关注或生病时才关注健康知识的学习,他们中有超过60%的人处于亚健康状态,间接说明被调查对象的健康知识学习不足一定程度上影响了他们的健康状况。同时数据还表明,年龄偏大的被调查对象对健康知识的学习比较关注,而年轻的被调查对象对健康知识关注的比例仅有四成,也说明被调查对象对自身健康的下降与健康知识的关注度呈同向变化,即健康状况下降意味着人们对健康知识的关注度会有一定程度提高。此外,近80%的被调查对象是通过单位体检或定期体检的方式检查自身健康状况,但仍有近20%的被调查对象从未体检,他们主要是一些个体业主和其他职业人员,说明这些受访者对自身健康的关注过低、投入过少,可以说不重视自身健康问题,这是值得注意的问题。

(二)受访者对健康管理服务认知情况

1. 受访者普遍对健康管理服务的认识不到位

上述分析表明,仅有少数(4.2%)被调查对象非常了解健康管理服务,其余绝大多数被调查者缺少对健康管理服务的全面认识。说明健康管理服务作为一种预防保健措施,人们对它的认识很有限,需要加大宣传力度和广度,逐步让郑州市居民认识健康管理服务的重要性,并渐渐愿意主动接受不同类型的健康管理服务项目,提高郑州市民的整体健康水平。

2. 受访对象对健康管理服务项目的认知浮于浅层

一年内受访者接受的健康管理服务项目频率从高到低,依次为定期医疗体检、体质检测、建立个人健康档案、疾病早期筛查与预防、小区内健身场所、健康常识讲座、就医绿色通道。主要以身体检测和健身为主,与健康管理服务的深刻内涵还有一定距离。同时,被调查对象认为最需要的健康管理服务项目仍是以身体检测为主,虽然建立健康档案、疾病早期筛选与预防的选择比率超过30%,但是个人疾病管理、健康生活方式干预、健康风险评估等健康管理服务深层次项目的选择比例不足20%。

(三)受访者接受健康管理服务的影响因素

对于健康管理服务特性关注度的分析显示,不同性别和不同职业被调查对象关注度较高的都是健康管理服务的细致周到和技术安全与权威性,只有私营业主更关注健

康管理服务的个性化定制和服务机构知名度。调查数据也显示，多数受访者借口没时间或认为健康管理服务太麻烦而不主动接受健康管理服务，一方面是由于受访者多数为上班族，生活与工作压力大，闲暇时间少；另一方面是受访者对健康管理的必要性认识不足。因此，健康管理服务业的可持续发展除了受技术安全性、权威性以及其他服务特性的影响，还受到居民健康管理意识与理念的影响，需要两方面同时推进。

第二节　老年人对基层健康服务的需求

全国老龄工作委员会数据显示，从 2015 年到 2035 年，我国将进入急速老龄化阶段，老年人口将从 2.12 亿增加到 4.18 亿，占比提升到 29%。而 2 亿多老年人中，近 1.5 亿患有慢性病，失能老人近 4 000 万，60 岁以上老人有三分之二时间处于"带病生存"状态。随着人口老龄化的加剧，慢性疾病负担、失能和残疾老人的数量都会进一步增加，必然使现有卫生服务体系面临新的挑战。2015 年 11 月 25 日，国家卫计委出台《关于进一步规范社区卫生服务管理和提升服务质量的指导意见（国卫基层发〔2015〕93 号）》指出："根据社区人群基本医疗卫生需求，不断完善社区卫生服务内容，丰富服务形式，拓展服务项目。"基层卫生机构该如何适应老龄化健康服务需求变化？该如何渐进式地调整卫生服务的项目与形式？等等问题，亟待卫生主管部门面对与处理。

在前述对郑州市居民的健康管理服务认知调查的基础上，本节对老年人健康服务需求进行调查与分析，探寻基层卫生机构应对老龄化的服务形式改变。

一、调查的对象、内容与方式

1. 调查对象与内容

调查对象为 60 岁及以上老年人。调查问卷包括三方面内容，一是老年人的基本情况，即性别、年龄、户籍类型、居住情况、月收入和月医药费用支出等；二是老年人的身体状况，即身体变化、患慢性病情况、疾病风险与就医习惯等；三是老年人的医疗需求，即老年人对基层卫生机构健康服务项目的需求问题等。调查问卷参见附录 2。

2. 调查方式

2016 年 4 月 19 日，组织大学生调查员走入郑州市部分小区或公园，便利式选取 60 岁及以上老年人进行访谈，倾听他们的心声，了解他们的健康需求意愿，并协助他们完成调查。

为了保证调研的真实性，尽量减少费用开支，调查问卷的发放采取小组成员负责制。由调查员根据地点附近小区或公园，以偶遇方式选择符合条件的调查对象，通过聊天展开调查。调查共发放 110 份调查表，收回有效调查表 108 份，问卷有效率 98%。

采用 EpiData 3.1 完成调查表的整理与录入，并利用 SPSS 23.0 进行描述性统计分析。

二、调查数据描述性统计结果

（一）受访老年人的基本情况

1. 受访老人的性别与年龄

受访老人的性别分布如表 3-25 所示，即男性 58 人（53.7%），女性 50 人（46.3%），与 2015 年中国统计年鉴中人口性别构成比，即男性 51.23% 和女性 48.77% 基本一致。受访对象中，80 岁以下的低龄老人为 100 人（92.6%），80 岁及以上的高龄老人为 8 人（7.4%）。

表 3-25　被调查老人的性别与年龄分布情况　　　　　　　单位：人（%）

性别	60～64 岁	65～69 岁	70～74 岁	75～79 岁	80 岁及以上
男	19（17.6%）	14（13.0%）	9（8.3%）	10（9.3%）	6（5.6%）
女	17（15.7%）	19（17.6%）	9（8.3%）	3（2.8%）	2（1.9%）
合计	36（33.3%）	33（30.6%）	18（16.7%）	13（12.0%）	8（7.4%）

2. 受访老人的城乡分布、月收入差异

从表 3-26 中可以看出，被调查老人中，农村户籍 71 人（67.0%），城镇户籍 35 人（33.0%），低于 2014 年底河南省人口总体城镇化率 45.2%。原因是城镇人口中占比大的是年轻人，60 岁及以上老人多数是在城镇子女处生活养老。同时，表 3-26 也显示，月收入在 2 000 元以下的老人 85 人（80.1%）占大多数，其中农村户籍老人 63 人（59.5%）。

表 3-26　被调查老人的收入情况　　　　　　　　　单位：人（%）

户籍	1 000 元以下	1 000～1 999 元	2 000～2 999 元	3 000 元及以上	合计
城镇	13（12.3%）	9（8.5%）	8（7.5%）	5（4.7%）	35（33.0%）
农村	48（45.3%）	15（14.2%）	6（5.7%）	2（1.9%）	71（67.0%）
合计	61（57.5%）	24（22.6%）	14（13.2%）	7（6.6%）	106（100.0%）

3. 受访老人居住情况

表 3-27 显示，被调查老人中有 25 人（23.2%）独自生活，且独自生活的被调查者以低龄老人为主，特别是 70 岁以下的城镇老年人；绝大多数老人（80 人，占 74.0%）与子女一起生活，这也是被调查者中城镇户籍人口偏低的主要原因；只有 1 人（0.9%）入住养老机构，与我国当前的养老形势基本吻合。

表 3-27　被调查的不同年龄老人居住情况　　　　单位：人（%）

居住情况	60～64 岁	65～69 岁	70～74 岁	75～79 岁	80 岁以上
与子女生活	26（24.1%）	25（23.1%）	15（13.9%）	9（8.3%）	5（4.6%）
与亲戚朋友同住	0（0.0%）	2（1.9%）	0（0.0%）	0（0.0%）	0（0.0%）
独自生活	9（8.3%）	6（5.6%）	3（2.8%）	4（3.7%）	3（2.8%）
社会养老机构	1（0.9%）	0（0.0%）	0（0.0%）	0（0.0%）	0（0.0%）
合计	36（33.3%）	33（30.6%）	18（16.7%）	13（12.0%）	8（7.4%）

4. 受访老人的医疗保障情况

从表 3-28 可以看出，受访老年人中只有 4 人（3.8%）没有参加医疗保险，其他老年人因职业、户籍等不同，都享有各类医疗保险服务。

表 3-28　城乡老年人享受医保情况　　　　单位：人（%）

户籍	公费医疗	居民医保	职工医保	新农合	商业医保	自费
城镇	8（7.5%）	9（8.5%）	6（5.7%）	11（10.4%）	0	1（0.9%）
乡村	4（3.8%）	8（7.5%）	1（0.9%）	52（49.1%）	3（2.8%）	3（2.8%）
合计	12（11.3%）	17（16.0%）	7（6.6%）	63（59.4%）	3（2.8%）	4（3.8%）

5. 受访老人对照护风险的认识

从表 3-29、表 3-30 可以看出，无论是不同年龄还是不同居住情况的受访老人中，多数人（75 人，70.8%）不担心"需要时没人照顾"。其中，32 位 65 至 69 岁受访老人中，有 10 人（约占 31.3%）担心"需要时没人照顾"，相对于其他年龄受访老人而言比较高；25 位独自生活的受访老人中有 7 位担心"需要时没人照顾"，担心的比例高于其他居住方式的受访老人。

表 3-29　不同年龄受访老人对"需要时没人照顾"的担心程度　　　单位：人（%）

照顾风险	60～64 岁	65～69 岁	70～74 岁	75～79 岁	80 岁及以上
毫不担心	13（12.3%）	12（11.3%）	8（7.5%）	4（3.8%）	4（3.8%）
不太担心	12（11.3%）	7（6.6%）	4（3.8%）	7（6.6%）	4（3.8%）
一般	7（6.6%）	3（2.8%）	2（1.9%）	0	0
比较担心	4（3.8%）	7（6.6%）	3（2.8%）	1（0.9%）	0
非常担心	0	3（2.8%）	1（0.9%）	0	0
合计	36（34.0%）	32（30.2%）	18（17.0%）	12（11.3%）	8（7.5%）

表 3-30　不同居住情况的受访老人对"需要时没人照顾"的担心情况　单位：人（%）

居住情况	毫不担心	不太担心	一般	比较担心	非常担心
与子女生活	34 (32.1%)	23 (21.7%)	10 (9.4%)	7 (6.6%)	4 (3.8%)
与亲朋同住	1 (0.9%)	0	0	1 (0.9%)	0
独自生活	5 (4.7%)	11 (10.4%)	2 (1.9%)	7 (6.6%)	0
养老机构	1 (0.9%)	0	0	0	0
合计	41 (38.7%)	34 (32.1%)	12 (11.3%)	15 (14.2%)	4 (3.8%)

（二）受访老人的健康状况

1. 受访老人的患病情况

受访老人中，54 人（51.0%）患有慢性病，其中 66～70 岁老人中患有慢性病的比率（17.0%）稍高，参见表 3-31。在各种慢性病中，不同年龄被调查老人患有高血压的比例（24.5%）最高，其次是冠心病和脑血管病，再次是骨关节病和糖尿病，参见表 3-32。

表 3-31　被调查老人患慢性疾病情况　　　　　　　　　　　　单位：人（%）

患病情况	61～65 岁	66～70 岁	71～75 岁	76～80 岁	80 岁以上
否	20 (18.9%)	14 (13.2%)	4 (3.8%)	5 (4.7%)	7 (6.6%)
是	15 (14.2%)	18 (17.0%)	14 (13.2%)	6 (5.7%)	1 (0.9%)
未答	1 (0.9%)	0	0	1 (0.9%)	0
合计	36 (33.3%)	33 (30.6%)	18 (16.7%)	13 (12.0%)	8 (7.4%)

表 3-32　不同年龄被调查老人患慢性病情况

年龄	高血压	冠心病	骨关节病	脑血管病	糖尿病	其他慢性病
61～65 岁	8 (7.5%)	1 (0.9%)	3 (2.8%)	2 (1.9%)	0	22 (20.8%)
66～70 岁	5 (4.7%)	2 (1.9%)	2 (1.9%)	3 (2.8%)	3 (2.8%)	17 (16.0%)
71～75 岁	7 (6.6%)	2 (1.9%)	0	3 (2.8%)	2 (1.9%)	4 (3.8%)
76～80 岁	4 (3.8%)	2 (1.9%)	0	0	0	6 (5.7%)
81 岁及以上	2 (1.9%)	1 (0.9%)	1 (0.9%)	0	0	4 (3.8%)
合计	26 (24.5%)	8 (7.5%)	6 (5.7%)	8 (7.5%)	5 (4.7%)	53 (50.0%)

2．被调查老人的身体变化

在受访老人中，与一年前相比感觉身体变差的有 32 人（30.2%），这其中 66~70 岁老人比例较高（9.4%），参见表 3-33。对疾病突发担心情况的数据显示，不同年龄的老人有 42 人（39.5%）不同程度地担心疾病突发问题，其中 66~70 岁老人比例较高（9.4%），参见表 3-34。

表 3-33　不同年龄老人与一年前相比的身体变化　　　　单位：人（%）

年龄	更好了	好一点儿	没变化	差一点儿	很差
61~65 岁	4（3.8%）	4（3.8%）	19（17.9%）	8（7.5%）	1（0.9%）
66~70 岁	0	10（9.4%）	12（11.3%）	10（9.4%）	0
71~75 岁	2（1.9%）	2（1.9%）	9（8.5%）	4（3.8%）	1（0.9%）
76~80 岁	0	6（5.7%）	2（1.9%）	3（2.8%）	1（0.9%）
81 岁及以上	1（0.9%）	2（1.9%）	1（0.9%）	4（3.8%）	0
合计	7（6.6%）	24（22.6%）	43（40.6%）	29（27.4%）	3（2.8%）

表 3-34　不同年龄老人对"疾病突发"的担心情况　　　　单位：人（%）

疾病突发	61~65 岁	66~70 岁	71~75 岁	76~80 岁	81 岁及以上
毫不担心	10（9.4%）	7（6.6%）	4（3.8%）	2（1.9%）	1（0.9%）
不太担心	5（4.7%）	4（3.8%）	2（1.9%）	4（3.8%）	2（1.9%）
一般	8（7.5%）	5（4.7%）	5（4.7%）	2（1.9%）	3（2.8%）
比较担心	8（7.5%）	10（9.4%）	4（3.8%）	4（3.8%）	1（0.9%）
非常担心	5（4.7%）	6（5.7%）	3（2.8%）	0	1（0.9%）
合计	36（34.0%）	32（30.2%）	18（17.0%）	12（11.3%）	8（7.5%）

3．受访老人的月均医疗支出

受访老人中，多数人（54 人，50.9%）每月医疗费用支出在 200 元以下，参见表 3-35。有 26 人（24.5%）不同程度地担心"生病没钱医治"，其中参加新农合医保的老人占比偏高（16.1%），说明农村老人对"生病没钱医治"顾虑偏高，参见表 3-36。

表 3-35　城乡老年人每月医疗费用支出情况　　　　单位：人（%）

户籍	200 元以下	200~500 元	500~1 000 元	1 000~2 000 元	2 001 元及以上
城镇	11（10.4%）	15（14.2%）	6（5.7%）	1（0.9%）	2（1.9%）
乡村	43（40.6%）	15（14.2%）	5（4.7%）	4（3.8%）	4（3.8%）
合计	54（50.9%）	30（28.3%）	11（10.4%）	5（4.7%）	6（5.7%）

表 3-36　被调查老人对"生病没有钱医治"的担心情况　　　　单位：人（%）

医保类型	毫不担心	不太担心	一般	比较担心	非常担心
公费医疗	7（6.6%）	2（1.9%）	1（0.9%）	2（1.9%）	0
居民医保	5（4.7%）	5（4.7%）	2（1.9%）	4（3.8%）	1（0.9%）
职工医保	5（4.7%）	2（1.9%）	0	0	0
新农合	17（16.0%）	12（11.3%）	17（16.0%）	11（10.4%）	6（5.7%）
商业医保	1（0.9%）	0	1（0.9%）	0	1（0.9%）
自费	3（2.8%）	0	0	0	1（0.9%）
合计	38（35.8%）	21（19.8%）	21（19.8%）	17（16.0%）	9（8.5%）

（三）受访老人对基层健康服务的需求

1. 受访老人的就医选择

从表 3-37 中可以看出，受访老人中 29 人（27.4%）生病时会选择社区卫生机构就诊，不足被调查对象的三分之一，这其中 66～70 岁老人的比率最高（13 人，12.3%）；生病时选择去医院就诊的老人 39 人（36.8%），选择在家吃点药的老人 33 人（31.1%），都超过了被调查对象的 30%。说明老人对社区卫生机构的认可度偏低。

表 3-37　不同年龄老人生病时的就医场所选择　　　　单位：人（%）

年龄	医院	社区卫生机构	在家吃药	听之任之	合计
61～65 岁	11（10.4%）	9（8.5%）	12（11.3%）	4（3.8%）	36（34.0%）
66～70 岁	9（8.5%）	13（12.3%）	10（9.4%）	0	32（30.2%）
71～75 岁	11（10.4%）	2（1.9%）	5（4.7%）	0	18（17.0%）
76～80 岁	5（4.7%）	3（2.8%）	3（2.8%）	1（0.9%）	12（11.3%）
81 岁及以上	3（2.8%）	2（1.9%）	3（2.8%）	0	8（7.5%）
合计	39（36.8%）	29（27.4%）	33（31.1%）	5（4.7%）	106（100.0%）

从表 3-38 可以看出，被调查的城镇户籍老人中，生病时就医场所选择去医院的 18 人（17.0%），占城镇户籍总人数（35 人，33.0%）的 51.4%，说明城镇老人多数习惯于生病就去医院就诊；被调查的乡村户籍老人中，生病就医场所选择的比率由高至低是在家吃点药（24 人，22.6%）、社区卫生机构（22 人，20.8%）和医院（21 人，19.8%），说明乡村老人虽然有新农合医疗保障，但有病自己医治的习惯还较严重。

表 3-38　不同户籍老人生病时就医选择情况　　　　　单位：人（％）

户籍	医院	社区卫生机构	在家吃点药	听之任之	合计
城镇	18（17.0%）	7（6.6%）	9（8.5%）	1（0.9%）	35（33.0%）
乡村	21（19.8%）	22（20.8%）	24（22.6%）	4（3.8%）	71（67.0%）
合计	39（36.8%）	29（27.4%）	33（31.1%）	5（4.7%）	106（100.0%）

2. 受访老人对基层健康服务项目的选择

从表 3-39 中可以看出，不同年龄的受访老人中，49 人（49.0%）认为基层卫生机构应提供健康体检与评估服务，这其中包含了 61～70 岁老人 30 人（30%），说明这一年龄段的老人对社区卫生机构的健康体检与评估服务需求较高。同时 35 人（35.0%）认为基层卫生机构应提供健康咨询服务，其中，71～75 岁老人对健康咨询服务需求相对较高（12 人，12%）。此外，31 人（31.0%）认为基层卫生机构应负责联系大医院就诊，29 人（29.0%）认为基层卫生机构应提供上门护理服务。他们认为基层卫生机构应提供的其他项目依次为紧急救援和送药上门（27 人，27.0%）、保健护理指导（26人，26.0%）、健康教育（24 人，24%）、护理老人（22 人，22.0%）、健康管理（20人，20.0%）以及心理疏导服务（14 人，14%）等。

表 3-39　不同年龄老年人对基层卫生机构服务项目选择　　　　　单位：人（％）

服务项目	61～65 岁	66～70 岁	71～75 岁	76～80 岁	81 岁及以上	合计
健康咨询	10（10.0%）	6（6.0%）	12（12.0%）	4（4.0%）	3（3.0%）	35（35.0%）
体检评估	15（15.0%）	15（15.0%）	9（9.0%）	5（5.0%）	5（5.0%）	49（49.0%）
健康教育	7（7.0%）	7（7.0%）	7（7.0%）	2（2.0%）	1（1.0%）	24（24.0%）
健康管理	5（5.0%）	9（9.0%）	2（2.0%）	2（2.0%）	2（2.0%）	20（20.0%）
健康跟踪	3（3.0%）	4（4.0%）	3（3.0%）	1（1.0%）	2（2.0%）	13（13.0%）
保健指导	6（6.0%）	9（9.0%）	5（5.0%）	3（3.0%）	3（3.0%）	26（26.0%）
送药服务	7（7.0%）	10（10.0%）	3（3.0%）	4（4.0%）	3（3.0%）	27（27.0%）
护理老人	6（6.0%）	6（6.0%）	4（4.0%）	4（4.0%）	2（2.0%）	22（22.0%）
心理疏导	4（4.0%）	4（4.0%）	1（1.0%）	3（3.0%）	2（2.0%）	14（14.0%）
上门护理	6（6.0%）	13（13.0%）	3（3.0%）	4（4.0%）	3（3.0%）	29（29.0%）
紧急救援	8（8.0%）	8（8.0%）	4（4.0%）	4（4.0%）	3（3.0%）	27（27.0%）
联系大医院	13（13.0%）	12（12.0%）	3（3.0%）	2（2.0%）	1（1.0%）	31（31.0%）
总计	33（33.0%）	31（31.0%）	17（17.0%）	12（12.0%）	7（7.0%）	100（100.0%）

从表 3-40 中可以看出，在受访的患有慢性病的老人中，患有高血压的 25 人（25%）中超过半数选择了社区卫生机构应提供健康体检与评估服务（13 人，13%）和健康咨询服务（12 人，12%）；患有冠心病的 8 人（8.0%）中超过半数选择了社区卫

生机构应提供健康体检与评估服务（5人，5%）和保健护理指导（4人，4.0%）；患有骨关节病的5人（5.0%）中超过半数选择了社区卫生机构应提供送药服务、上门服务和联系大医院就诊（4人，4%）；患有脑血管病的7人（7.0%）中超过半数选择了社区卫生机构应提供健康体检与评估服务（4人，4.0%）、健康跟踪与送药上门服务（3人，3.0%）；患有糖尿病的5人（5.0%）中超过半数选择了社区卫生机构应提供健康咨询服务（4人，4%）、健康体检与评估服务、健康保健指导和上门护理服务（3人，3.0%）。患其他慢性病的老人选择社区卫生机构需要提供的服务的比例由高至低依次为健康体检与评估服务（22人，22.0%）、联系大医院就诊（16人，16.0%）、紧急护理与上门护理服务（15人，15.0%）、健康咨询服务（13人，13.0%）、健康教育与送药上门服务（12人，12.0%）、健康管理服务（11人，11.0%）等。其中，选择该服务项目的超过半数的受访老人认为社区卫生机构应提供健康体检与评估服务，说明患其他慢性病的受访老人更迫切需要社区卫生机构提供健康体检与评估服务。

表 3-40　不同慢性病老人认为基层卫生机构应提供服务项目情况　　单位：人（%）

服务项目	高血压	冠心病	骨关节病	脑血管病	糖尿病	其他慢性病
健康咨询	12 (12.0%)	3 (3.0%)	1 (1.0%)	2 (2.0%)	4 (4.0%)	13 (13.0%)
体检评估	13 (13.0%)	5 (5.0%)	2 (2.0%)	4 (4.0%)	3 (3.0%)	22 (22.0%)
健康教育	6 (6.0%)	3 (3.0%)	2 (2.0%)	1 (1.0%)	0	12 (12.0%)
健康管理	4 (4.0%)	3 (3.0%)	1 (1.0%)	0	1 (1.0%)	11 (11.0%)
健康跟踪	3 (3.0%)	1 (1.0%)	1 (1.0%)	3 (3.0%)	0	5 (5.0%)
保健指导	8 (8.0%)	4 (4.0%)	2 (2.0%)	2 (2.0%)	3 (3.0%)	7 (7.0%)
送药服务	5 (5.0%)	1 (1.0%)	4 (4.0%)	3 (3.0%)	2 (2.0%)	12 (12.0%)
护理老人	6 (6.0%)	1 (1.0%)	2 (2.0%)	2 (2.0%)	0	11 (11.0%)
心理疏导	3 (3.0%)	0	1 (1.0%)	1 (1.0%)	1 (1.0%)	8 (8.0%)
上门护理	3 (3.0%)	3 (3.0%)	4 (4.0%)	1 (1.0%)	3 (3.0%)	15 (15.0%)
紧急救援	5 (5.0%)	3 (3.0%)	2 (2.0%)	0	2 (2.0%)	15 (15.0%)
联系大医院	5 (5.0%)	3 (3.0%)	4 (4.0%)	1 (1.0%)	2 (2.0%)	16 (16.0%)
总计	25 (25.0%)	8 (8.0%)	5 (5.0%)	7 (7.0%)	5 (5.0%)	50 (50.0%)

三、结果分析与讨论

由于调查地点在户外，接受调查的老年人多是能自理的80岁以下低龄老人。总体来看，受访老人多数来自农村、与子女同住、健康状况良好，且医疗保障程度高，多数受访老人不担心"需要时没人照顾""生病没有钱医治"。

（一）66～70 岁老人的健康问题需重点关注

从上述数据分析中可以看到，与一年前相比身体变差的老人中，66～70 岁老人占比相对高，他们对"突发疾病"担心比率也相对较高，他们是期望基层卫生机构提供健康体检与评估服务的主要人群。为此，结合中国卫生健康统计年鉴，对 1993 年至 2013 年期间，55～64 岁、65 岁以上两个年龄段的居民慢性病患病率和两周患病率进行对比发现，两个年龄段的居民慢性病患病率变化趋势相对平稳，2008 年之后都是下降趋势，但患病比率的差距一直稳定在 200‰左右，变化不大，如图 3-1 所示；两个年龄段的居民两周患病率自 1998 年以来都处于上升趋势，2008 年以来，两个年龄段居民的两周患病率上升差距逐渐拉大，2013 年，两个年龄段居民的两周患病率差距已超过 200‰，说明 65 岁以上老人的两周患病率上升速度较快，如图 3-2 所示。通过实地调查结果与中国卫生健康统计年鉴数据结果的对照，可认为 65 岁是一个转折点，65 岁以上老人的健康问题更需要各方关注。

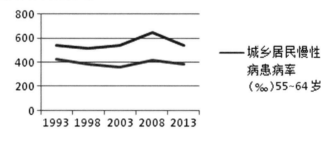

数据来源：国家卫计委，中国卫生健康统计年鉴

图 3-1　我国城乡居民 1993—2013 年慢性病患病率变化趋势

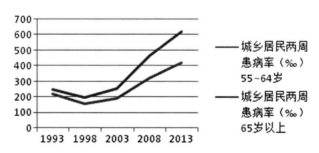

数据来源：国家卫计委，中国卫生健康统计年鉴

图3-2　我国城乡居民 1993—2013 年两周患病率的变化趋势

2. 低龄老人对基层卫生机构健康服务需求呈现多样性

受访老人中约三分之一选择首诊去基层卫生机构，略低于首诊去医院的比例，说明老年人特别是 65 岁及以上老人对基层卫生机构认可度略高。不同年龄受访老人，对基层卫生机构健康服务项目需求略有差异，需求比例较高的项目是健康体检与评估、

健康咨询和联系大医院就诊。患慢性病受访老人对基层卫生机构健康服务的需求因病种不同而有所侧重，除了行动不便的老人希望提供上门诊疗与送药等服务外，其他患慢性病老人多数希望提供健康体检与评估、健康咨询、保健护理指导等服务。不同患慢性病受访老人承受不同的身心困扰，对基层卫生机构的服务需求必然不同。

第三节　改善基层卫生机构健康服务的策略

一、主管部门应加大对健康管理服务的宣传力度，倡导居民健康支出新模式

当前居民对健康管理服务认识多局限于医疗体检、体质检查和健康档案管理等方面，健康支出仍是以疾病治疗为主的健康消费模式，与健康管理服务的目标存在较大偏差。众所周知，投资侧重于未来收益，而消费是满足现有的需求。如果把健康看成是一种产品，那么健康投资是指维护、巩固自身健康的支出，着眼于自身健康的未来发展；而健康消费是指修护、弥补现有的健康问题与缺陷，侧重于现在健康问题的处理。医圣孙思邈《千金要方》云，医有三品："上医医国，中医医人，下医医病。"中医认为，生命曲线：未病→欲病→已病。未病，源于《黄帝内经》《素问·四气调神论》，是指身体健康，没有疾病；欲病，是人体处于"未病与已病"之间的一种状态；已病，已经发生疾病。因此，依据人们健康的状态不同，我们认为健康支出模式可以分为以下两种。

1. 预防性健康投资的支出模式（未病与欲病）

当人们处于健康状态时，他们在健康方面的投入，属于投资性质的，是期待未来一直健康。基于世界卫生组织对健康的定义，广义的健康投资应该是在身体上、精神上和社会适应上的全方位投资，而狭义上我们更强调用于身体上可计量的货币化支出。由于健康的衡量指标可以用临床生理生化指标表示，通过临床检验测试说明身体状况，而精神和社会适应的评价没有统一测算标准，很难判断一个人的精神和社会适应是否健康，因此，当前我们计量的健康投资仅包含针对身体的货币支出，而用于改善精神和社会适应的支出范围无法计入健康投资中。预防性健康投资的支出模式主要是指人们将资金用于维护身体健康的项目中，比如：健康知识的学习、定期体检、生活方式干预、健身活动、疾病早期筛查与预防、健康风险评估等方面。这样，当事人在投资过程中，能够及时调整自身体质，降低患病风险，最终实现健康增值的目的。

2. 治疗与康复性健康消费的支出模式（已病）

治疗性健康消费的支出模式主要是指人们出现健康问题时，用于治疗疾病、恢复

健康状态的各项支出。比如，药费、检查费、住院费、交通费、住院饮食和护理等费用。这部分健康投入，主要用于祛除疾病、恢复健康，实现重塑健康体魄的目的。而此时，当事人在精神和社会适应的支出对身体恢复将会起到较大的作用，因此，在这方面的支出也需要加大。

纵观人一生中的不同阶段，年轻时身体健康和中年期身体亚健康状态，应以健康投资为主，这样有助于延缓疾病发作的时间，提高生命质量；而老年期身体多病，则以健康消费为主、健康投资为辅，以获得最大化的健康收益。因此，建议政府主管部门利用基层卫生机构、各类医疗机构、健康教育机构和医学院校等渠道，通过座谈、讲座和资料发放等公益活动，对居民进行健康管理服务知识的宣传。借此帮助市民全面认识健康的含义，调整原有健康消费理念，使健康支出由单纯的治疗康复性健康消费向预防性健康投资转变，从源头稳固健康的根基，最大限度地延长生命和提高生存质量。

二、主管部门应做好健康管理服务体系的规划设计

借鉴美国等健康管理服务的经验，结合郑州市居民的基本情况，横向以生理、心理、行为与社会能力四方面为分界线，纵向以健康检测、评估、干预与促进四点为核心，系统性规划健康管理服务的内容和形式，做好郑州市健康管理服务体系的短期与长期建设规划，组织专家和居民代表论证其合理性，解决健康管理服务供给滞后和健康管理服务的供需协调，促进郑州市健康管理服务市场的可持续、健康稳定发展。

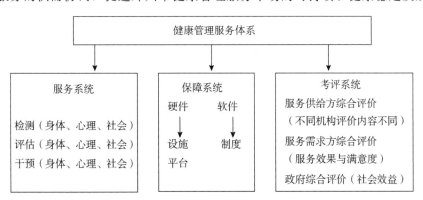

图 3-3 健康管理服务体系框架图

健康管理服务体系包括健康管理服务系统、健康管理服务的发展保障系统和绩效考评系统三部分。其中健康管理服务系统是服务主体以基层卫生机构为主干的健康管理服务的业态系统（宏观业态形式，服务内容以体质检测、心理检测与社会关系检测为健康管理横向服务内容系列、以老中青年龄为健康管理纵向服务内容）；健康管理服务的发展保障系统（制度保障——宏观管理政策与微观运行制度、微观资源保障——

人、财、物、信息化等）；健康管理服务的绩效考评系统（宏观考评体系——社会效益、微观考评体系——服务人员考评、居民服务效果考评）；如图3-3所示。

其中，服务系统是健康管理服务体系的主干，它以基层卫生机构为核心，以养生、理疗机构为辅助，以健身等机构为补充，分多层次、多渠道、立体交叉网状服务系统。而基层卫生机构是政府支持，其他机构以私立为主，形成多种成分、多种形式共同支撑的健康管理服务系统。

三、各方应顺应健康管理服务的特色化、多元化与多样化发展

1. 发挥中医药作用，突出基层卫生机构健康管理服务内容的特色化

中医博大精深，经历了数千年的历程，其辩证思想至今依旧有较大的理论价值，指导着当代人去追求健康、预防疾病。在健康管理工作中，除了一般信息的了解以外，还要引入中医学基本理论和诊断方法，通过望、闻、问、切四诊合参，对人体做出全面、整体的检查和评估。根据收集的人体基本信息，四诊合参辨别体质类型。在中医体质辨析基础上，结合现代健康管理中健康风险评估的理论和方法，将个体的健康状况、个人的生活习惯、心理压力等各种健康危险因素进行评价，确定疾病风险表达方法，形成疾病危险因素评价报告。在健康风险评价基础上，研究建立适合当代中国人群需求的健康干预方式。提供适合政府引导、企事业单位和个人积极参与、符合市场运作模式的服务方法。

2. 政府全面引导，促进健康管理服务主体的多元化与服务形式的多样化

政府通过出台各种优惠政策，鼓励引导私人投资组建健康管理服务机构，促进健康管理服务主体由公立医疗机构为主转变为公立与私立、医疗与非医疗机构共存的多元化发展，推动健康管理服务供给的大众化与个性化发展。同时鼓励各类健康管理服务机构学习国外典型做法，开展生活方式管理、需求管理、疾病管理、灾难性病伤管理、残疾管理、综合的人群健康管理等多样化的健康管理服务形式，开拓专门针对团体的健康管理服务项目与形式，通过协调不同的健康管理策略，积极拓宽服务范畴和服务人群，为个体或团体提供更为全面的健康管理，以实现健康管理效益的最大化。

四、政府应加大对健康管理服务人才、资金、信息化建设的投入

1. 加大健康管理服务专业人才培养的投入

从国外的情况来看，越是发达国家和地区，健康管理服务就越是受到重视，健康管理服务与经济发展水平呈现某种正相关性。健康管理工作专业性较强，只有具备一定的职业健康知识，掌握各种职业病的预防原理，才能从思想上重视职业健康工作，实际工作才能扎实有效。从健康管理服务的对象、范围、内容、知识结构与专业技术要求，以及我国目前所处的发展阶段等方面分析，其所需要的人才规格应以经过系统

培养的、以技能型为主要特征的专科层次的专门技术人员为主体。政府应加大对高等卫生职业教育的投入，鼓励高等卫生职业教育在积极稳步发展现有的医学营养、医疗美容技术、康复治疗技术、心理咨询与指导等专业的基础上，积极开办"健康管理服务"类专业，以更好地满足社会需求。

2. 加大健康管理服务信息化平台建设的投入

作为一种新的健康服务模式，健康管理需要信息技术的广泛支持。健康管理信息平台是通过电话呼叫中心、手机短信系统、电子邮件系统、互联网查询、疾病追踪回访等方式提供全面、可持续的双向交流平台，疾病追踪回访系统、电子邮件系统和互联网查询需更多运用计算机网络和计算机人工智能技术发展的成果，实现自动化和智能化。因此，郑州市政府应尽早出台相关政策，并增加财政投入进行郑州市健康管理服务信息平台建设，破除郑州市健康管理服务的发展瓶颈，为郑州市健康管理服务的可持续发展提供技术保障。

五、基层卫生机构应迎合居民不同需求，提升健康服务质量

1. 营造以健康体检中心为信息源的基层卫生机构健康管理服务新格局

目前，各地健康体检中心多为各级医院的下属单位，与基层卫生机构没有信息共享平台，而老年人体检多是依赖于退休前所在单位出资提供每年一次的全面体检，或是国家出资每年免费为 65 岁以上老人提供的体检，但前者体检内容的广度与深度要高于后者。基层卫生机构获得的居民健康信息有限，无法第一时间从健康体检中心获得老年人的健康变化信息，老年人健康档案的更新滞后，很难为老年人提供连续性健康管理跟踪服务。因此，建议卫生主管部门尝试将健康体检中心从各级医院中剥离，建立独立的社会性健康体检与评估机构，并出资协调建立健康体检中心与基层卫生机构的信息共享平台，尝试将老人所在单位出资体检与国家免费体检合并为一，以扩大 65 岁以上老年人体检的范围、增加体检项目，提高 65 岁以上老人的健康体检质量；建议基层卫生机构对 65 岁以上老人的健康管理服务增加人、财、物的投入，使 65 岁以上老人感受到基层健康管理的实惠，实现基层"大健康"的新格局。

2. 改变服务理念，丰富基层卫生机构的老年健康服务内容与形式

鉴于老年人患慢性病的种类多，而不同慢性病又有着不同的健康服务需求。如果基层卫生机构不能结合所辖区域老年人的实际情况提供健康服务，那么居民对基层卫生机构的认可度很难提升，基层卫生机构的发展必然受到一定限制。建议基层卫生机构转变"重医疗，轻预防"的经营理念，转变以己为中心的服务理念，变"被动、坐等"为"主动、上门"服务，结合老年人实际需求，灵活设置基层卫生机构服务项目，满足辖区患病老人的不同健康服务需求，以应对老龄化趋势下的健康服务新境遇。

3. 创新管理机制，探索基层卫生机构全方位联动发展的新模式

在各地纷纷落实分级诊疗政策的新形势下，基层卫生机构需要创新内部管理机制，解除制约基层卫生机构发展的桎梏，理顺协调双向转诊中各部门间的关系，确保基层卫生机构纵向联动发展的顺利。同时，基层卫生机构需要横向联合其他老年服务机构、家政服务机构，协调做好老年人健康护理保健服务，探索基层卫生机构横向联动发展的新模式。政府应适当出资或鼓励民间资本投入，加强医患互动的信息化平台建设，以及不同服务机构间的信息互动平台建设，提高基层卫生机构的全面协同发展能力，真正满足老龄化发展的新需求。

第四章 老年人健康行为剖析与干预

我国第七次人口普查数据显示，截至 2020 年 11 月 1 日零时，中国大陆 60 岁及以上人口为 26 402 万人，占 18.70%；65 岁及以上人口为 19 064 万人，占 13.5%。其中：12 个省份 65 岁及以上老年人口比重超过 14%，7 个省份老年抚养比突破 20%。慢性非传染性疾病是老年人群的高发病种，也是影响老年人生活质量的主要健康问题，而长期的不良生活习惯、缺乏身体锻炼、精神紧张等因素是慢性疾病的主要致病因。改变不良的健康行为，有助于提高老年慢性病患者的生命质量。

厉伟民等研究认为，高盐饮食是影响血压控制的危险因素，规律运动和遵医嘱是保护性因素。常改等研究认为，膳食结构、久坐等生活方式与高血压、糖尿病等慢性病有很强的联系，建议加强合理膳食、适当运动，预防和控制慢性病。如果人们改变不良的生活方式与行为，就可以预防 75% 以上慢性病的发生。因此，老年慢性病控制最有效的途径就是优化健康行为。

065

第一节 健康行为理论概述

一、健康行为的定义与内容

(一) 健康的定义

世界卫生组织在 1948 年成立之初的《宪章》中指出："健康不仅是没有病和不虚弱，而且是身体、心理、社会功能三方面的完满状态。"1990 年，世界卫生组织对健康的阐述是在躯体健康、心理健康、社会适应良好和道德健康四个方面皆健全。

1. 躯体健康

又称生理健康，有明确的标准，比如生长发育、成熟衰老等，再进一步量化，则为体温 36～37 ℃，血压低压 60～90 毫米汞柱、高压 90～130 毫米汞柱，心率 60～80 次/分，这是人体生理运动的正常指标。

2. 心理健康

由于社会、文化背景等因素的影响，心理健康标准比较模糊。我们生活在变化的社会中，没有人会有一成不变的精神和情绪状态。只有将制约人格的各种条件，比如文化程度、工作能力、职业、社会地位、生活演变等很好地协调起来，并能适应环境、

第四章 老年人健康行为剖析与干预

利用环境、创作环境，才能称为心理健康。

3. 社会适应良好

心理学家让·皮亚杰认为适应是有机体通过同化和顺应作用，不断地与环境达成动态平衡的过程。陈建文和王滔（2003）研究认为，社会适应过程是个体以自身的各种心理资源组成的自我系统与各种刺激因素组成的社会情境系统交互作用的过程。社会适应良好，说明个体能够很好地形成管理社会情境技能和选择即时情境下的应对策略，并运用这些技能和策略，以内在情感和本能反应的自然流露来适应社会。

4. 道德健康

道德健康，是指不能损坏他人的利益来满足自己的需要，能按照社会认可的行为道德来约束自己及支配自己的思维和行动，具有辨别真伪、善恶、荣辱的是非观念和能力。医学家研究发现，贪污受贿的人就容易患癌症、脑出血、心脏病和神经过敏症；而为人正直、心地善良和淡泊、坦荡的品质，则能使人保持平衡，有助于身体健康。

总之，世界卫生组织对健康定义的四个方面，除了躯体健康有明确可测量的标准外，其他三方面的测量都需要进一步明晰标准和建构测量指标，而且心理健康、社会适应和道德健康都离不开个体的心理运行机制，其中个体的心理健康直接影响其社会适应和道德健康。

（二）健康行为的含义与内容

1. 健康行为的含义

现代医学研究证明：人类行为是影响健康的重要因素，也左右着心理健康和生命质量，对一些疾病的发生、转归起着举足轻重的作用。健康行为这一概念最早由 Kasl 等于 1966 年提出，认为健康行为是个体为了预防疾病或早期发现疾病而采取的行为。Rice 认为，健康行为是个体为了预防疾病、保持自身健康所采取的积极行动，它包括改变危险生活方式，减少或消除健康危险行为，采取积极的健康行为以及遵从医生指导等行为。

2. 健康行为的内容

McNerney 等（2007）认为，健康行为应包括以下四个方面：良好的生活方式，包括规律的作息、正常的休假、身体锻炼、行为安全等；情绪管理，如保持良好的人际关系、保持乐观豁达的心态、稳定的情绪等；避免危害健康的行为，如不吸烟、不暴饮暴食、饮低度酒等；体格检查和医学筛查。

二、健康行为研究的基础理论

健康行为研究的基础理论是当前用于健康行为分析的主要理论或模型依据。它们有三个共同特点：一是基于心理学，描绘健康行为产生的心理变化过程或机理，比如跨行为模型和计划行为理论；二是基于心理因素，阐明健康行为的产生依据，比如健康信念模型、自我效能理论、健商理论等；三是从不同角度阐述健康行为形成的机理。

1．跨理论模型

跨理论模型（TTM）作为综合性和一体化的心理学研究方法，近年来，在慢性病患者的行为改变领域中应用广泛且效果显著。该模型的理论依据是，人的行为变化是一个过程而不是一个事件，而且每个做出行为改变的人都有不同的需求和动机。其理论基本点是：人们以不同的速度在行为改变的不同阶段之间变动；在改变的过程中，人们在不同阶段之间反复往返；对不同的个体，要使其发生行为的改变，应该对其采用不同的认知和行为策略。

2．计划行为理论

计划行为理论（TPB），又称合理行动理论，是由美国学者 M. Fishbein 和 I. Ajzen 在 20 世纪 70 年代提出。该理论强调认知因素在个体健康行为、道德行为和其他行为产生和改变中的重要作用。该理论认为，人类的行为具有理性的特点，行为意图是影响行为发生转变的最重要的预测因素，是行为改变的直接决定力量。行为意图又受到行为态度、主体规范和感知到的行为控制变量的影响。

3．自我效能理论

自我效能（self-efficacy）是由美国著名心理学家班杜拉（Albert Bandura）于 1977 年提出，它是个体对自己能否在一定层面上完成某些影响自己人生的活动所具备的能力判断或信念，自我效能理论为行为改变提供了理论框架。班杜拉通过大量研究发现，自我效能的形成与发展主要受到 4 种信息源的影响，分别是直接经验、替代经验、言语劝说及身心状态。无论是哪种信息源所获得的效能信息，其本身并不能对个体自身效能产生影响，而只有经过个体的认知评价，这些信息才有意义。

4．健康信念模式

20 世纪 50 年代，由 Rosenstock 提出并由 Becker 和 Maiman 加以修订的健康信念模式，其核心部分包括 4 种与行为转变紧密相关的信念：感知到的疾病易感性，即个体认为不健康行为给他带来的总体危害，以及该行为导致其自身出现疾病的概率和可能性；感知到的疾病，即个体认为不健康行为所导致的疾病会给他带来多大程度的身体、心理和社会危害；感知到行为转变的好处，即个体对改变不良行为所带来的好处的认识和评价；感知到行为转变的障碍，即个体感知到的行为改变可能带来的身体、心理和金钱方面的不良影响。当感知到的行为转变好处大于坏处或障碍时，行为的转变成为可能，否则个体则可能依旧维持原有的不健康行为。

5．健商理论

健康商数（HQ）这一概念是建立在健康概念基础上，1993 年，由 Brad Bowman

医生提出的网上健康评估工具。健康商数（简称健商）问卷包含家族健康病史、个人健康状况、生活模式等，用以评估个人的 21 项临床风险，如运动形式及时间长短、血压水平及治疗情况、家庭病史、糖尿病、饮食习惯、胆固醇水平及治疗情况等。健商＝对健康有利的因素／对健康不利的因素。用健商这个概念来评判个体所处环境和个人行为因素对健康的影响和作用趋势：当 HQ＝1 时，对健康无增进性，处于平衡状态；当 HQ＞1 时，增进健康（赢利）；当 HQ＜1 时损害健康（透支）。

三、健康行为研究的扩展理论

健康行为研究的扩展理论是指其他应用于健康行为干预研究的理论。一方面，这些理论是由基础理论组合或拆分而成。比如：信息-动机-行为理论模型是计划行为理论和自我效能理论以及健康信念模型的综合；动机性访谈是自我效能理论和跨行为模型的综合。另一方面，这些理论是其他领域理论在健康领域的扩展应用，比如：生态模型、多阶段优化策略。

信息-动机-行为理论模型（IMB）由 Fisher 等提出，它从社会认知理论中引入"自我效能"的概念，从理性行为理论借鉴了对"动机"的理解，将影响行为的各种因素归纳为信息、动机和行为技巧 3 个组分，构造了信息-动机-行为理论模型的理论框架。

动机性访谈是由美国学者 Miller 在 1983 年提出，随后由他和英国的临床心理学教授 Rollnick 共同发展和完善。动机性访谈是以病人为中心，通过激发病人行为改变的内在动机，以达到改变其不良行为和解决病人矛盾心理的人际沟通方法。

多阶段优化策略（MOST）是由 Collins 等在工程学原理的基础上提出的方法学理论框架，旨在实现多因素行为干预方案优化及方案评估的双重目标，可应用于健康行为干预发展的多个方面，包括构建新的干预方案、修正现有干预项目及明确干预项目实施机制，多阶段优化策略由筛选、优化及证实 3 阶段组成。

四、基于文化视角的健康行为干预模型

健康行为理论对健康行为形成的机理与影响因素进行了阐释，充分说明健康教育是健康行为干预的重要途径或手段。

（一）健康教育

1. 健康教育的含义与特点

健康教育是以传播、教育、干预为手段，以帮助个体和群体改变不健康行为和建立健康行为为目标，以促进健康为目的，所进行的系列活动及其过程。向目标人群传播健康信息，对目标人群进行健康观、价值观的认知教育以及保健技能的培训；针对特定行为进行干预，有效地帮助目标人群掌握健康知识，树立正确的健康价值观，改

变不健康行为和采纳健康行为，避免危险因素、预防疾病，主动追求健康、提高健康水平。

健康教育的特点：一是具有多学科性和跨学科性，以行为改变为目标，以传播、教育、干预为手段，促使人们的行为发生改变；二是注重计划的设计和效果评价，对健康教育项目的实施过程和效果进行评价是健康教育的一个重要内容。健康教育的着眼点是行为问题，是促使人们建立与形成有益于健康的行为和生活方式、消除危险因素，进而达到促进和保护健康的目的。

2. 老年人健康教育的含义

一是呼吁全社会共同关注老年人的身心健康，承担维护、支持、促进老年人从事有益于健康活动的职责；二是教育和指导老年人树立正确的健康观，开展自我保健，提高防病抗病能力，养成良好的卫生习惯，减少各种影响健康的危险因素，不断提高老年人的生活质量，使老年人继续为社会发挥余热，而不仅仅是延年益寿。老年人健康教育可以明显提高老年人的保健防病的知识水平，促进有利于健康的生活行为，减缓心理衰老过程。

（二）PEN-3 模型的内容

PEN-3 是一种文化模式，由 Airhihenbuwa 于 1989 年开发，用于指导非洲应对艾滋病毒/艾滋病的文化方法。PEN-3 模型，关注发展中国家健康教育项目发展的文化适宜性和文化敏感性。它被用于描述健康干预的规划、实施和评估等。该模型由 3 个主要维度组成，即文化认同、关系和期望以及文化授权，每个维度有 3 个组件，如图 4-1 所示。

1. PEN-3 模式的第一个维度是文化认同（culture identity）

P-个人（person），健康教育致力于每个人的健康，个人应该有权做出知情的健康决定；E-大家庭（extended family），健康教育不仅关系到即时核心家庭，也关系到大家庭，这种对大家庭的关注还应考虑到家庭血统（如父系或母系）；N-邻里（neighbor-hood），健康教育致力于在邻里和社区促进健康和预防疾病，社区成员的参与对于提供文化上合适的健康计划变得至关重要。

2. PEN-3 模型的第二个维度是关系和期望（relationship & exceptions）

P-感知（perceptions），这些是知识、态度、价值观和看法，可能会促进或阻碍个人改变的动力。E-使能（enables），可能增强或阻碍变革的社会、系统或结构性影响或力量，如资源可用性、可获得性、转诊、技能、服务类型（如传统医学）。N-养育（nurtures），是一个人可能从重要的他人那里得到的强化因素。

3. PEN-3 模型第三个维度是文化赋权（culture empowerment）

P-积极行为（positive），这些行为被认为是有益的，必须得到鼓励；这些行为对于增强个人、大家庭和社区的权能至关重要；这对于项目的成功和可持续性至关重要。E-存在行为（existential），这些是不熟悉的做法和/或行为，不会对健康造成有害影响；不能试图改变它们。公共卫生应该解决"是什么"，而不是"应该是什么"，人们必须避免对不熟悉的行为进行道德说教。N-消极行为（negative），是对健康有害的行为，健康提供者应该尝试改变它们。

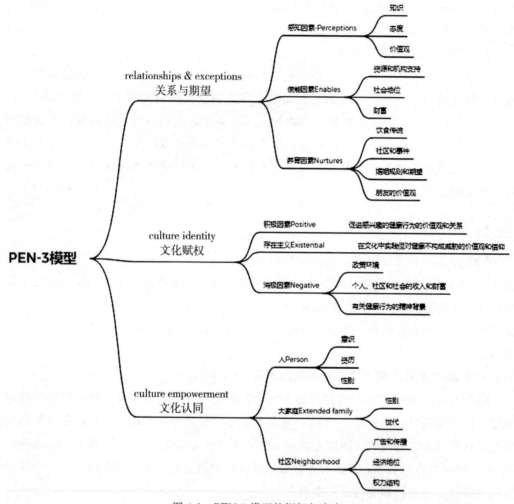

图 4-1　PEN-3 模型的框架与内容

（二）PEN-3 模型的运用

如果确定了健康问题，可以通过创建了一个 3×3 的表格（见表 4-1），来评估和评价关系和期望维度与文化赋权维度之间的相互作用，然后引入文化认同的第三个维度，即文化认同维度被用来确定干预的切入点。一旦关键问题通过使用 3×3 表格的共识达成一致，就根据文化认同维度决定干预的性质、重点和原因。

表 4-1 文化赋权与关系和期望的交叉表

维度	积极	存在	消极
感知	1	2	3
使能	4	5	6
养育	7	8	9

表 4-1 中，1 是积极认知：指对疾病预防、护理和支持决策产生积极影响的知识、态度和/或信念。2 是存在主义观念：是指影响疾病预防、护理和支持决策的知识、态度和/或信仰不是积极的或消极的，但确实反映了有助于解释人们某些价值观的特征和品质。3 为负面看法：指对疾病预防、护理和支持决策产生负面影响的知识、态度和/或信念。这往往是行为干预的唯一焦点，而排除了其他人。4 是积极促成因素：指支持积极的预防性卫生决策和行动所需的资源的可用性、可获得性、可接受性和可负担性。5 是生存促进因素：指社区或社会传统上，可用于支持预防性卫生决策和行动的资源的可用性、可获得性、可接受性和可负担性。6 是消极促成因素：指缺乏促进积极的预防性卫生决策和行动所需的可用、可获得、可接受和负担得起的资源。7 是积极的养育者：指在做出积极的健康决策和选择时，重要的他人和社区环境的影响。8 是生存养育：指在某些传统价值观和实践中，在做出健康决策和选择时，重要的他人和社区环境的影响。9 是消极的养育：指重要的他人和社区环境在消极影响健康决定和选择方面的影响。

在将相关的社会文化问题分为上述九类后，再做出集体决定，确定干预切入点的优先次序。根据个人、大家庭或邻里/社区一级是否发生变化做出集体决定。在传统模式中，通常从个人开始干预。目前，国外学者主要基于 PEN-3 模型研究少数族群或社区中某种疾病或行为发生的文化因素，主要采取质性分析方法。

五、中医药文化的健康行为精髓与理念

中医药文化是中华民族优秀传统文化中体现中医药本质与特色的精神文明和物质文明的总和，由中医药精神文化、行为文化、物质文化三个方面构成，包含中医药文化理念、文化实践、文化环境三个层面。中医药文化是影响老年慢性病患者健康行为的主导性文化因素，且在不同区域发挥着相似的作用。

（一）饮食中蕴涵的中医药文化精髓

"医食同源的辩证观""奇正互变的创造性思维""五味调和的境界说""孔子食道"是中国饮食文化四大基础理论体系，是中国饮食能够成为独立的文化体系的理论基石。中国饮食文化以追求"食与人之和""食与自然之和""食与社会之和"为最高境界。

在烹调技法上也充分体现着"中和"的理念。"中"是指适中，即烹调时要掌握好"度"，从材料的搭配到辅料的选择，甚至烹调时的火候都要在"度"内变化，做出来的菜不可过咸或过甜、过酸或过辣、过生或过熟、过腻或过淡。"和"则是指调和，即无论是主食、副食还是煨汤，都讲究调和。

医食同源是中国养生文化的一个鲜明特色。自古以来，中国就有"食用、食养、食疗、食忌"之说。《黄帝内经》提倡的"不治已病治未病""五谷为养、五果为助、五畜为益、五菜为充"，恰当搭配日常饮食，能够达到营养培元、蓄精益气、预防疾病、延年健身的目的。从现代医学和营养学来看，医食同源就是将医疗和食养紧密地结合起来，使医和食共同为除病延年、养生健身服务。

（二）运动中蕴涵的中医药文化理念

中国传统体育以"天人合一""气一元论"为哲学基础，形成了独特的以崇尚礼让、宽厚、平和为价值取向的体育形态。在传统体育中，竞争与胜负占据次要地位，修身养性和追求精神境界被放在首要地位。

在中国的传统体育中，注重的是人与自然的和谐统一，体育中的最高境界就是达到所谓的"天人合一"。无论是太极拳还是五禽戏，都是中国传统体育所代表的中国文化的集中体现，即天人合一的表现方式。中国体育的一个显著特点就是通过身体锻炼以外达内、由表及里、由形而下的身体有形活动来促成形而上的无形精神的升华，实现理想人格的塑造，其作用主要不在人体，对身体的发展并不作过高的要求，仅仅以养护生命、祛病、防病和延年益寿为主，注重保健养生和健康生命。

古代养生学强调人的身体与天地自然的和谐，人自身内外身心的和谐统一，同时，还强调人与社会的和谐。中国传统体育乃至东方健身术，由于其整体观念，不是孤立地锻炼身体，而是从整体着眼，将强心健身与生活方式融为一体，融体育于生活。健身术就是一种生活方式，包括精神调摄、身体锻炼、饮食有节和作息有常。

（三）情绪中蕴涵的中医药文化思想

中医情志，指七情（喜、怒、忧、思、悲、恐、惊）和五志（喜、怒、忧、思、恐），也涉及五神（神、魂、魄、意、志）。它包括现代心理学的情绪、情感、激情、意志、精神、意识及心理、心境等多个方面，与个体的人格特征也有密切的关系，是现代心理学中各种精神、心理因素的概括。

《素问·阴阳应象大论》指出：心"在志为喜，喜伤心"；肝"在志为怒，怒伤肝"；肺"在志为忧，忧伤肺"；脾"在志为思，思伤脾"；肾"在志为恐，恐伤肾"。《灵枢·本神》说"肝气虚则恐，实则怒。……心气虚则悲，实则笑不休"。《素问·举痛论》指出："百病生于气也，怒则气上，喜则气缓，悲则气消，恐则气下，……惊则气乱，……思则气结。"说明情志失度，可致人体气机紊乱，干扰正常的升降出入，从而导致疾病发生。《黄帝内经》强调心在情志活动中具有主导作用，许多情志活动影响到人的心神，人的心神不稳，就会影响到脏腑或身体的机能。如《灵枢·口问》指出："心者，五脏六腑之主，……故悲哀愁忧则心动，心动则五脏六腑皆摇"。

在预防情志致病方面，《黄帝内经》秉承了先秦诸子"清静无为""返朴归真""顺应自然""清心寡欲"等思想，提出保持心神宁静，思想清静，减少物质欲望是预防情志致病的一个重要原则。《素问·上古天真论》云："恬惔虚无，真气从之，精神内守，病安从来？是以志闲而少欲，心安而不惧。""清静则生化治，动则苛疾起。"阐释了清心养神，能使人体的生理功能保持正常状态，从而避免疾病的发生。

第二节 居家老人健康行为分析

健康行为是个人维持或提高健康水平的一种自发性多层面行为，它与老年慢性病患病率上升有着直接关联，而文化又是影响个人健康行为的基本决定因素之一。因此，在人口老龄化日益严峻的形势下，深层次探讨文化对老年慢性病患者健康行为的影响，具有重要的现实意义。

一、老年人健康行为研究的变量选择

（一）世界卫生组织倡导健康生活方式

中国居民营养与慢性病状况报告（2020年）显示，2019年我国因慢性病死亡的人口占总死亡人口的88.5%，其中心脑血管病、癌症、慢性呼吸系统疾病死亡比例为80.7%。慢性病防控工作面临两大挑战：一是居民不健康生活方式仍然普遍存在；二是居民超重肥胖问题不断凸显。

据世界卫生组织的调查，导致疾病的因素中，内因15%，社会因素10%，医疗因素8%，气候地理因素7%，个人生活方式的因素却占据了60%。1992年世界卫生组织发表了著名的《维多利亚宣言》，提出健康的四大基石：合理膳食、适量运动、戒烟限酒、心理平衡。

合理膳食：每天至少要吃够12种以上的东西，包括主食、副食、水果、坚果等，每周应该不少于25种；限制食盐摄入：高盐饮食显著增加高血压患病风险，成人每天食盐摄入量不超过5克。适量运动：每周运动150分钟以上，或者每周3次，每次超过30分钟。

（二）确定老年人健康行为研究的具体变量

北京大学中国老年健康影响因素跟踪调查（简称"中国老年健康调查"，英文名称为 Chinese Longitudinal Healthy Longevity Survey（CLHLS）），基线调查于 1998 年进行，1998—2018 年，在 23 个省市自治区进行了八次调查，累计入户访问 11.3 万人次。中国老年健康调查涉及全国 23 个省市自治区 860 多个县、县级市或区，囊括了存活老人生理心理健康、认知功能、社会参与、行为、饮食营养、生活习惯、社会经济状况、家庭结构、代际关系、老年家庭照料需求、照料提供和成本等非常丰富的个体微观数据。CLHLS 数据质量高，已被许多学者验证并用于研究。为此，本课题利用 CLHLS 数据对老年慢性病患者健康行为进行实证分析。

1. 慢性病种的界定与赋值

心脑血管疾病、癌症、慢性呼吸系统疾病、糖尿病是国际公认的威胁居民健康的最主要的四大类慢性非传染疾病。联合国 2030 年可持续发展议程将降低这四类重大慢性病导致的过早死亡率作为重要的发展目标。高血压和糖尿病是我国基本公共卫生服务的主要慢性病，也是本课题研究的老年慢性病种。

CLHLS 数据中，两个题目：患高血压的医院诊断？患糖尿病的医院诊断？预处理：回答"是"，记 1；回答"否"，记 0。两题合并后重新赋值，3＝共患两种慢性病；2＝患高血压未患糖尿病；1＝患糖尿病未患高血压；0＝未患两种慢性病。

2. 健康行为的界定与赋值

基于健康行为的含义以及世界卫生组织提出的健康四大基石，结合 CLHLS 调查表的内容，本研究拟从烟酒、运动、饮食、心理等方面对我国居家老人的健康行为进行界定与赋值。

（1）烟酒、运动测量

抽烟："现在抽还是不抽？"现在抽烟赋值：1＝是；0＝否；过去吸烟还是不吸烟？过去抽烟赋值：1＝是；0＝否。喝酒：现在喝还是不喝？现在喝酒赋值：1＝是；0＝否；过去喝不喝？过去喝酒：1＝是；0＝否。运动：目前锻炼还是不锻炼？现在锻炼赋值：1＝是；0＝否；过去是否锻炼过？过去锻炼赋值：1＝是；0＝否。

（2）饮食测量

主食：杂粮（玉米）＝1，其他＝0；口味：清淡＝1，其他＝0；水果："您是否经常吃新鲜水果？"赋值：4＝每天/几乎每天吃，3＝经常吃，2＝有时吃，1＝很少或从不吃；蔬菜："您是否经常吃新鲜蔬菜？"4＝每天/几乎每天吃，3＝经常吃，2＝有时吃，1＝很少或从不吃。

十类辅食，分为目前和 60 岁时两种食用情况，赋值的原则是一样的。其中，肉类、腌咸菜或泡菜、白糖或糖果三类辅食的赋值是 1＝几乎每天吃；2＝不是每天，但每周至少吃一次；3＝不是每周，但每月至少吃一次；4＝不是每月，但有时吃；5＝很少吃或从不吃。但是鱼等水产品、蛋类、豆制品、奶制品类（牛奶/奶粉/酸奶等）、大蒜、坚果（花生/核桃/栗子/瓜子等）、菌藻类（蘑菇/木耳/银耳/海带/紫菜等）的赋值是：5＝几乎每天吃；4＝不是每天，但每周至少吃一次；3＝不是每周，但每月至少吃一次；2＝不是每月，但有时吃；1＝很少吃或从不吃。以上10类辅助食物，累计计分范围从10至50，得分越高，说明饮食模式越健康。按照累计计分小于等于21赋值1；大于21但小于等于29.3赋值2；大于29.3但小于等于37.7赋值3；大于37.7赋值4；将居家老人对10类辅助食物食用模式分为很少＝1、较少＝2、较多＝3和很多＝4。

此外，"你通常服用营养补充剂吗？"服用营养补充剂，赋值1；未服用，赋值0。

（3）心理健康测量

针对居家老人心理健康的测量，主要选用了CESD-10抑郁量表和GAD7焦虑量表进行测量。其中，根据CLHLS调查问卷中CESD-10包括b31，b32，b33，b34，b36，b38，b39等七题选项的1＝3，2＝2，3＝1，4或5＝0；而b35、b37、b310a三题是反向计分，即：1＝0，2＝1，3＝2，4或5＝3），然后这10道题累计总分。CESD-10总分越高，抑郁程度越高。CESD-10总分≥10为抑郁，赋值1；CESD-10总分＜10为正常，赋值0。

GAD-7由7个项目组成，目的是了解患者在过去两星期，有多少时候受到紧张、担忧等7个问题的困扰。患者的回答种类"完全不会""几天""一半以上的日子"和"几乎每天"分别相对应0、1、2、3分。国外大规模样本研究显示，当分界值取10分时，GAD-7的敏感度和特异度最佳，分别为89%和82%。故本研究采用10分为GAD-7的分界值，即GAD-7总分≥10为焦虑，赋值1；GAD-7总分＜10为正常，赋值0。

（4）中医药健康文化元素

为了解我国慢性病老人采用中医药方式维持健康的情况，结合CLHLS问卷的问题设置，选择食用药用植物和参加太极拳作为中医药健康文化行为表现，对老年人进行测量。其中，食用药用植物分为目前和60岁时两个题目，"您目前多久吃一次药用植物（人参/黄芪/枸杞子/当归等）？"和"60岁左右多久吃一次药用植物（人参/黄芪/枸杞子/当归等）？"赋值：5＝几乎每天吃；4＝不是每天，但每周至少吃一次；3＝不是每周，但每月至少吃一次；2＝不是每月，但有时吃；1＝很少吃或从不吃。"你参加太极拳活动吗？"赋值为：5＝几乎每天；4＝不是每天，但每周至少一次；3＝不是每周，但每月至少一次；2＝不是每月，但有时；1＝不参加。

3. 人口学变量的定义与赋值

本项目纳入的CLHLS问卷中居家老人的人口学变量，主要包括性别、年龄、城乡、居住方式、民族、婚姻、教育程度、经济状况、地区和生活质量等。其中，性别分别是：0＝男，1＝女；年龄整合为不等分组，赋值为：65～69 岁＝3；70～79 岁＝2；80～89 岁＝1；90 岁及以上＝0；城乡赋值为：城镇（城市＋市镇）＝1，农村＝0；居住方式赋值为：与家人同住＝1，独居＝0；民族赋值为：汉族＝1；少数民族＝0；婚姻赋值：有配偶（已婚且与配偶一起生活）＝1，无配偶（未婚、离异、丧偶或已婚但不与配偶共同生活）＝0；教育程度：剔除受教育年限大于 20 的极端个案后，赋值为文盲（0 年）＝0；小学（1 年至 5 年）＝1；初中（6～9 年）＝2；高中及以上（10 年及以上）＝3；老人退休前的职业赋值为：其他职业（专业技术人员/医生/教师、行政管理、一般职员/服务人员/工人、自由职业者、军人、其他）＝0，农民＝1，家务劳动或无业人员＝2；经济地位赋值为：2＝非常富有/富有；1＝一般，0＝贫穷/非常贫穷。经济地区按照东部、中部、西部和东北 4 个区域整合个案，其中东部地区包括北京、天津、河北、上海、江苏、浙江、福建、山东、广东、海南 10 个省（市），赋值为3；中部地区包括山西、安徽、江西、河南、湖北、湖南 6 个省，赋值为2；西部地区包括内蒙古、广西、重庆、四川、贵州、云南、西藏、陕西、甘肃、青海、宁夏、新疆 12 个省（市、自治区），赋值为 1；东北地区包括辽宁、吉林、黑龙江 3 个省，赋值为 0。生活质量赋值为：好（很好、较好）＝2；一般＝1；不好（差、非常糟糕）＝0。

二、未患与已患慢性病的老年人健康行为差异

基于 CLHLS 2018 的数据，剔除在养老机构居住的老人个案，剔除 64 岁及以下老年人个案，以及高血压和糖尿病诊断缺失或未回答的个案，再剔除药用植物食用和参加太极拳两题目的缺失个案，最终得到 6 424 个老年人样本，用于统计分析。

（一）居家老人的基本情况

6 424 个居家老人样本中，性别、户籍、年龄、居住情况和地区 4 个特征变量无缺失值，具体分布情况如表 4-2 所示。而民族、婚姻、职业和教育程度等特征变量存在缺失情况，但缺失比例均在其中，汉族 5 344 人（83.19％）和其他民族 452 人（7.04％），缺失 628 人；无配偶 3 786 人（58.94％）和有配偶 2 596 人（40.41％），缺失 42 人；家务或无业 471（7.33％）、农民 3 575 人（55.65％）和其他职业 1 687（26.26％），缺失 691 人；文盲 2 848 人（44.33％）、小学 1 310 人（20.39％）、初中 1 085 人（16.89％）和高中及以上 501 人（7.80％），缺失 680 人；经济处于贫穷的 678 人（10.6％）、一般 4 461 人（69.4％）和富裕 1 225 人（19.10％），缺失 60 人；生活质量较差 678 人（10.6％）、一般 1 561 人（24.3％）、较好 4 171 人（64.9％），缺失 14 人。

表 4-2　居家老人主要人口学特征分布情况　　　　　　　　单位：人（％）

变量	变量的不同属性及分布 N（％）	
性别	男性：2 766（43.06％）	女性：3 658（56.94％）
户籍	农村：2 873（44.72％）	城镇：3 551（55.28％）
居住情况	独居：1 053（16.39％）	与家人同住：5 371（83.61％）
年龄	90 岁及以上：2 514（39.13％）	80～89 岁：1 639（25.51％）
	70～79 岁：1 573（24.48％）	65～69 岁：698（10.87％）
地区	东北：290（4.51％）	西部：1 653（25.73％）
	中部：1 487（23.15％）	东部：2 994（46.64％）

（二）居家老人患高血压或糖尿病的差异比较

1. 已患与未患高血压的居家老人基本情况比较

表 4-3 显示了不同人口学特征下，居家老人罹患高血压的差异。其中，女性居家老人罹患高血压比例（50.05％）高于男性（47.36％），且差异具有统计学意义（$\chi^2 = 4.482$，$P = 0.034 < 0.05$）；90 岁及以上居家老人罹患高血压的比例（38.07％）明显低于其他年龄段老人，且差异具有统计学意义（$\chi^2 = 193.29$，$P = 0.000 < 0.05$）；城镇居家老人罹患高血压的比例（51.56％）高于农村老人（45.56％），且差异具有统计学意义（$\chi^2 = 22.89$，$P = 0.000 < 0.05$）；与家人同住的居家老人罹患高血压比例（48.72％）略低于独居老人（49.67％），但差异不具有统计学意义（$\chi^2 = 0.313$，$P = 0.576 > 0.05$），即独居与否的居家老人罹患高血压的比例无差异。

表 4-3　已患与未患高血压的居家老人基本情况比较

变量	变量属性	未患高血压	已患高血压	χ^2	P
性别	男	1 456（52.64％）	1 310（47.36％）	4.482	0.034
	女	1 828（49.97％）	1 830（50.03％）		
年龄	90 岁及以上	1 557（16.93％）	957（38.07％）	193.29	0.000
	80～89 岁	725（44.23％）	914（55.77％）		
	70～79 岁	692（43.99％）	881（56.01％）		
	65～69 岁	310（44.41％）	388（55.59％）		
户籍	农村	1 564（54.44％）	1 309（45.56％）	22.89	0.000
	城镇	1 720（48.44％）	1 831（51.56％）		
居住情况	独居	530（50.33％）	523（49.67％）	0.313	0.576
	与家人同住	2 754（51.28％）	2 617（48.72％）		

变量	变量属性	未患高血压	已患高血压	χ^2	P
民族	其他民族	305（67.48%）	147（32.52%）	52.707	0.000
	汉族	2 656（49.7%）	2 688（50.3%）		
婚姻状况	无配偶	2 075（54.81%）	1 711（45.19%）	50.85	0.000
	有配偶	1 187（45.72%）	1 409（54.28%）		
教育程度	文盲	1 600（56.18%）	1 248（43.82%）	88.91	0.000
	小学	648（49.47%）	662（50.53%）		
	初中	511（47.10%）	574（52.90%）		
	高中及以上	176（35.13%）	325（64.87%）		
职业	家务或无业	276（58.6%）	195（41.4%）	117.7	0.000
	农民	1 971（55.13%）	1 604（44.87%）		
	其他职业	674（39.95%）	1 013（60.05%）		
经济状况	贫穷	374（55.16%）	304（44.84%）	17.75	0.000
	一般	2 315（51.89%）	2 146（48.11%）		
	富裕	565（46.12%）	660（53.88%）		
生活质量	较差	440（64.9%）	238（35.1%）	58.29	0.000
	一般	776（49.71%）	785（50.29%）		
	较好	2 056（49.29%）	2 115（50.71）		

此外，从表 4-3 也可以看出，汉族居家老人罹患高血压的比例（50.3%）高于其他民族老人（32.52%），且差异具有统计学意义（χ^2=52.707，P=0.000<0.05）；有配偶居家老人罹患高血压的比例（54.28%）高于无配偶居家老人（45.19%），且差异具有统计学意义（χ^2=50.85，P=0.000<0.05）；有学历的居家老人罹患高血压的比例（64.87%、52.9%、50.53%）高于文盲老人（43.82%），且差异具有统计学意义（χ^2=88.91，P=0.000<0.05）；退休前职业为农民和专业技术人员等其他职业的居家老人罹患高血压的比例（60.05%、44.87%）高于家务劳动或无业老人（41.4%），且差异具有统计学意义（χ^2=117.7，P=0.000<0.05）；家庭经济状况为一般和富裕的居家老人罹患高血压的比例（48.11%、53.88%）高于贫穷老人（44.84%），且差异具有统计学意义（χ^2=17.75，P=0.000<0.05）；生活质量一般和较好的居家老人罹患高血压的比例（50.29%、50.71%）高于生活质量较差的老人（35.1%），且差异具有统计学意义（χ^2=58.29，P=0.000<0.05）。

总之，不同性别、年龄、户籍、民族、婚姻状况、教育程度、职业、经济状况和生活质量的居家老人罹患高血压的比例存在差异。

2. 已患与未患糖尿病的居家老人基本情况比较

表 4-4 显示了不同人口学特征下，居家老人罹患糖尿病的差异。其中，女性居家老人罹患高血压比例（25.4%）高于男性（24.87%），且差异没有统计学意义（$\chi^2 = 0.229$，$P = 0.633 > 0.05$）；90 岁及以上居家老人罹患糖尿病的比例（17.62%）明显低于其他年龄段老人，且差异具有统计学意义（$\chi^2 = 137.08$，$P = 0.000 < 0.05$）；城镇居家老人罹患糖尿病的比例（28.61%）高于农村老人（20.92%），且差异具有统计学意义（$\chi^2 = 49.9$，$P = 0.000 < 0.05$）；与家人同住的居家老人罹患糖尿病比例（25.34%）略高于独居老人（24.31%），但差异不具有统计学意义（$\chi^2 = 0.493$，$P = 0.482 > 0.05$），即独居与否的居家老人罹患糖尿病的比例无差异。

表 4-4 已患与未患糖尿病的居家老人基本情况比较

变量	变量属性	未患糖尿病	已患糖尿病	χ^2	P
性别	男	2 078 (75.13%)	688 (24.87%)	0.229	0.633
	女	2 729 (74.60%)	929 (25.4%)		
年龄	90 岁及以上	2 071 (82.38%)	443 (17.62%)	137.08	0.000
	80~89 岁	1 184 (72.24%)	455 (27.76%)		
	70~79 岁	1 095 (69.61%)	478 (30.39%)		
	65~69 岁	457 (65.47%)	241 (34.53%)		
户籍	农村	2 272 (79.08%)	601 (20.92%)	49.9	0.000
	城镇	2 535 (71.39%)	1 016 (28.61%)		
居住情况	独居	797 (75.69%)	256 (24.31%)	0.494	0.482
	与家人同住	4 010 (74.66%)	1 361 (25.34%)		
民族	其他民族	390 (86.28%)	62 (13.72%)	35.92	0.000
	汉族	3 927 (73.48%)	1 417 (26.52%)		
婚姻状况	无配偶	2 960 (78.18%)	826 (21.82%)	55.87	0.000
	有配偶	1 815 (69.92%)	781 (30.08%)		
教育程度	文盲	2 283 (80.16%)	565 (19.84%)	162.61	0.000
	小学	986 (75.27%)	324 (24.73%)		
	初中	732 (67.47%)	353 (32.53%)		
	高中及以上	283 (56.49%)	218 (43.51%)		
职业	家务或无业	387 (82.17%)	84 (17.83%)	219.45	0.000
	农民	2 846 (79.61%)	729 (20.39%)		
	其他职业	1 033 (61.23%)	654 (38.77%)		
经济状况	贫穷	526 (77.58%)	152 (22.42%)	9.72	0.007
	一般	3 359 (75.30%)	1 102 (24.7%)		
	富裕	878 (71.67%)	347 (28.33%)		

变量	变量属性	未患糖尿病	已患糖尿病	χ^2	P
生活质量	糟糕	557 (82.15%)	121 (17.85%)		
	一般	1 148 (73.54%)	413 (26.46%)	21.83	0.000
	较好	3 091 (74.11%)	1 080 (25.89%)		

此外，从表4-4也可以看出，汉族居家老人罹患糖尿病的比例（26.52%）高于其他民族老人（13.72%），且差异具有统计学意义（$\chi^2=35.92$，$P=0.000<0.05$）；有配偶居家老人罹患糖尿病的比例（30.08%）高于无配偶居家老人（21.82%），且差异具有统计学意义（$\chi^2=55.87$，$P=0.000<0.05$）；有学历的居家老人罹患糖尿病的比例（43.51%、32.53%、24.73%）高于文盲老人（19.84%），且差异具有统计学意义（$\chi^2=162.61$，$P=0.000<0.05$）；退休前职业为农民和专业技术人员等其他职业的居家老人罹患糖尿病的比例（20.39%、38.77%）高于家务劳动或无业老人（17.83%），且差异具有统计学意义（$\chi^2=219.45$，$P=0.000<0.05$）；家庭经济状况为一般和富裕的居家老人罹患糖尿病的比例（24.7%、28.83%）高于贫穷老人（22.42%），且差异具有统计学意义（$\chi^2=9.72$，$P=0.007<0.05$）；生活质量一般和较好的居家老人罹患糖尿病的比例（25.46%、25.89%）高于生活质量较差的老人（17.85%），且差异具有统计学意义（$\chi^2=21.83$，$P=0.000<0.05$）。

总之，不同年龄、户籍、民族、婚姻状况、教育程度、职业、经济状况和生活质量的居家老人罹患糖尿病的比例存在差异。

（三）未患和已患高血压或糖尿病居家老人的健康行为差异

针对未患和已患高血压或糖尿病的居家老人，从饮食（主食、水果、蔬菜、10类辅食、营养剂）、烟酒（吸烟、饮酒）、运动、情志（抑郁）和中医药文化认同行为（药用植物食用、太极拳）等五方面，比较其健康行为表现的差异。

1. 未患和已患高血压或糖尿病居家老人的饮食差异

由表4-5看出，未患高血压的居家老人其他主食的比例高于已患高血压的，而主食杂粮（玉米）的比例低于已患高血压居家老人，$\chi^2=2.67$，$P=0.102>0.05$，说明二者差异没有统计学意义；未患糖尿病的居家老人其他主食的比例高于已患糖尿病的，主食杂粮（玉米）的比例低于已患糖尿病居家老人，$\chi^2=15.58$，$P=0.000<0.05$，说明二者差异具有统计学意义。总之，是否患高血压的居家老人主食没有差异，而是否患糖尿病的居家老人主食是有差异的，患糖尿病老人的主食杂粮（玉米）比例较高。

表 4-5　已患和未患高血压或糖尿病的居家老人主食差异比较

项目	其他主食	杂粮（玉米）	χ^2	P
未患高血压	3 137（95.67%）	142（4.33%）	2.67	0.102
已患高血压	2 972（94.8%）	163（5.20%）		
未患糖尿病	4 600（95.85%）	199（4.15%）	15.58	0.000
已患糖尿病	1 509（93.44%）	106（6.56%）		

由表 4-6 可以看出，已患高血压居家老人食用水果频率高的比例大于未患高血压老人，$\chi^2 = 25.998$，$P = 0.000 < 0.05$，说明二者差异具有统计学意义；已患糖尿病居家老人食用水果频率偏高的比例大于未患高血压老人，$\chi^2 = 23.16$，$P = 0.000 < 0.05$，说明二者差异具有统计学意义。总之。已患高血压或糖尿病的居家老人食用水果的频率相对更高。

表 4-6　未患与已患高血压或糖尿病居家老人食用水果差异

项目	很少或不吃	有时吃	经常吃	每天吃
未患高血压	865（26.39%）	1 048（31.97%）	760（23.18%）	605（18.46%）
已患高血压	737（23.52%）	925（29.52%）	745（23.77%）	727（20.2%）
χ^2	25.998			
P	0.000			
未患糖尿病	1 234（25.72%）	1 523（31.74%）	1 092（22.76%）	949（19.78%）
已患糖尿病	368（22.8%）	450（27.88%）	413（25.59%）	383（23.73%）
χ^2	23.16			
P	0.000			

由表 4-7 可以看出，已患高血压居家老人食用蔬菜频率高的比例大于未患高血压老人，$\chi^2 = 15.13$，$P = 0.002 < 0.05$，说明二者差异具有统计学意义；已患糖尿病居家老人食用蔬菜频率偏高的比例大于未患糖尿病老人，$\chi^2 = 7.87$，$P = 0.049 < 0.05$，说明二者差异具有统计学意义。总之。已患高血压或糖尿病的居家老人食用蔬菜的频率相对偏高。

表 4-7　未患与已患高血压或糖尿病居家老人食用蔬菜差异

项目	很少或不吃	有时吃	经常吃	每天吃
未患高血压	149（4.54%）	292（8.9%）	744（22.68%）	2 095（63.87%）
已患高血压	94（3.0%）	241（7.68%）	763（24.33%）	2 038（65%）
χ^2	15.13			
P	0.002			

项目	很少或不吃	有时吃	经常吃	每天吃
未患糖尿病	197 (4.1%)	409 (8.52%)	1 105 (23.02%)	3 090 (64.36%)
已患糖尿病	46 (2.85%)	124 (7.68%)	402 (24.89%)	1 043 (64.58%)
χ^2	7.87			
P	0.049			

由表 4-8 可以看出，已患高血压居家老人目前食用 10 类辅食频率高的比例大于未患高血压老人，$\chi^2 = 64.34$，$P = 0.00 < 0.05$，说明二者差异具有统计学意义；已患高血压居家老人 60 岁时食用 10 类辅食频率偏高的比例大于未患高血压老人，$\chi^2 = 69.37$，$P = 0.000 < 0.05$，说明二者差异具有统计学意义。总之。已患高血压的居家老人目前与 60 岁时食用 10 类辅食的频率相对偏高。

表 4-8　已患与未患高血压的居家老人目前及 60 岁时食用 10 类辅食差异

项目	很少	较少	较多	很多
目前食用 10 类辅食				
未患高血压	243 (7.43%)	1 630 (49.82%)	1 230 (37.59%)	169 (5.17%)
已患高血压	158 (5.04%)	1 387 (44.28%)	1 307 (41.73%)	280 (8.94%)
χ^2	64.34			
P	0.000			
60 岁时食用 10 类辅食				
未患高血压	296 (10.38%)	1 569 (55.03%)	866 (30.38%)	120 (4.21%)
已患高血压	220 (7.97%)	1 304 (47.25%)	1 036 (37.54%)	200 (7.25%)
χ^2	69.37			
P	0.000			

由表 4-9 可以看出，已患糖尿病居家老人目前食用 10 类辅食频率高的比例大于未患糖尿病老人，$\chi^2 = 122.26$，$P = 0.00 < 0.05$，说明二者差异具有统计学意义；已患糖尿病居家老人 60 岁时食用 10 类辅食频率偏高的比例大于未患糖尿病老人，$\chi^2 = 121.87$，$P = 0.000 < 0.05$，说明二者差异具有统计学意义。总之。已患糖尿病的居家老人目前与 60 岁时食用 10 类辅食的频率相对偏高。

表 4-9　已患与未患糖尿病的居家老人目前及 60 岁时食用 10 类辅食差异

项目	很少	较少	较多	很多
目前食用 10 类辅食				
未患糖尿病	337（7.03%）	2 364（49.34%）	1 834（38.23%）	256（5.34%）
已患糖尿病	64（3.97%）	653（40.48%）	703（43.58%）	193（11.97%）
χ^2	122.26			
P	0.000			
60 岁时食用 10 类辅食				
未患糖尿病	410（9.81%）	2 257（54%）	1 342（32.11%）	171（4.09%）
已患糖尿病	106（7.41%）	616（43.05%）	560（39.13%）	149（10.41%）
χ^2	121.87			
P	0.000			

由表 4-10 可以看出，已患高血压居家老人服用营养剂的比例大于未患高血压老人，$\chi^2=11.62$，$P=0.001<0.05$，说明二者差异具有统计学意义；已患糖尿病居家老人服用营养剂的比例大于未患糖尿病老人，$\chi^2=8.72$，$P=0.003<0.05$，说明二者差异具有统计学意义。总之。已患高血压或糖尿病的居家老人服用营养剂的比例较高。

表 4-10　未患与已患高血压或糖尿病居家老人服用营养剂的差异

项目	未服用营养剂	服用营养剂	χ^2	P
未患高血压	2 938（90.23%）	318（9.77%）	11.62	0.001
已患高血压	2 714（87.55%）	386（12.45%）		
未患糖尿病	4 271（89.6%）	496（10.4%）	8.72	0.003
已患糖尿病	1 381（86.91%）	208（13.09%）		

2. 未患和已患高血压或糖尿病居家老人的吸烟与饮酒差异

由表 4-11 可以看出，已患高血压居家老人现在吸烟的比例低于未患高血压老人，$\chi^2=16.65$，$P=0.000<0.05$，二者差异具有统计学意义；已患高血压居家老人过去吸烟的比例虽低于未患高血压老人，$\chi^2=3.01$，$P=0.083>0.05$，但二者差异没有统计学意义。已患糖尿病居家老人现在吸烟的比例低于未患糖尿病老人，$\chi^2=11.26$，$P=0.001<0.05$，二者差异具有统计学意义；已患糖尿病居家老人过去吸烟的比例虽低于未患糖尿病老人，$\chi^2=2.75$，$P=0.097>0.05$，但二者差异没有统计学意义。总之，是否患高血压或糖尿病的居家老人过去吸烟情况没有差异，但现在吸烟的差异却是显著的。

表 4-11　未患和已患高血压或糖尿病居家老人的现在与过去吸烟差异

项目	现在不吸烟	现在吸烟	过去不吸烟	过去吸烟
未患高血压	2 743（84.24%）	513（15.76%）	2 297（70.83%）	946（29.17%）
已患高血压	2 729（87.69%）	383（12.31%）	2 258（72.79%）	844（27.21%）
χ^2	16.65		3.01	
P	0.000		0.083	
未患糖尿病	4 055（85.08%）	711（14.92%）	3 382（71.24%）	1 365（28.76%）
已患糖尿病	1 417（88.45%）	185（11.55%）	1 173（73.4%）	425（26.6%）
χ^2	11.26		2.75	
P	0.001		0.097	

由表 4-12 可以看出，已患高血压居家老人现在饮酒的比例低于未患高血压老人，$\chi^2=19.75$，$P=0.000<0.05$，二者差异具有统计学意义；已患高血压居家老人过去饮酒的比例虽低于未患高血压老人，$\chi^2=3.34$，$P=0.68>0.05$，但二者差异是没有统计学意义的。已患糖尿病居家老人现在饮酒的比例低于未患糖尿病老人，$\chi^2=21.71$，$P=0.000<0.05$，二者差异具有统计学意义；已患糖尿病居家老人过去饮酒的比例也低于未患糖尿病老人，$\chi^2=6.32$，$P=0.012<0.05$，且二者差异具有统计学意义。总之，是否患高血压居家老人的过去饮酒情况没有差异，但现在饮酒的差异却是显著的；是否患糖尿病居家老人过去和现在饮酒的差异都是显著的。

表 4-12　未患和已患高血压或糖尿病居家老人的现在与过去饮酒差异

项目	现在不饮酒	现在饮酒	过去不饮酒	过去饮酒
未患高血压	2 712（84.01%）	516（15.99%）	2 412（75.07%）	801（24.93%）
已患高血压	2 718（87.9%）	374（12.1%）	2 372（77.04%）	707（22.96%）
χ^2	19.75		3.34	
P	0.000		0.68	
未患糖尿病	4 008（84.74%）	722（15.26%）	3 545（75.25%）	1 166（24.75%）
已患糖尿病	1 422（89.43%）	168（10.57%）	1 239（78.37%）	342（21.63%）
χ^2	21.71		6.32	
P	0.000		0.012	

3. 未患和已患高血压或糖尿病居家老人的运动差异

由表 4-13 可以看出，已患高血压居家老人现在运动的比例高于未患高血压老人，$\chi^2=45.59$，$P=0.000<0.05$，二者差异具有统计学意义；已患高血压居家老人过去运动的比例也高于未患高血压老人，$\chi^2=43.1$，$P=0.000<0.05$，二者差异具有统计学意义。已患糖尿病居家老人现在运动的比例高于未患糖尿病居家老人，$\chi^2=35.78$，

$P=0.000<0.05$，二者差异具有统计学意义；已患糖尿病居家老人过去运动的比例也高于未患糖尿病居家老人，$\chi^2=35.05$，$P=0.000<0.05$，且二者差异具有统计学意义。总之，是否患高血压或糖尿病居家老人现在和过去运动的差异都是显著的。

表 4-13　未患和已患高血压或糖尿病居家老人的现在与过去运动差异

项目	现在不运动	现在运动	过去不运动	过去运动
未患高血压	2 340（72.22%）	900（29.78%）	2 286（70.45%）	959（29.55%）
已患高血压	1 993（64.33%）	1 105（35.67%）	1 939（62.67%）	1 155（37.33%）
χ^2	45.59		43.1	
P	0.000		0.000	
未患糖尿病	3 340（70.39%）	1 405（29.61%）	3 259（68.68%）	1 486（31.32%）
已患糖尿病	993（62.34%）	600（37.66%）	966（60.6%）	628（39.4%）
χ^2	35.78		35.05	
P	0.000		0.000	

4. 未患和已患高血压或糖尿病居家老人的情志差异

表 4-14　已患和未患高血压或糖尿病居家老人的抑郁差异

项目	正常	抑郁	χ^2	P
未患高血压	2 645（80.54%）	639（19.46%）	21.5	0.000
已患高血压	2 379（75.76%）	761（24.24%）		
未患糖尿病	3 802（79.09%）	1 005（20.9%）	8.8	0.003
已患糖尿病	1 222（75.57%）	395（24.43%）		

由表 4-14 可以看出，已患高血压居家老人抑郁的比例大于未患高血压老人，$\chi^2=21.5$，$P=0.000<0.05$，说明二者差异具有统计学意义；已患糖尿病居家老人抑郁的比例大于未患糖尿病老人，$\chi^2=8.8$，$P=0.003<0.05$，说明二者差异具有统计学意义。总之，已患高血压或糖尿病的居家老人抑郁的比例相对较高。

5. 未患和已患高血压或糖尿病居家老人的中医药文化认同行为差异

由表 4-15 可以看出，已患高血压居家老人参加太极拳运动的比例大于未患高血压老人，$\chi^2=0.572$，$P=0.449>0.05$，说明二者差异没有统计学意义；已患糖尿病居家老人参加太极拳运动的比例大于未患糖尿病老人，$\chi^2=10.15$，$P=0.001<0.05$，说明二者差异具有统计学意义。总之，是否患高血压对居家老人参加太极拳运动没有差异，但是否患糖尿病对居家老人参加太极拳运动的差异是显著的。

表 4-15　已患和未患高血压或糖尿病居家老人参加太极拳运动情况比较

项目	未参加太极拳运动	参加太极拳运动	χ^2	P
未患高血压	3 193 (97.23%)	91 (2.77%)	0.572	0.449
已患高血压	3 043 (96.91%)	97 (3.09%)		
未患糖尿病	4 685 (97.46%)	122 (2.54%)	10.15	0.001
已患糖尿病	1 551 (95.92%)	66 (4.08%)		

由表 4-16 可以看出，已患高血压居家老人目前食用药用植物的比例高于未患高血压老人，$\chi^2=11.873$，$P=0.001<0.05$，二者差异具有统计学意义；已患高血压居家老人 60 岁时食用药用植物的比例也高于未患高血压老人，$\chi^2=15.49$，$P=0.000<0.05$，二者差异也具有统计学意义。已患糖尿病居家老人目前食用药用植物的比例高于未患糖尿病老人，$\chi^2=21.25$，$P=0.000<0.05$，二者差异具有统计学意义；已患糖尿病居家老人 60 岁时食用药用植物的比例也高于未患糖尿病老人，$\chi^2=19.51$，$P=0.000<0.05$，且二者差异具有统计学意义。总之，是否患高血压或糖尿病居家老人在目前和 60 岁时食用药用植物的差异都是显著的。

表 4-16　已患和未患高血压或糖尿病居家老人食用药用植物情况比较

项目	目前未食用	目前食用	60 岁未食用	60 岁食用
未患高血压	2 785 (84.81%)	499 (15.19%)	2 492 (87.13%)	368 (12.87%)
已患高血压	2 562 (81.59%)	578 (18.41%)	2 309 (83.42%)	459 (16.58%)
χ^2	11.873		15.49	
P	0.001		0.000	
未患糖尿病	4 061 (84.48%)	746 (15.52%)	3 628 (86.53%)	565 (13.47%)
已患糖尿病	1 286 (79.53%)	331 (20.47%)	1 173 (81.74%)	262 (18.26%)
χ^2	21.25		19.51	
P	0.000		0.000	

三、居家老人患高血压或患糖尿病的健康行为影响因素

（一）我国居家老人高血压患病的健康行为影响因素

在前述差异性分析的基础上，对未患与已患高血压居家老人的差异性比较具有统计学意义的控制变量和自变量进行共线性检验，$VIF=1.027\sim2.244$，VIF 低于 5，说明不同变量之间不存在共线性问题。然后，将所选变量纳入二元 logistics 回归模型中，采用向后有条件纳入变量方法，对影响居家老人高血压患病的因素进行分析，结果如表 4-17 所示。

表 4-17 我国居家老人患高血压的影响因素二元 logistics 分析结果

变量		B	SE	Wald	P	OR（95%CI）
控制变量	女	0.313	0.079	15.578	0.000	1.367（1.170~1.596）
	城镇	−0.035	0.065	0.295	0.587	0.965（0.850~1.096）
	汉族	0.387	0.132	8.639	0.003	1.472（1.137~1.905）
	有配偶	0.016	0.075	0.043	0.837	1.016（0.876~1.177）
	年龄			73.948	0.000	
	80~89 岁	0.648	0.081	63.496	0.000	1.912（1.630~2.243）
	70~79 岁	0.605	0.092	43.311	0.000	1.831（1.529~2.193）
	65~69 岁	0.544	0.115	22.463	0.000	1.724（1.376~2.159）
	教育程度			5.460	0.141	
	小学	0.060	0.083	0.531	0.466	1.062（0.903~1.249）
	初中	0.008	0.098	0.006	0.936	1.008（0.831~1.222）
	高中及以上	0.284	0.135	4.397	0.036	1.328（1.019~1.731）
	职业			28.606	0.000	
	农民	0.238	0.114	4.314	0.038	1.268（1.013~1.587）
	其他职业	0.624	0.131	22.772	0.000	1.866（1.444~2.410）
	经济状况			0.728	0.695	
	一般	0.073	0.104	0.503	0.478	1.076（0.878~1.319）
	富裕	0.105	0.124	0.722	0.396	1.111（0.871~1.417）
	地区			33.107	0.000	
	西部	−0.151	0.153	0.976	0.323	0.860（0.638~1.160）
	中部	−0.032	0.154	0.044	0.835	0.968（0.716~1.309）
	东部	0.267	0.146	3.324	0.068	1.306（0.980~1.739）
	生活质量			15.721	0.000	
	一般	0.460	0.118	15.237	0.000	1.585（1.258~1.997）
	较好	0.384	0.109	12.358	0.000	1.468（1.185~1.818）
自变量	抑郁	0.236	0.074	10.119	0.001	1.266（1.095~1.465）
	目前 10 类辅食			7.364	0.061	
	较少	0.274	0.132	4.309	0.038	1.315（1.015~1.703）
	较多	0.253	0.136	3.448	0.063	1.288（0.986~1.683）
	很多	0.464	0.175	7.020	0.008	1.590（1.128~2.242）
	现在不吸烟	0.265	0.108	5.989	0.014	1.304（1.054~1.613）
	过去吸烟	0.163	0.092	3.172	0.075	1.177（0.984~1.408）
	现在不饮酒	0.339	0.090	14.048	0.000	1.403（1.175~1.676）
	过去运动	0.119	0.067	3.102	0.078	1.126（0.987~1.285）
	常量	−2.742	0.309	78.721	0.000	0.064

表 4-17 中的二元 logistic 回归分析结果显示，抑郁状况、目前食用 10 类辅食情况、现在不吸烟、现在不饮酒等 4 个解释变量是我国居家老人是否患高血压的影响因素。其中，抑郁老人比正常老人的患高血压比例高（$OR=1.266$，$95\%CI$：$1.095\sim1.465$，$P=0.001$）；目前食用 10 类辅食较少和很多的居家老人比目前不食用 10 类辅食的居家老人患高血压的比例高（$OR=1.315$，$95\%CI$：$1.015\sim1.703$，$P=0.038$；$OR=1.59$，$95\%CI$：$1.128\sim2.242$，$P=0.008$）；现在不吸烟的居家老人比现在吸烟的居家老人患高血压的比例高（$OR=1.304$，$95\%CI$：$1.054\sim1.613$，$P=0.014$）；现在不饮酒的居家老人比现在饮酒的居家老人的患高血压的比例高（$OR=1.403$，$95\%CI$：$1.175\sim1.676$，$P=0.000$）。过去饮酒、现在运动、主食、水果、蔬菜、营养补充剂、太极拳、目前和 60 岁时食用药用植物等解释变量与居家老人罹患高血压没有关联。此外，女性、汉族、年龄低于 90 岁、高中及以上受教育程度、退休前为农民或专业技术人员等其他职业、生活质量一般和较好等控制变量，显示了与居家老人患高血压是相关的。

（二）我国居家老人患糖尿病的健康行为影响因素

在前述差异性分析的基础上，对未患与已患糖尿病居家老人的差异性比较具有统计学意义的控制变量和自变量进行共线性检验，结果显示 VIF 均低于 5（$VIF=1.009\sim2.246$），说明各变量之间是不存在共线性问题的。然后，将所选变量纳入二元 logistics 回归模型中，采用向后有条件纳入变量方法，对影响居家老人患糖尿病的因素进行分析，结果如表 4-18 所示。

表 4-18　我国居家老人糖尿病患病的影响因素二元 logistics 分析结果

	变量	B	SE	$Wald$	P	OR（$95\%CI$）
	年龄			49.050	0.000	
	80～89 岁	0.519	0.094	30.300	0.000	1.681（1.397～2.023）
	70～79 岁	0.610	0.104	34.567	0.000	1.841（1.502～2.257）
	65～69 岁	0.736	0.126	34.234	0.000	2.087（1.631～2.670）
控制变量	城镇	0.005	0.076	0.004	0.949	1.005（0.866～1.166）
	汉族	0.376	0.165	5.165	0.023	1.456（1.053～2.013）
	有配偶	0.003	0.082	0.001	0.975	1.003（0.855～1.176）
	教育程度			5.895	0.117	
	小学	−0.003	0.093	0.001	0.975	0.997（0.831～1.197）
	初中	0.069	0.106	0.422	0.516	1.071（0.870～1.319）
	高中及以上	0.302	0.136	4.899	0.027	1.353（1.035～1.767）
	职业			54.172	0.000	

	变量	B	SE	$Wald$	P	OR（95%CI）
	农民	0.263	0.145	3.296	0.069	1.301（0.979～1.727）
	其他职业	0.885	0.156	32.047	0.000	2.424（1.784～3.294）
	经济状况			0.441	0.802	
	一般	−0.080	0.120	0.439	0.507	0.923（0.729～1.169）
控	富裕	−0.071	0.143	0.248	0.618	0.931（0.704～1.232）
制	地区			11.707	0.008	
变	西部	0.253	0.182	1.919	0.166	1.287（0.900～1.840）
量	中部	0.161	0.184	0.771	0.380	1.175（0.820～1.685）
	东部	0.402	0.171	5.511	0.019	1.495（1.069～2.090）
	生活质量			4.320	0.115	
	一般	0.278	0.143	3.760	0.053	1.320（0.997～1.748）
	较好	0.158	0.135	1.368	0.242	1.171（0.899～1.526）
	抑郁	0.245	0.082	8.867	0.003	1.278（1.087～1.502）
	目前 10 类辅食			22.259	0.000	
	较少	0.356	0.169	4.441	0.035	1.427（1.025～1.987）
自	较多	0.396	0.172	5.276	0.022	1.485（1.060～2.082）
变	很多	0.864	0.202	18.296	0.000	2.372（1.597～3.524）
量	现在不吸烟	0.287	0.107	7.175	0.007	1.333（1.080～1.645）
	现在不饮酒	0.480	0.108	19.689	0.000	1.617（1.308～1.999）
	杂粮（玉米）	0.357	0.148	5.824	0.016	1.429（1.069～1.908）
	常量	−3.844	0.362	112.670	0.000	0.021

表 4-18 中的二元 logistic 回归分析结果显示，抑郁状况、目前食用 10 类辅食、现在不吸烟、现在不饮酒、主食为杂粮等五个解释变量是我国居家老人是否患糖尿病的影响因素。其中，抑郁老人比正常老人的患糖尿病比例高（$OR=1.278$，95%CI：1.087～1.502，$P=0.003$）；目前食用 10 类辅食较少、较多和很多的老人比目前不食用 10 类辅食的居家老人患糖尿病的比例高（$OR=1.427$，95%CI：1.025～1.987，$P=0.035$；$OR=1.485$，95%CI：1.060～2.082，$P=0.022$；$OR=2.372$，95%CI：1.597～3.524，$P=0.000$）；现在不吸烟的居家老人比现在吸烟的居家老人患糖尿病的比例高（$OR=1.333$，95%CI：1.080～1.645，$P=0.007$）；现在不饮酒的居家老人比饮酒的居家老人的患糖尿病的比例高（$OR=1.617$，95%CI：1.308～1.999，$P=0.000$）；主食杂粮（玉米）的居家老人比主食其他食物的居家老人患糖尿病比例高（$OR=1.429$，

95％CI：$1.069\sim1.908$，$P=0.016$）。过去吸烟、过去饮酒、过去运动、现在运动、水果、蔬菜、营养补充剂、太极拳、60岁时和目前食用药用植物等变量与居家老人罹患糖尿病没有关联。此外，年龄90岁以下、高中及以上教育程度、退休前职业为专业技术人员等其他职业和居住在东部地区等控制变量，显示了与居家老人患糖尿病相关。

第三节 居家老人中医药文化健康行为的影响因素

基层卫生机构是我国医疗服务体系的网底，承载着中医药振兴的重任，是中医药文化传播的主力军。老年人是我国基层卫生机构服务的重点人群之一，分析我国居家老人中医药健康行为的影响因素，有助于基层卫生机构找准中医药文化传播的着力点，提高社区中医药服务干预的效率。

一、资料与方法

（一）数据来源

本文采用北京大学健康老龄与发展研究中心提供的《中国老年健康影响因素跟踪调查数据》（CLHLS2018）。首先，在总样本量15 874例的基础上，删除年龄小于60岁、受教育年限超过20年、在养老机构居住的个案，余14 964例老年人样本。其次，删除拟纳入的18个研究变量中含有缺失值的个案，余11 208例老年人为最后样本量。

（二）变量选择

近年来，国内学者对我国居民中医药文化素养进行了调查研究，结果发现2017年全国居民中医药健康文化知识的普及率、阅读率、信任率较高，但具备中医药健康文化素养的居民总体比例偏低，研究认为居民教育程度、城乡、职业、年龄和收入等因素影响我国居民中医药健康文化素养水平；还有学者研究认为除人口学特征外，大众媒介和行为习惯等因素也影响人们的文化认同等等，这些研究的成果，为本研究变量的选择奠定了理论基础。

1. 被解释变量

被解释变量是中医药健康行为。首先，将来自CLHLS问卷中题目1"您现在是否经常食用药用植物（人参/黄芪/枸杞子/当归等）?"，食用（几乎每天吃；不是每天，但每周至少吃一次；不是每周，但每月至少吃一次；不是每月，但有时吃）赋值1，不食用（很少吃或从不吃）赋值0；题目2"您现在参加太极拳户外活动吗?"，参加（几乎每天；不是每天，但每周至少一次；不是每周，但每月至少一次；不是每月，但有时）赋值1；不参加赋值0。其次，将赋值后的两个题目交叉整合为4种情况作为被解释变量，表示居家老人中医药文化认同行为，即"未食用药用植物，未练太极拳"赋值为0，称为0组；"未食用药用植物，练太极拳"赋值为1，称为1组；"食用药用植物，未练太极拳"赋值为2；"食用药用植物，练太极拳"赋值为3，参见表4-18。

2. 控制变量

控制变量是指性别、年龄、民族、婚姻、城乡等人口学特征。其中，婚姻分为两种情况，即有配偶是已婚且与配偶一起生活，无配偶包括未婚、离异、丧偶或已婚但不与配偶共同生活。职业是将CLHLS问卷中9类职业整合归为三类，即职业一是其他职业，包括专业技术人员/医生/教师、行政管理、一般职员/服务人员/工人、自由职业者、军人和其他；职业二是农民；职业三是家务劳动或无业人员。经济状况是将CLHLS问卷中题目"与其他当地人相比，你如何评价自己的经济地位？"的5种回答整合为3种，富裕（非常富有、富有），一般，贫穷（贫穷、非常贫穷）。地区划分是参照国家统计局2016年1月后使用的区域划分依据整合为东部、中部、西部和东北等4个经济区域，其中东部地区包括北京、天津、河北、上海、江苏、浙江、福建、山东、广东、海南10个省（市）；中部地区包括山西、安徽、江西、河南、湖北、湖南6个省；西部地区包括内蒙古、广西、重庆、四川、贵州、云南、西藏、陕西、甘肃、青海、宁夏、新疆12个省（市、自治区）；东北地区包括辽宁、吉林、黑龙江3个省。变量的定义赋值可参见表4-18。

3. 解释变量

解释变量包含3个行为习惯变量和3个社区卫生服务变量。其中，3个行为习惯变量取自题目1"您60岁时是否经常食用药用植物（人参/黄芪/枸杞子/当归等）？"，题目2"您现在看报纸/书吗？"和题目3"您现在看电视还是听广播？"。题目1回答"几乎每天吃；不是每天，但每周至少吃一次；不是每周，但每月至少吃一次；不是每月，但有时吃；"则为食用赋值1，回答"很少吃或从不吃"为不食用赋值0；题目2和3回答"是"赋值1，回答"否"赋值0。3个社区卫生服务变量取自题目"您所在的社区有个人护理服务吗？""您所在的社区有心理咨询服务吗？"和"您所在的社区是否提供健康教育服务？"，回答"是"赋值1，回答"否"赋值0，参见表4-19。

表 4-19　变量定义

变量性质	变量名称	变量含义与赋值
被解释变量	中医药文化认同行为	0组：未食用药用植物，未练太极拳＝0；1组：未食用药用植物，练太极拳＝1； 2组：食用药用植物，未练太极拳＝2； 3组：食用药用植物，练太极拳＝3

变量性质	变量名称	变量含义与赋值
控制变量	性别	男＝1；女＝2
	城乡	城镇＝1；农村＝2
	居住方式	与家人同住＝1；独居＝2
	民族	汉族＝1；其他民族＝2
	年龄	60～69 岁＝1；70～79 岁＝2；80～89 岁＝3；90 岁及以上＝4
	婚姻	无配偶＝0；有配偶＝1
	教育程度	10 年及以上＝1；6～9 年＝2；1～5 年＝3；0 年＝4
	职业	其他职业（专业技术等）＝1；农民＝2；家务劳动或无业人员＝3
	经济状况	富裕＝1；一般＝2；贫穷＝3
	地区	东部＝1；中部＝2；西部＝3；东北＝4
解释变量	60 岁食用药用植物	是＝1；否＝2
	读书看报	是＝1；否＝2
	听广播看电视	是＝1；否＝2
	上门送药看病	已提供＝1；未提供＝2
	心理咨询	已提供＝1；未提供＝2
	健康教育	已提供＝1；未提供＝2

（三）研究方法

首先，对全样本进行描述性统计分析，即将被解释变量分别与 10 个控制变量和 6 个解释变量进行交叉检验，计算卡方值和显著性，确定可以纳入回归分析的变量。其次，采用无序多分类 logistic 回归模型，选择极大似然参数估计法，对无序独立各类变量进行拟合检验。依次纳入 10 个控制变量、3 个行为变量和 3 个社区卫生服务变量进行 logistic 回归分析，模型 1 是仅纳入 10 个控制变量的多分类 logistic 回归模型，模型 2 是在模型 1 的基础上增加纳入 3 个行为变量的多分类 logistic 回归模型；模型 3 是在模型 2 的基础上，剔除无差异影响因素后，再增加 3 种社区卫生服务纳入的多分类 logistic 回归模型。最后，通过分析 3 个模型拟合信息变化，确定分析模型。检验水平为 $\alpha＝0.05$，显著性水平为 $P＜0.05$。

二、数据分析结果

（一）我国居家老人中医药健康行为的描述性结果

对居家老人中医药健康行为 4 种情况的频率统计，总样本中 9 056 人既不食用药用植物，也不参与太极拳，即没有中医药健康行为的居家老人约占 80.8％。2 152 人有中医药健康行为，约占总样本的 19.2%，其中 193 人练太极拳但不食用药用植物，约占总样本量的 1.72%；1 829 人食用药用植物但未练太极拳，约占总样本量的 16.32%；130 人食用药用植物和练太极拳，约占总样本量的 1.16%。食用药用植物是我国居家老人主要的中医药健康行为。表 4-20 中数据，展示了我国居家老人 4 种中医药健康行为的人口学分布情况与交叉检验结果。

表 4-20　我国居家老人中医药健康行为不同类型的描述性分析结果 [n（占总样本量的百分比）/%]

变量		0 组	1 组	2 组	3 组	χ^2	P 值
性别	男	3 794(33.85%)	98(0.87%)	879(7.84%)	59(0.53%)	28.620	0.000
	女	5 262(46.95%)	95(0.85%)	950(8.48%)	71(0.63%)		
城乡	农村	4 273(38.12%)	48(0.43%)	465(4.15%)	17(0.15%)	368.801	0.000
	城镇	4 783(42.67%)	145(1.29%)	1 364(12.17%)	113(1.01%)		
居住方式	家人同住	7 526(67.15%)	163(1.45%)	1 591(14.20%)	110(0.98%)	17.013	0.0007
	独居	1 530(13.65%)	30(0.27%)	238(2.12%)	20(0.18%)		
民族	其他民族	543(4.84%)	7(0.06%)	56(0.50%)	1(0.01%)	32.423	0.000
	汉族	8 513(75.95%)	186(1.66%)	1 773(15.82%)	129(1.15%)		
年龄	90 岁及以上	3 880(34.62%)	52(0.46%)	627(5.59%)	19(0.17%)	133.639	0.000
	80～89 岁	2 083(18.58%)	37(0.33%)	432(3.85%)	29(0.26%)		
	70～79 岁	2 080(18.56%)	67(0.60%)	518(4.62%)	51(0.46%)		
	60～69 岁	1 013(9.04%)	37(0.33%)	252(2.25%)	31(0.28%)		
婚姻	无配偶	5 534(49.38%)	88(0.79%)	940(14.21%)	52(0.79%)	94.128	0.000
	有配偶	3 522(31.42%)	105(0.94%)	889(7.93%)	78(0.7%)		
职业	家务劳动无业人员	734(6.55%)	17(0.15%)	118(1.05%)	1(0.01%)	857.479	0.000
	农民	6 206(55.37%)	78(0.70%)	742(6.62%)	26(0.23%)		
	其他职业（专业技术人员等）	2 116(18.88%)	98(0.87%)	969(8.65%)	103(0.92%)		
教育	0 年	4 919(43.89%)	50(0.45%)	563(0.50%)	16(0.14%)	841.248	0.000
	1～5 年	2 045(18.25%)	48(0.43%)	418(3.73%)	15(0.13%)		
	6～9 年	1 540(13.74%)	50(0.45%)	485(4.33%)	47(0.42%)		
	10 年及以上	552(4.93%)	45(0.40%)	363(3.24%)	52(0.46%)		
经济状况	贫穷	1 061(9.47%)	11(0.1%)	121(1.08%)	2(0.02%)	156.850	0.000
	一般	6 445(57.5%)	129(1.15%)	1 233(11%)	77(0.69%)		
	富裕	1 550(13.83%)	53(0.47%)	475(4.24%)	51(0.46%)		
地区	东北	394(3.52%)	13(0.12%)	73(0.65%)	8(0.07%)	143.000	0.000
	西部	2 173(19.39%)	52(0.46%)	484(4.32%)	26(0.23%)		
	中部	2 267(20.23%)	33(0.29%)	242(2.16%)	18(0.16%)		
	东部	4 222(37.67%)	95(0.85%)	1 030(9.19%)	78(0.70%)		

（二）模型 logistic 逐步回归的拟合检验

设置"未食用药用植物，未练太极拳"的无中医药健康行为样本为对照组，首先，将性别、年龄、教育、职业、民族、婚姻等控制变量作为解释变量，中医药健康行为类型作为被解释变量，构建无序多分类 logistic 回归模型 1，分析影响居家老人中医药健康行为的人口学影响因素及其贡献水平，如表 4-21 所示。模型 1 拟合的 P 值小于 0.05，说明 logistic 模型可以用于居家老人中医药健康行为分析与解释。模型 1 的伪 R 方值为 0.099，说明控制变量能够解释居家老人中医药健康行为的 9.9% 变化原因。其次，将"60 岁是否食用药用植物""现在是否读书看报"和"现在是否听广播看电视"3 个变量和 10 个控制变量一同作为解释变量，中医药健康行为类型作为被解释变量，构建无序多分类 logistic 回归模型 2。模型 2 拟合的 P 值小于 0.05，说明 logistic 模型可以用于居家老人中医药健康行为分析与解释。模型 2 的伪 R 方值为 0.419，说明解释变量能够解释居家老人中医药健康行为的 41.9% 变化原因，说明模型 2 的解释力比模型 1 更好。

表 4-21　模型 logistic 逐步回归的拟合信息变化

模型	模型拟合条件－2 对数似然	χ^2	似然比检验自由度	P 值
模型 1：仅纳入人口学变量				
仅截距	6 798.201			
最终	5 484.461	1 313.74	54	0.000
McFadden 伪 R 方＝0.099				
模型 2：纳入人口学变量和除 3 类社区卫生服务的解释变量				
仅截距	10 897.087			
最终	5 359.961	5 537.127	63	0.000
McFadden 伪 R 方＝0.419				
模型 3：纳入除婚姻外的控制变量和全部解释变量				
仅截距	11 634.492			
最终	6 073.033	5 561.459	69	0.000
McFadden 伪 R 方＝0.421				

表 4-22 模型 2 多分类 logistic 回归的似然比检验结果

效应	模型拟合条件	似然比检验		
	简化模型的－2 对数似然	χ^2	自由度	P
截距	5 359.961	0.000	0	
性别	5 375.299	15.339	3	0.002
城乡	5 372.477	12.516	3	0.006
居住方式	5 370.228	10.267	3	0.016
民族	5 369.574	9.613	3	0.022
年龄	5 374.778	14.818	9	0.096
婚姻	5 361.245	1.284	3	0.733
教育程度	5 378.661	18.701	9	0.028
职业	5 396.048	36.087	6	0.000
经济状况	5 383.797	23.836	6	0.001
地区	5 386.082	26.122	9	0.002
读书看报	5 459.587	99.627	3	0.000
听广播看电视	5 394.069	34.108	3	0.000
60 岁食用药用植物	9 388.782	4 028.822	3	0.000

最后，根据表 4-22 中模型 2 似然比检验结果，婚姻的 P 值为 0.733＞0.05，其对被解释变量的作用不显著。因此，为了进一步优化 logistic 模型，将删除婚姻后的 9 个控制变量和"60 岁是否食用药用植物""现在是否读书看报""现在是否听广播看电视""社区是否提供上门送药看病""社区是否提供心理咨询"和"社区是否提供健康教育"6 个变量一同作为解释变量，中医药认同行为类型作为被解释变量，构建无序多分类 logistic 回归模型 3。模型 3 的伪 R 方值为 0.421，说明解释变量能够解释居家老人中医药认同行为的 42.1％变化原因，说明模型 3 的解释力最高，参见表 4-21。因此，采用模型 3 作为最终模型分析我国居家老人中医药健康行为的主要影响因素。

(三) 我国居家老人中医药健康行为的影响因素

1. 我国居家老人参与户外太极拳活动的影响因素

社区健康教育、看书读报和看电视听广播等 3 个解释变量是我国居家老人参与户外太极拳活动的影响因素，参见表 4-23。在参与太极拳户外活动上，社区提供健康教育服务的居家老人比未提供的发生可能性低（$OR=0.706$，95％ CI：0.510～0.976，$P=0.035$）；看书读报的居家老人比不看书不读报的发生可能性高（$OR=4.988$，95％ CI：3.394～7.330，$P=0.000$）；听广播看电视老人比不听广播不看电视的发生可能性高（$OR=2.334$，$95\%CI$：$1.348\sim4.042$，$P=0.002$）。社区上门送药看病、心理咨询服务和 60 岁时食用药用植物等 3 个解释变量与居家老人仅参与太极拳活动的中医药健康行为没有关联。此外，居住在城镇、职业为农民等控制变量，显示了与居家老人参与太极拳户外运动的中医药健康行为相关。

2. 我国居家老人现在食用药用植物的影响因素

看书读报、看电视听广播和 60 岁时食用药用植物等 3 个解释变量是我国居家老人现在食用药用植物的影响因素，参见表 4-23。在食用药用植物上，看书读报的居家老人比不看书不读报的发生可能性高（$OR=1.311$，$95\%CI$：$1.071\sim1.605$，$P=0.009$）；听广播看电视老人比不听广播不看电视的发生可能性高（$OR=1.472$，$95\%CI$：$1.197\sim1.810$，$P=0.000$）；60 岁时食用药用植物的居家老人比不看书不读报的可能性高（$OR=84.922$，$95\%CI$：$71.320\sim101.117$，$P=0.000$）。社区上门送药看病、心理咨询服务和健康教育等 3 个解释变量与居家老人仅食用药用植物的中医药健康行为没有关联。此外，男性比女性食用药用植物的可能性低（$OR=0.835$，$95\%CI$：$0.705\sim0.990$，$P=0.038$）；年龄低于 70 岁比 90 岁及以上食用药用植物的可能性低（$OR=0.744$，$95\%CI$：$0.565\sim0.980$，$P=0.035$）。此外，居住在城镇、与家人同住、受教育年限 1～9 年、职业为其他职业、富裕和一般的家庭经济状况等控制变量，显示了与居家老人食用药用植物的中医药健康行为相关。

3. 我国居家老人参与太极拳户外活动同时食用药用植物的影响因素

社区心理咨询服务、60 岁时食用药用植物、看书读报和看电视听广播等 4 个解释变量是我国居家老人参与太极拳户外活动同时食用药用植物的影响因素，参见表 4-23。在既参与太极拳活动同时又食用药用植物的中医药文化认同行为上，社区已提供心理咨询服务的居家老人比未提供的发生可能性高（$OR=1.694$，$95\%CI$：$1.010\sim2.842$，$P=0.046$）；看书读报的居家老人比不看书不读报的发生可能性高（$OR=3.653$，$95\%CI$：$2.152\sim6.203$，$P=0.000$）；听广播看电视老人比不听广播不看电视的发生可能性高（$OR=7.895$，$95\%CI$：$1.857\sim33.570$，$P=0.005$）；60 岁时食用药用植物的居家老人比不看书不读报的发生可能性高（$OR=123.841$，$95\%CI$：$74.659\sim205.424$，$P=0.000$）。社区上门送药服务和健康教育两个解释变量与居家老人同时食用药用植物和练太极拳的中医药文化认同行为没有关联。此外，男性、汉族、退休前为其他职业和富裕家庭等控制变量，显示与居家老人既练太极拳又食用药用植物的中医药文化认同行为相关。

表4-23 我国居家老人中医药健康行为的影响因素无序多分类 logistic 分析结果(未含对照项)

变量		1组(对照组:0组)				2组(对照组:0组)				3组(对照组:0组)			
		B	Wald	P	OR95%CI	B	Wald	P	OR95%CI	B	Wald	P	OR95%CI
性别	男	-0.269	2.688	0.101	0.764(0.554~1.054)	-0.180	4.304	0.038	0.835(0.705~0.990)	-0.783	13.561	0.000	0.457(0.301~0.693)
城乡	城镇	0.470	6.576	0.010	1.601(1.117~2.293)	0.203	5.274	0.022	1.225(1.030~1.457)	0.340	1.220	0.269	1.405(0.769~2.568)
居住方式	与家人同住	-0.122	0.343	0.558	0.885(0.589~1.331)	0.328	8.278	0.004	1.388(1.110~1.736)	0.040	0.020	0.886	1.041(0.598~1.812)
民族	汉族	0.562	1.946	0.163	1.755(0.796~3.868)	0.368	3.288	0.070	1.444(0.971~2.149)	2.056	3.857	0.050	7.817(1.004~60.852)
年龄	60~69岁	0.425	3.109	0.078	1.530(0.954~2.453)	-0.295	4.437	0.035	0.744(0.565~0.980)	0.368	1.105	0.293	1.445(0.728~2.869)
	70~79岁	0.312	2.239	0.135	1.366(0.908~2.054)	-0.001	0.000	0.991	0.999(0.806~1.238)	0.526	2.867	0.090	1.692(0.920~3.111)
	80~89岁	-0.082	0.130	0.719	0.922(0.591~1.437)	0.025	0.058	0.810	1.026(0.834~1.261)	0.339	1.086	0.297	1.403(0.742~2.655)
受教育时间	10年及以上	0.410	1.926	0.165	1.507(0.844~2.689)	0.199	1.465	0.226	1.220(0.884~1.683)	0.389	0.909	0.340	1.476(0.663~3.284)
	6~9年	-0.064	0.060	0.806	0.938(0.561~1.567)	0.283	4.850	0.028	1.327(1.032~1.707)	0.357	0.917	0.338	1.429(0.688~2.970)
	1~5年	0.137	0.353	0.553	1.147(0.730~1.801)	0.329	8.959	0.003	1.389(1.120~1.722)	-0.117	0.086	0.769	0.890(0.408~1.941)
职业	其他职业	-0.523	2.893	0.089	0.593(0.325~1.083)	0.536	9.572	0.002	1.709(1.217~2.400)	2.229	4.608	0.032	9.286(1.214~71.042)
	农民	-0.700	6.204	0.013	0.497(0.286~0.861)	0.041	0.067	0.796	1.042(0.763~1.424)	1.493	2.066	0.151	4.448(0.581~34.043)
经济状况	富裕	0.466	1.784	0.182	1.594(0.804~3.159)	0.573	11.941	0.001	1.773(1.281~2.453)	2.025	7.134	0.008	7.579(1.715~33.503)
	一般	0.279	0.744	0.388	1.321(0.702~2.488)	0.373	6.341	0.012	1.452(1.086~1.941)	1.451	3.785	0.052	4.269(0.989~18.419)

第四章 老年人健康行为剖析与干预

变量		1组（对照组：0组）				2组（对照组：0组）				3组（对照组：0组）			
		B	Wald	P	OR95%CI	B	Wald	P	OR95%CI	B	Wald	P	OR95%CI
地区	东部	-0.244	0.605	0.436	0.784(0.424~1.448)	0.176	0.835	0.361	1.192(0.818~1.737)	-0.448	1.065	0.302	0.639(0.273~1.496)
	中部	-0.268	0.599	0.439	0.765(0.388~1.508)	-0.145	0.483	0.487	0.865(0.575~1.301)	-0.265	0.288	0.591	0.767(0.291~2.021)
	西部	0.177	0.282	0.595	1.193(0.622~2.289)	0.379	3.560	0.059	1.461(0.985~2.166)	-0.045	0.009	0.925	0.956(0.380~2.406)
60岁食用药用植物	是	-0.026	0.004	0.948	0.975(0.448~2.119)	4.442	2 487.463	0.000	84.922(71.320~101.117)	4.819	348.324	0.000	123.841(74.659~205.424)
读书看报	是	1.607	66.918	0.000	4.988(3.394~7.330)	0.271	6.870	0.009	1.311(1.071~1.605)	1.296	23.007	0.000	3.653(2.152~6.203)
听广播看电视	是	0.848	9.157	0.002	2.334(1.348~4.042)	0.387	13.446	0.000	1.472(1.197~1.810)	2.066	7.829	0.005	7.895(1.857~33.570)
上门送药看病	是	0.490	3.443	0.064	1.632(0.973~2.740)	0.255	3.291	0.070	1.291(0.980~1.702)	0.223	0.550	0.458	1.249(0.694~2.250)
心理咨询	是	-0.243	0.907	0.341	0.784(0.475~1.293)	-0.151	1.496	0.221	0.860(0.675~1.095)	0.527	3.991	0.046	1.694(1.010~2.842)
健康教育	是	-0.349	4.435	0.035	0.706(0.510~0.976)	-0.059	0.508	0.476	0.943(0.802~1.108)	0.263	1.442	0.230	1.300(0.847~1.996)

三、讨论

（一）基层卫生服务对居家老人中医药健康行为有积极影响

社区已提供健康教育的居家老人参与太极拳活动的比例低，说明居家老人通过社区健康教育了解或学习了更多保健知识，比如可以通过拍打穴位、参与八段锦或五禽戏健身活动等达到强身健体的目的。多项保健途径选择必然挤压居家老人对太极拳运动健身的需求，造成社区未提供健康教育的居家老人参与太极拳活动的比例相对高。社区心理咨询服务促进居家老人中医药文化认同行为，一方面是由于心理咨询服务主要是帮助居家老人解决情志问题，而参与太极拳运动是用意念控制身体动作，易排除杂念、全神贯注于拳中，长期参与有助于情志健康；另一方面社区心理咨询服务的医护人员与居家老人单独交流时间相对较长，有助于深入了解居家的健康问题，为情志有问题的居家老人提供相对缓和的传统保健建议，提高居家老人对中医药文化的认同。

（二）传统媒体促进居家老人中医药健康行为

看书读报和听广播看电视的习惯，有利于居家老人参与太极拳活动或食用药用植物等中医药健康行为，这一分析结果与国内其他学者研究结论一致，说明传统媒体在中医药文化弘扬中仍能发挥着巨大作用。对于居家老人而言，书报和广播电视等传统媒介应用自如，而使用数字化新媒介却存在一定困难。

（三）经济富裕是居家老人中医药健康行为的有利因素

经济状况一般及以上、居住城镇、受过教育，以及退休前职业为专业技术人员/医生/教师、行政管理、一般职员/服务人员/工人、自由职业者和军人的居家老人参与太极拳活动或食用药用植物的比例较高，而居住在农村、职业为农民、男性居家老人的中医药健康行为的比例偏低，说明居家老人的生活富裕程度和文化素养影响其中医药文化认同。低龄居家老人的中医药健康行为少于高龄的，女性居家老人中医药健康行为多于男性，此结果与郑晓红等学者研究的"年龄越大、女性更认同中医药文化"结论一致。60岁时已有中医药健康行为对居家老人以后的行为有很大影响，说明提高年轻人的中医药文化认同度，对其老年后的中医药健康保健作用大。

当然，受限于CLHLS问卷的中医药相关题目，本节仅研究了居家老人参与太极拳活动和食用药用植物两种中医药健康行为，并未涵盖居家老人日常保健、养生运动和饮食等中医药健康行为。

第四节 签约服务对老年慢性病患者健康行为干预效果

社区卫生机构作为老年人的健康守门人，通过建档、签约、双向转诊等一系列服务措施，可以为老年人提供便捷、连续、经济的健康服务。衡量老年慢性病患者健康行为的变化，在一定程度上可以评价家庭医生签约服务效果。

丁平俊等调查发现，老年慢性病患者签约与未签约干预 6 个月后比干预 3 个月后高血压患者服药依从性的评分高；然而，柴西英等调查发现，家庭医生签约与未签约服务对老年糖尿病患者的治疗知识及用药依从性两项指标在干预后 6 个月的评分低于干预后 3 个月的评分，即随着时间发展干预效果有减弱的趋势。由于已发表的相关研究样本量较少、结果差异大，不能代表家庭医生签约服务对我国老年慢性病患者健康行为干预的总体效果，需要更为充分的证据支持。meta 分析是一种基于文献资料的定量统计方法，是综合已有发现对单个研究结果进行综合统计学分析，是由美国人 Glass 在 1976 年命名的分析方法。采用 meta 分析定量评价我国家庭医生签约与未签约服务对老年慢性病患者健康行为干预效果的差异，有助于了解我国老年慢性病患者接受签约与未签约服务的总体差异，为进一步完善家庭医生签约服务制度提供依据。

一、资料与方法

1. 文献纳入标准

针对慢性病（含高血压、糖尿病等）患者的随机对照试验研究；试验组采用家庭医生签约服务干预，对照组采用未签约服务常规干预；研究对象为中国 60 岁及以上老年人；结局指标含有用药（或就诊）依从性、合理膳食和适量运动的文献。

2. 文献排除标准

试验组和对照组均为家庭医生签约服务的随机对照研究；研究对象为 59 岁及以下成年人；资料来源不清，综述类和元分析类；结局指标不含用药（或复诊）依从性、合理膳食和适量运动的文献；重复发表文献、无法取得相应数据或全文、质量较差及数据不完整的文献。

3. 文献检索与筛选策略

计算机检索时限，中文从建库起至 2020 年 6 月 20 日，采用主题词与自由词相结合的方式。中文检索式为［（主题词＝慢性病 or 高血压 or 糖尿病 or 癌症 or 心脑血管疾病 or 慢性呼吸系统疾病）and（主题＝签约服务 or 家庭医生签约 or 家庭医师签约 or 全科医生签约 or 全科医师签约 or 社区医生签约 or 社区医师签约 or 社区签约服务）and

（摘要＝随机对照 or RCT or 随机）〕，检索中国期刊数据库 CNKI、VIP 和万方数据库。英文从 2014 年起至 2020 年 3 月 1 日，检索 Springer Link，PubMed 等英文数据库。由于时间和资源的限制，未发表的研究和以其他语言发表的研究被排除在外。依据文献纳入与排除标准，对检索出的文献进行筛选，最终纳入 26 篇中文文献，具体流程如图 4-2 所示。

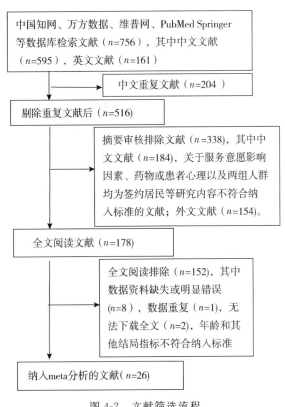

图 4-2　文献筛选流程

4. 文献质量评价

制定包含文献基本信息（题目、作者、期刊、发表时间等）、Cochrane 风险偏倚评估项目和提取结局指标等条目的文献全文信息提取和质量评价的录入方案，导入 Epi-Data 3.1 软件，由两名研究人员对纳入文献信息进行双盲录入。利用 EpiData 3.1 软件进行一致性检验，核实、纠正一致性检验中出现的问题信息，依据纳入排除标准决定文献纳入与否。

5. 效果指标

健康行为包含良好的生活方式和行为习惯，健康行为研究的内容广泛，不同学者对健康行为研究内容有不同的界定。考虑到纳入文献选择的健康行为指标各不相同，为保证综合分析的文献数量，老年慢性病患者健康行为指标的选择原则是以多数文献采用的结局指标为准，故选择用药（或复诊）依从性、合理膳食和适量运动作为老年慢性病患者健康行为测评指标，进行 meta 分析。

6. 统计学处理

运用 Comprehensive meta-analysis（CMA）2.0 软件进行元分析。由于纳入文献的干预周期、疾病类别和测量工具等存在差异，效应量合并分析必将存在一定异质性，故选择随机效应模型进行元分析。当 $I^2 = 0$，说明各研究间同质；当 $I^2 \neq 0$，各研究间异质，且当 $I^2 > 50\%$ 时，说明各研究组间异质性较高。根据各指标的具体情况，选择亚组分析和敏感性分析，分析组间异质性的来源和检测 meta 分析结果的稳定性。采用失安全系数和剪补法，检验文献发表偏倚和修正合并效应量值。

针对相同结局指标，不同研究采用了不同的测量工具，所得到的结局数据类型有连续变量，也有二分类变量，CMA 2.0 软件具备处理不同类型数据的合并功能，故选择系统默认的合并效应指标 OR。当 $OR = 1$ 时，说明已签约服务组与未签约服务组的干预效果一样；当 OR 大于 1 时，说明已签约服务组的干预效果高于未签约服务组。当 $P < 0.05$ 时，认为两组差异有统计学意义；当 $P \geq 0.05$ 时，认为两组差异无统计学意义。

二、meta 分析结果

1. 文献的一般特征

针对纳入的 26 篇文献，对每项研究的发表时间、调查地点、两组样本数、干预疾病的类别和干预周期以及结局指标等进行整理，详细信息参见表 4-24。

表 4-24　纳入文献的基本情况

第一作者	发表时间	调查地点	签约组/人（男/女）	未签约组/人（男/女）	疾病类别	干预周期	结局指标
李燕嫦	2019	广东	80（34/46）	80（35/45）	1	12 月	1，2，3
卢云	2019	天津	34（15/19）	34（16/18）	1	18 月	2，3
张华	2019	广东	30（16/14）	30（15/15）	2	3 月	1
朱培兴	2019	上海	75（50/25）	75（45/30）	1	12 月	1，2，3
韩玉如	2019	广东	100（55/45）	100（53/47）	2	6 月	1，2，3
梁艳蕊	2019	北京	70（42/28）	70（39/31）	1	6 月	2，3
黄桂好	2018	广东	200（98/102）	200（104/96）	3	6 月	1
崇芳琴	2017	甘肃	369（172/197）	369（176/193）	1	6 月	1，2，3
丁平俊	2015	天津	40（21/19）	40（18/22）	1	3、6 月	1
何满儒	2019	青海	80（43/37）	80（39/41）	3	未报告	1，2，3
杨勤	2018	江苏	60（36/24）	40（29/11）	3	未报告	2，3

第一作者	发表时间	调查地点	签约组/人（男/女）	未签约组/人（男/女）	疾病类别	干预周期	结局指标
宓铃烨	2018	浙江	30（18/12）	30（17/13）	2	未报告	1
刘云	2018	宁夏	50（24/26）	50（23/27）	1	6 月	1
沈玉玲	2018	上海	60（32/28）	60（31/29）	1	12 月	2，3
李火坤	2019	广东	64（28/36）	63（29/34）	1	未报告	1
郭玉红	2018	广东	45（25/20）	45（26/19）	1	未报告	1，2，3
林木	2017	重庆	100（48/52）	100（45/55）	1	6、12 月	1
柴西英	2018	河南	50（25/25）	50（24/26）	2	3、6 月	1
苏淑英	2019	福建	40（23/17）	40（24/16）	3	3 月	1
纪绍东	2018	陕西	50（29/21）	50（28/22）	2	未报告	1，2，3
史桃琳	2019	上海	86	62 人	3	12 月	1
解源源	2017	山东	52（22/30）	52（21/31）	2	6 月	123
尚伟	2019	山东	600（385/215）	540（348/192）	1	6 月	1
黎小玲	2019	重庆	60（34/26）	60（32/28）	2	未报告	1
陈亚国	2020	江西	40（21/19）	40（20/20）	3	未报告	1
黄欣路	2020	上海	42（23/19）	41（24/17）	3	12 月	1，2，3

注：疾病类别：1＝高血压，2＝糖尿病；3＝高血压、糖尿病及其他慢性病；

结局指标：1＝依从性，2＝合理膳食，3＝适量运动。

2. 老年慢性病患者用药（或复诊）依从性的 meta 分析结果

（1）meta 分析与敏感性分析。依从性是指患者为了康复而服从医生、遵从医嘱的行为。22 篇文献将老年慢性病患者的用药（或复诊）依从性作为家庭医生签约服务和未签约服务干预效果的评价指标。选用随机效应模型，对 22 项研究进行 meta 分析的结果：$OR=10.53$，$95\%CI$（6.31，17.56），$P=0.000<0.05$，说明已签约服务对老年慢性病患者用药（或复诊）依从性干预效果优于未签约服务，且差异具有统计学意义。22 项研究的异质性检验，$I^2=88.88$，$P=0.000<0.05$，说明异质性较高。针对 22 项研究依次剔除每项研究进行敏感性分析，结果剔除宓铃烨的研究后，异质性仍较高，即 $I^2=82.06$，$P=0.00<0.05$，合并效应量变为 $OR=7.88$，$95\%CI$（5.23，11.85），meta 分析结果对该项研究具有较低的敏感性。而其余 21 项研究不具有敏感性，说明关于老年慢性病患者用药（复诊）依从性的 meta 分析结果是稳健的。

（2）亚组分析。依据疾病类别（高血压、糖尿病和慢性病），对 22 项研究进行亚组分析，结果参见表 4-25。其中，6 项慢性病研究亚组同质（$I^2=0$，$P=0.75$），合并

效应量 $OR=3.34$，$95\%CI$（2.34，4.77），$P=0.00<0.05$；9 项高血压研究亚组存在较高异质性（$I^2=75.06\%$，$P=0.00$），合并效应量 $OR=7.97$，$95\%CI$（4.72，13.47），$P=0.00<0.05$；7 项糖尿病研究亚组存在高异质性 $I^2=93.98\%$，$P=0.00$），合并效应量 $OR=40.34$，$95\%CI$（10.14，160.45），$P=0.00<0.05$。总体来看，糖尿病组的合并效应量 OR 大于高血压组，且大于慢性病组，说明家庭医生签约服务对老年糖尿病患者的用药（复诊）依从性干预效果优于高血压患者、高于两种以上慢性病患者。

表 4-25　老年慢性病患者用药（复诊）依从性亚组分析结果

组别		K	meta 分析结果				异质性检验结果			效应模型
			OR	95CI%下限	95CI%上限	P 值	I^2	Q 值	P 值	
疾病类别	高血压	9	7.97	4.72	13.47	0.00	75.06	32.07	0.00	随机
	糖尿病	7	40.34	10.14	160.45	0.00	93.98	99.69	0.00	随机
	慢性病	6	3.34	2.34	4.77	0.00	0.00	2.68	0.75	随机
干预周期	3 个月	3	3.38	1.92	5.93	0.00	0.00	0.41	0.82	随机
	6 个月	9	6.17	3.35	11.37	0.00	90.30	82.45	0.00	随机
	12 个月	5	6.81	3.45	13.47	0.00	62.27	10.60	0.03	随机
	未报告	5	7.90	4.01	15.57	0.00	21.98	5.13	0.28	随机

注：K 为文献数量；慢性病为含有高血压和糖尿病等两种以上疾病。

依据干预周期（3 个月、6 个月、12 个月和未报告），对 22 项研究进行亚组分析，结果参见表 4-25。其中，3 项干预周期为 3 个月的研究亚组同质（$I^2=0$，$P=0.82$），合并效应量 $OR=3.38$，$95\%CI$（1.92，5.93），$P=0.00<0.05$；9 项干预周期为 6 个月的研究亚组存在高异质性（$I^2=90.30\%$，$P=0.00$），合并效应量 $OR=6.17$，$95\%CI$（3.35，11.37），$P=0.00<0.05$；5 项干预周期为 12 个月的研究亚组存在较高异质性（$I^2=62.27\%$，$P=0.00$），合并效应量 $OR=6.81$，$95\%CI$（3.45，13.47），$P=0.00<0.05$；5 项未报告干预周期的研究亚组同质性（$I^2=21.98\%$，$P=0.28>0.05$），合并效应量 $OR=7.90$，$95\%CI$（4.01，15.57），$P=0.00<0.05$。总体来看，家庭医生签约服务对老年高血压和糖尿病患者的用药（复诊）依从性干预效果是随干预时间的增加而提高的。

3. 老年慢性病患者合理膳食和适量运动的 meta 分析结果

合理膳食和适量运动是指患者遵从医嘱改变饮食和运动习惯。13 篇文献将老年慢性病患者的合理膳食和适量运动作为家庭医生签约服务和未签约服务干预效果的评价指标。选用随机效应模型，对 13 项研究进行 meta 分析。

（1）meta 分析与敏感性分析。关于合理膳食，异质性检验结果（$I^2=85.44$，$P=$

0.00<0.05）说明异质性较高，合并效应量 $OR=8.33$，$95\%CI$（4.53，15.31），$P=0.000<0.05$，说明家庭医生已签约服务对老年慢性病患者膳食情况的干预效果优于未签约服务。针对 13 项研究依次剔除每项研究进行敏感性分析，结果剔除纪邵东 2018 年的研究后，异质性降低（$I^2=62.3$，$P=0.00<0.05$），合并效应量变为 $OR=6.03$，$95\%CI$（4.07，8.95），说明 meta 分析结果对该项研究具有一定敏感性。

关于适量运动，异质性检验结果（$I^2=80.28$，$P=0.00<0.05$）说明异质性较高，合并效应量 $OR=6.81$，$95\%CI$（4.16，11.16），$P=0.000<0.05$，说明家庭医生已签约服务对老年慢性病患者运动情况的干预效果优于未签约服务。针对 13 项研究依次剔除每项研究进行敏感性分析，结果剔除纪邵东 2018 年的研究后，异质性降低（$I^2=54.04$，$P=0.00<0.05$），合并效应量变为 $OR=5.16$，$95\%CI$（3.68，7.24），说明 meta 分析结果对该项研究具有较强敏感性。

（2）亚组分析。依据干预周期（6 个月、12 个月、18 个月和未报告），对 13 项研究进行亚组分析，结果参见表 4-26。关于老年慢性病患者的膳食与运动情况，4 项干预周期分别为 6 个月和 12 个月的研究亚组仍存在异质性，且干预周期为 6 个月的亚组合并效应量均大于干预周期为 12 个月的亚组合并效应量，说明干预周期 12 个月的家庭医生签约服务效果低于干预周期 6 个月的效果。

表 4-26　依据干预周期对合理膳食与适量运动的亚组分析

干预周期		K	meta 分析结果				异质性检验结果		
			OR	$95CI\%$下限	$95CI\%$上限	P 值	I^2	Q 值	P 值
合理膳食	6 月	4	7.62	5.71	10.16	0.00	34.42	4.58	0.21
	12 月	4	3.10	1.91	5.04	0.00	49.41	5.93	0.12
	18 月	1	16.12	6.05	42.99	0.00	0.00	0.00	1.00
	未报告	4	15.77	9.25	26.88	0.00	93.93	49.42	0.00
适量运动	6 月	4	5.37	4.19	6.88	0.00	59.75	7.45	0.06
	12 月	4	5.33	3.00	9.49	0.00	40.06	5.01	0.17
	18 月	1	8.90	3.49	22.73	0.00	0.00	0.00	1.00
	未报告	4	6.88	4.44	10.66	0.00	93.56	46.55	0.00

4. 发表偏倚检测

发表偏倚通常是指期刊倾向于只发表具有统计显著结果的研究，而缺乏无意义的公开研究（被称为"文件抽屉问题"），导致对给定主题的重要结果高估。

（1）失安全系数。失安全系数是表示需要添加到元分析中的无显著性、未发表（或遗漏）研究的数量，以将总体统计显著性观察结果降低为无显著性。如果这个数字相对于观察到的研究数量来说是很大的，那么认为元分析的结果是可靠的。1979年，罗森塔尔（Rosenthal）提出失安全系数计算方法。如果失安全系数大于临界值$5K+10$（K为文献数量），则说明元分析结论具有可靠性。运用 CMA 2.0 软件计算出用药（或复诊）依从性、合理膳食和适量运动 3 个指标元分析的失安全系数，参见表 4-27。可以验证，所得失安全系数均大于临界值，说明发表偏倚较小，元分析结果是可信的。

表 4-27　用药（或复诊）依从性、合理膳食和适量运动元分析的发表偏倚检验结果

指标	失安全系数（$\alpha=0.05$）			剪补法（Duval and Tweedie's Trim and Fil）							
	K	N_{fs}	P 值	未调整 OR	95CI% 下限	95CI% 上限	k	调整后 OR	95CI% 下限	95CI% 上限	效应模型
依从性	22	3 234	0.00	10.53	6.31	17.56	7	20.61	10.88	39.05	随机
合理膳食	13	1 000	0.00	8.33	4.53	15.31	4	14.30	7.37	27.75	随机
适量运动	13	929	0.00	6.81	4.16	11.16	2	8.44	5.08	14.04	随机

注：K 为纳入分析的文献数，N_{fs} 为失安全系数，k 为补充的文献数。

（2）剪补法（修剪和填充算法）。剪补法是基于使用漏斗图定性方法的形式化，来解决出版偏差问题的大小，即修剪了漏斗的不对称外围部分，估计不对称部分有多少研究，然后使用对称余数来估计漏斗的真实中心，替换修剪过的研究和它们在中心周围缺失的对应物。为了降低发表偏倚可能引起的结果偏差，采用剪补法修正元分析结果，参见表 4-27 和图 4-3。从表 4-27 和图 4-3 可以看出，调整后的合并效应量 OR 均高于调整前，说明家庭医生签约服务对老年慢性病患者健康行为干预的效果显著。

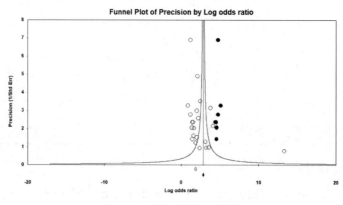

图（a）　服药（复诊）依从性

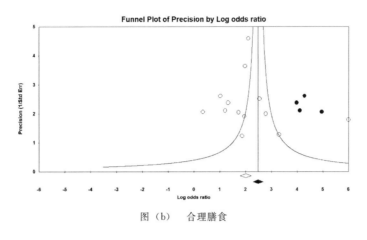

图（b） 合理膳食

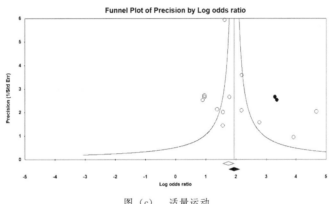

图（c） 适量运动

注：图中空心圆为原始文献，实心圆为填补文献；空心菱形为原始效应值，实心菱形为调整效应值。

图 4-3　老年慢性病患者健康行为 3 个指标元分析的剪补漏斗图

三、讨论

　　我国家庭医生签约服务自 2016 年全面启动到 2020 年全面覆盖，老年慢性病患者签约率不断提高，但减少或转变"签而不约"现象，则需要及时评估签约服务实施效果。老年慢性病患者健康行为的影响因素很多，通过随机对照试验设计可以最大限度地平衡混杂因素，突显家庭医生签约服务相对于未签约服务的干预效果。前述 meta 分析结果显示，家庭医生签约服务对老年慢性病患者的用药（或复诊）依从性、合理膳食和适量运动干预效果均优于未签约服务，干预周期不同，干预指标的合并效应量变化不同，比如用药（复诊）依从性干预效果是随干预周期的增加而提高，支持了丁平俊等的研究结论，而否定了柴西英等的研究结论；合理膳食和适量运动的干预周期为 12 个月的家庭医生签约服务效果低于干预周期 6 个月的。究其原因，依从性与患者的疾病状况直接相关，患者遵从医生服药和复诊的直接效果是疾病状况的改善，患者重视程度较高；然而，合理膳食和适量运动需要长期坚持才能改变疾病状况，短期内健康效果并不明显，患者重视程度相对较弱，时间越长对患者的自制力要求越高，患者固有的陋习可能重演。因此，家庭医生签约服务对老年患者的膳食和运动长期优化确实存在很大挑战与困难，需要社区卫生机构采取多样化干预措施。可以联合社区服务中心构建运动小组和组织健康饮食分享会，调动老年慢性病患者的参与积极性，将健康教育融入休闲娱乐活动中，以实现健康行为干预的社会化与长效化。

需要注意的是，老年慢性病患者不良健康行为的形成，除了自身因素外，与其生活的社会文化等环境也息息相关。如果能够契合老年人生活的社会文化环境，实施慢性病患者的健康行为干预，则与老年人现有的文化认知与情感相合，将更容易被老年慢性病患者接受与践行。

第五节　优化基层老年慢性病患者健康行为干预的建议

一、我国老年人高血压或糖尿病的健康行为干预措施

（一）高血压患者健康行为干预措施

高血压，是我国人口致死致残的主要原因，严重危害人民群众的健康。《2022 年中国高血压防治指南》出台了新的高血压标准：

正常血压＜130/85 mmHg；正常高血压 130～139/85～89 mmHg；1 级高血压 140～159/90～99 mmHg；2 级高血压≥160/100 mmHg。

基层医疗卫生机构（社区卫生服务中心、社区卫生服务站、乡镇卫生院、村卫生室）是高血压或糖尿病管理的"主战场"。《国家基层高血压防治管理指南 2020 版》首次增加了中医药在高血压领域的应用相关内容，为基层医务人员在高血压管理方面提供更全面的指导。对确诊高血压的患者，启动并长期坚持生活方式干预，即"健康生活方式六部曲"——限盐减重多运动，戒烟戒酒心态平。太极拳和八段锦等传统健身运动被推荐为基层高血压管理的运动方式选择。《中国老年高血压管理指南 2019》中，针对老年人高血压健康行为干预，着重在以下六方面：

1. 健康饮食：减少钠盐摄入，增加富钾食物摄入。世界卫生组织建议每日摄盐量应小于 6 克，老年高血压患者应适度限盐。老年人应摄入多种新鲜蔬菜、水果、鱼类、豆制品、粗粮、脱脂奶，以及其他富含钾、钙、膳食纤维、多不饱和脂肪酸的食物。

2. 规律运动：合理的有氧锻炼可有效降低血压。建议老年人每周不少于 5 天，每天不低于 30 分钟的有氧体育锻炼，如步行、慢跑和游泳等，不推荐剧烈运动。

3. 戒烟限酒：老年人酒精摄入量：男性应小于 25 g/d，女性小于 15 g/d。白酒、

葡萄酒（或米酒）或啤酒饮用量应分别少于 50 ml、100 ml 和 300 ml。

4. 保持理想体重：维持理想体重（体质指数 20.0～23.9 kg/m²）、纠正腹型肥胖（男性腹围≥90 cm，女性腹围≥85cm），避免过快、过度减重。

5. 改善睡眠：保证充足睡眠并改善睡眠质量。

6. 注意保暖：应保持室内温暖，经常通风换气；骤冷和大风低温时减少外出；适量增添衣物，避免血压大幅波动。

（二）糖尿病患者健康行为干预措施

中国老年 2 型糖尿病防治临床指南（2022 年版）和国家基层糖尿病防治管理指南（2022），针对糖尿病患者的健康行为干预建议如下：

1. 饮食管理：个体化饮食处方，保证生理需求及降低代谢负担；功能营养素以碳水化合物（50%～55%）为主，宜多选择高能量密度且富含膳食纤维、低升糖指数的食物，增加蔬菜和适当比例的低糖水果；优质蛋白摄入为 1.0～1.5 g/（kg·d）；定期给予糖尿病教育和饮食指导；改变进食习惯，先汤菜后主食。

2. 运动治疗：可以选择个性化、易于进行和坚持、有增肌作用的全身和肢体运动方式及运动时间（30～45 分钟/天）。运动前做准备活动，运动中注意防跌倒、防骨折。

3. 戒烟戒酒：科学戒烟，避免被动吸烟。不建议糖尿病患者饮酒。

4. 限盐：食盐摄入量限制在每天 5 克以内。

5. 心理平衡：规律作息，减轻精神压力，保持心情愉悦。

6. 控制体重：超重（BMI 为 24.0～28.0 kg/m²）、肥胖（BMI≥28.0 kg/m²）患者减重的目标是 3～6 个月减轻体重 5%～10%。消瘦（BMI＜18.5 kg/m²）者应通过合理的营养计划达到并长期维持理想体重。

此外，基层糖尿病管理，根据中医体质辨识，建议食疗药膳和中国传统锻炼功法运动。如八段锦、易筋经、心身桩等，通过调节"形、息、意"，发挥预防保健作用，改善糖脂代谢、调畅情志。

二、基层卫生机构对慢性病患者健康行为干预政策的剖析

2014 年 5 月，国家卫生和计划生育委员会发布了《全民健康素养促进行动规划（2014—2020 年）》，组织修订《中国公民健康素养——基本知识与技能（试行）》及其释义，并会同国家中医药管理局共同发布《中国公民中医养生保健素养》，作为基层医疗卫生机构开展健康教育的基础材料。同时，《健康教育中医药基本内容》与《中国公民中医养生保健素养》相衔接，提供给基层医疗卫生服务机构，在实施国家基本公共卫生服务健康教育时使用。2017 年 2 月，国家卫生和计划生育委员会颁布的《国家基本公共卫生服务规范（第三版）》，提出"宣传普及《中国公民健康素养——基本知识

与技能（2015 年版）》"，是基层卫生机构健康教育内容之一。

基层卫生机构是我国老年慢性病患者健康行为干预的主力，《国家基本公共卫生服务规范（第三版）》是基层卫生机构开展慢性病健康管理、健康教育等公共卫生服务的纲领性文件。因此，基于中医药文化，以患者个人视角，对《国家基本公共卫生服务规范（第三版）》中老年慢性病健康行为干预的相关内容，借助 PEN-3 模型，将关系/期望（感知、赋能和养育）与文化赋权（积极、中性、消极）交叉构建九宫格，剖析老年慢性病健康行为干预政策，参见表 4-28 中的 1～9 点。

表 4-28　PEN-3 模型应用：基层卫生机构老年慢性病患者的健康行为干预政策

领域（domains）	文化赋权（culture empowerment）		
	积极（positive）	中性（existential）	消极（negative）
关系/期望（relationship & exceptions） 感知（perceptions）	1. 健康生活方式和可干预危险因素的健康教育，普及《中国公民健康素养——基本知识与技能（2015 年版）》；对居民开展养生保健知识宣教等中医健康教育	2. 公众健康咨询活动、健康知识讲座、设置健康教育宣传栏、提供健康教育资料；在健康教育印刷资料、音像资料的种类、数量、宣传栏更新次数，以及讲座、咨询活动次数等方面，要有一定比例的中医药内容	3.《国家基本公共卫生服务规范（第三版）》未纳入《健康教育中医药基本内容》与《中国公民中医养生保健素养》；至今未出台《中国公民中医养生保健素养》释义版
使能（enables）	4. 基层医疗卫生机构为居民提供免费、自愿的基本公共卫生服务。每年为 65 岁及以上老年人提供 1 次中医药健康管理服务	5.《国家基层高血压防治指南》《国家基层糖尿病防治指南》中提出，积极应用中医药方法开展高血压患者和 2 型糖尿病患者健康管理服务	6. 我国社区卫生服务中心（站）、乡镇卫生院和村卫生室的中医诊疗量占比偏低
养育（nurtures）	7. 健康指导对象包括老年人的亲属、邻居等	8. 通过居委会、村委扩大通知，提高老年人知晓率和覆盖面	9. 慢性病干预对象：患者本人

（一）老年慢性病患者健康行为干预的态度和价值观等感知因素分析

1. 积极的认知改变，指对慢性病患者健康行为干预产生积极影响的知识、态度、信念。中国公民健康素养——基本知识与技能（2015 年版）》中包含健康生活方式、戒烟限酒、少盐少油、饮食清淡、保持正常体重等针对慢性病患者健康行为的积极建议，有助于老年慢性病患者提高自身健康行为认知。特别是中医养生知识宣传，更契合老年慢性病患者工作和生活的文化大环境，增强中医药文化对老年慢性病患者健康行为的融入度，实现文化与健康相辅相成的互促局面。

2. 适中的感知促动。通过各种宣传途径和形式，展示健康知识或中医药内容，不同的老年慢性病患者接受度是有差异的，有的易于接受印刷材料或宣传栏学习健康知识，有的易于接受音像视频或现场咨询学习健康知识，等等。基层卫生机构多样化健康知识传播是常态。

3. 负面的认知影响。《国家基本公共卫生服务规范（第三版）》中，未明确将《健康教育中医药基本内容》与《中国公民中医养生保健素养》纳入健康教育内容中，而且 2014 年出台的《中国公民中医养生保健素养》至今未刊发释义版，对基层卫生机构中医药知识的大众化传播有一定影响，不利于老年慢性病患者全面了解和掌握中医药优化饮食、运动和穴位保健等技能。

（二）老年慢性病患者健康行为干预的资源可用性等使能因素分析

1. 积极的使能因素。目前，全国各地城乡基层卫生服务体系完备，社区卫生服务中心下辖卫生服务站、乡镇卫生院下辖村卫生室，都能够为居民提供免费、自愿的基本公共卫生服用，服务的可及性、可用性、协调性和连续性较高。老年慢性病患者通过家庭医生签约服务获得免费的健康管理、健康教育、慢性病随访、每年体检等服务，同时可获得每年 1 次的中医药健康管理服务。国家提供的这些免费公共卫生服务，促进了老年慢性病患者健康行为的调整与优化。

2. 可转换的促成因素。基层卫生机构参照《国家基层高血压防治指南》和《国家基层糖尿病防治指南》对辖区内的高血压或糖尿病患者进行随访干预，2020 年以后的两个指南版本都增加了应用中医药方法开展高血压或糖尿病患者健康行为干预的内容，为基层卫生机构丰富慢性病干预手段提供了依据。老年高血压或糖尿病患者有更大的可能接受中医药理念与方法，改变不健康行为。

3. 消极的使能因素。针对老年慢性病患者健康行为的中医药干预能否全面落实的基础是基层卫生机构中医药人才储备和诊疗量，从图 4-4 和图 4-5 可以看出，2015 年我国设有中医类别执业（助理）医师的社区卫生服务中心、社区卫生服务站、乡镇卫生院和村卫生室的比重出现跨越式提高，这一变化是受益于《中医药健康服务发展规划（2015－2020 年）》的出台，基层中医药发展迎来新机遇。从图 4-6 可以看出，2015 年只有村卫生室的中医类诊疗量占比有阶梯式提升，而乡镇卫生院和社区卫生服务中心的中医类诊疗量占比呈现的是平稳上升，这说明近五年虽然配置中医类别执业（助理）医师的基层卫生机构数量增长较快，但其实际的中医药诊疗能力提升有限，可能与中医药人才培养周期长有关。因此，基层卫生机构中医药人才匮乏、诊疗能力弱等问题，导致老年慢性病患者健康行为干预的中医药服务滞后，不能满足慢性病患者的需求。

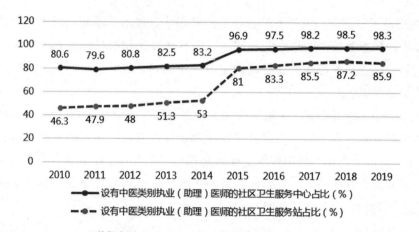

数据来源：2011—2020年中国卫生健康统计年鉴。

图 4-4　2010 至 2019 年我国设有中医医师的社区卫生服务中心或站的比例变化

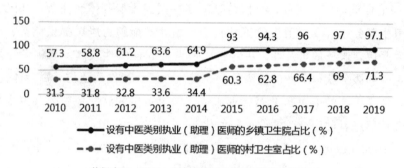

数据来源：2011—2020年中国卫生健康统计年鉴。

图 4-5　2010 至 2019 年设有中医医师的乡镇卫生院或村卫生室比例变化

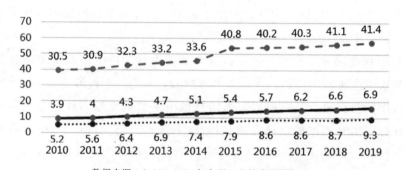

数据来源：2011—2020年中国卫生健康统计年鉴。

图 4-6　2010 至 2019 年我国基层卫生机构中医诊疗量的占比变化

（三）老年慢性病患者健康行为干预的社会网络等养育因素分析

1. 积极的养育者，是指老年慢性病患者在做出积极的健康行为改变和选择时，重要的他人和社区环境的影响。2018 年 9 月，河南卫生和计划生育委员会组织的"基本公卫基层行"活动中，根据《国家基本公共卫生服务规范（第三版）》编制的《基本公卫应知应会 100 问》中指出："每年为 65 岁及以上老年人提供 1 次健康管理服务，包括生活方式和健康状况评估、体格检查、辅助检查和健康指导，健康指导的对象不仅是老年人，也要让老年人的亲属、邻里了解。"这样有助于营造老年慢性病患者改善健康行为的良好氛围或周边环境，实现外部渗透与自身呼应的双重干预效果。

2. 适中的养育因素。基层卫生机构开展健康宣传教育活动，离不开居委会或村委会的各种支持。虽然居委会或村委会没有直接参与基层公共卫生服务，但对老年慢性病患者健康行为干预工作的顺利开展有较大影响，或者有助于提高老年慢性病患者健康知识的知晓率和健康行为干预服务的覆盖面，或者不作为。

3. 消极的养育因素。生活方式与不良习惯是导致慢性病的主要因素之一，且具有家族性。而基层卫生机构主要是针对老年慢性病患者本人进行健康行为干预，目前没有系统地针对慢性病患者亲朋好友的措施，这有可能造成对老年慢性病患者健康行为干预的低效或无效。

综上所述，通过对基层卫生机构慢性病患者健康行为干预措施的九宫格分析，从中医药文化视角看，基层老年慢性病患者健康行为干预措施的不足主要有以下三方面：一是，未制定和细化中医药干预高血压或糖尿病患者健康行为的具体方法与实施方案；二是，基层中医药公共卫生人才培养并未纳入发展规划中，导致中医药公共卫生人才补给滞后；三是，未制定关于慢性病患者全家族式的健康指导与教育细则。

三、基于中医药文化视角的老年慢性病患者健康行为干预建议

2021 年 6 月，国家中医药管理局等 5 部委联合下发的《中医药文化传播行动实施方案（2021—2025 年）》指出，"坚持传承精华、守正创新，使中医药成为群众促进健康的文化自觉。"因此，综合上述老年慢性病患者健康行为的实证分析与基层卫生机构慢性病患者健康行为干预的措施分析，顺应我国中医药传承创新与特色发展的新形势，建议卫生主管部门在推行现有政策措施的基础上，采取以下措施增强对老年慢性病患者的健康行为干预。

（一）出台《健康教育中医药基本内容》释义版和中药食材科普小册子

对未患慢性病老年人的健康教育，有助于降低其罹患慢性病的风险，增加健康寿命年。因此，卫生主管部门需尽早组织专家研讨、制定《健康教育中医药基本内容》释义版，让老人易学、易懂、易实践，减轻基层公共卫生人员宣传的难度，助力老年人中医药健康文化素养。

前述实证分析结果显示河南省老年慢性病患者体重偏高的比例大，一方面可能是饮食习惯不健康，另一方面可能是运动不足或不合理。在我国各地的饮食传统中，中药材常常用于各种烹饪食品中，正所谓"药食同源"，但非中医药专业的人士很难搞清

楚各种中药食材的正确使用方法。在实地调研中，有些老人反映希望能有正确食用中药材的相关保健知识传授。因此，卫生主管部门如果能够组织专家遴选常用中药食材，制定中药食材科普小册子，引导老年人合理食用中药材，有助于提高老年慢性病患者的饮食保健意识。

此外，CLHLS 数据和本项目实地调研数据分析的结果均显示老年慢性病患者中抑郁比例较高。中医药对情志的干预有独特的方法，其中养生运动和养生音乐调节情志的效果都得到了验证。因此，推广太极拳、五禽戏、八段锦等养生运动，既有助于减轻老年慢性病患者抑郁情况，又有助于增加老年慢性病患者的运动量，改善其运动不足的状况。

（二）制定基层卫生机构的公共卫生中医药人才培养规划

基层卫生机构的公共卫生承担着慢性病患者的健康教育与管理，但由于长期以来基层卫生机构中医药人才的匮乏，导致基层卫生机构中医药服务诊疗比例偏低、中医药诊疗服务能力低，影响了基层中医药健康教育与管理。目前河南省多数基层卫生机构的公共卫生科室没有专门的中医药人才，而是与中医科室医护人员配合完成中医药健康管理与教育，这就从时间和精力上牵制了中医药知识的传播与中医药养生技能的传授。2022 年 3 月，国务院办公厅印发《"十四五"中医药发展规划》提出，2025 年公民中医药健康文化素养水平达 25%，基层公共卫生直接面对居民，肩负着弘扬中医药健康文化的重任，因此，培养新时代中医药公共卫生人才已是迫在眉睫。中医药人才的培养周期较长，卫生主管部门应尽早制定中医药公共卫生人才培养计划与方案，助推老年慢性病患者健康行为的中医药干预。

（三）制定推广老年慢性病患者家族互助式健康行为干预措施

慢性病，又称生活方式疾病，老年慢性病患者的健康行为与其家人相关行为的关联性很高，对老年慢性病患者的健康行为干预不应仅停留在患者层面，而应扩展至家人或社区，那么如何将基层公共卫生干预扩展到患者家庭，目前还没有相应的配套政策。

2017 年，国务院办公厅《关于印发中国防治慢性病中长期规划（2017—2025 年）》提出，居民健康素养水平 2025 年达到 25%；中共中央国务院印发《"健康中国 2030"规划纲要》提出，居民健康素养水平 2030 年达到 30%；2022 年 5 月，国务院办公厅印发《"十四五"国民健康规划》提出，2025 年居民健康素养水平达到 25%。随着居民健康素养的整体提升，有助于老年慢性病患者的家人督促其改变不良健康行为，一定程度上起到对老年慢性病患者家人的行为干预，也能强化老年慢性病患者周边亲朋邻居的健康理念，通过社交小圈子起到正向影响。

计划经济时期，我国开展的以政府主导、全社会参与的爱国卫生运动，解决了最紧迫的公共卫生问题，基本消灭了严重危害人民健康的天花、鼠疫、黑热病等疾病。如今慢性病是我国基本公共卫生服务的主要疾病大类，开展新时代的爱国卫生知识教育非常必要。因此，卫生主管部门需要研讨针对老年慢性病患者及家人、邻里的全面健康教育规划，健全基层群众卫生组织，实行全民健康知识竞赛制度等一系列实施方案，实现全方位多层次老年慢性病患者健康行为干预的新格局。

（四）多部门需合作开展中医药宣教，提高居家老人中医药健康行为的自觉性

基层卫生机构在加大中医药保健知识传播的同时，进一步拓宽社区心理咨询服务的内容，鼓励居家老人参与太极拳等传统集体健身运动，有助于降低居家老人的心理问题。

1. 卫生机构与文化宣传出版部门合作

通过广播和电视台，开通老年人广播波段电视频道播放中医药文化宣传的故事或专家讲座，或者免费发放特制的中医药健康知识与健身运动的播放机，强化传统媒介的中医药文化传播作用。

2. 卫生机构与社区服务组织合作

首先，加大对城镇居民全方位多层次的中医药健康知识宣传与健身运动，增加居家老人中医药健康活动的参与机会，激发他们的参与热情与积极性；其次，组织有余力的老年人成立中医药文化宣传队，深入到农村或文化程度低的老人中，帮助并带动他们学习中医药健康知识；最后，切实推进中医药文化进中小学、入社区的宣传活动，因人而异丰富中医药文化传播内容与形式，

3. 信息技术部门与中医药教育科研机构合作

针对居家老人开发中医药保健智能机器人，为社区卫生机构更多元化的中医药服务与文化认同宣传提供新技术与硬件保障。

第五章 老年人签约服务利用与评价

我国是世界上老年人口最多的国家，60岁及以上老年人口达2.49亿，占总人口的17.9%，近1.8亿老年人患有慢性病。慢性病服务是社区卫生机构家庭医生签约服务的主要内容，老年人是签约服务的重点人群，老年人签约服务利用情况将直接关系到慢性病"防、控、管"的效果，关系到签约服务质量的改善。目前，河南省老年人等重点人群的签约率已经超过60%，但由于居民对家庭医生的技术缺乏信任等原因，"签而不约"现象普遍存在。

第一节 老年人基层卫生服务利用的问卷设计与实施

一、初级医疗保健测量量表

（一）初级医疗保健的属性

1996年，尼泊尔特里布万大学（Tribhuvan University）医学研究所（IOM）一份报告中将初级医疗保健定义为"由临床医生负责提供的满足大多数个人医疗保健需求，与患者建立持续的伙伴关系，在家庭和社区范围内开展的综合、可及的医疗保健服务。"该报告认为初级保健的基本属性包括全面性、协调性、连续性和可及性。

综合性，即综合解决患者生命中任何特定阶段的任何健康问题；协调性，即协调确保提供满足患者需求的健康服务和信息组合，以及这些服务之间的联系或合理排序，包括社区的资源；连续性，是指一段时间内由单个医疗保健专业人员或团队提供的护理（临床医生连续性），以及事件、风险、建议和患者偏好等健康信息的有效和及时沟通（记录连续性）；可及性，是指患者可以很容易地就任何健康问题与临床医生进行互动，例如，通过电话或在治疗地点；包括努力消除障碍，例如，那些由地理、行政障碍、金融、文化和语言造成的问题。

Malouin等研究比较分析了九个测评初级医疗保健的工具后，认为初级医疗保健评估工具（PCAT）是唯一测试内容和测试版本最全的初级保健测评工具。

（二）初级保健测量量表的修订

PCAT-AE（Primary Care Assessment Tool-Adult Edition）是由美国约翰霍普金斯大学基层保健政策中心研发的初级医疗保健评估系列工具之成人版，它是从成人患者角度测量初级医疗保健服务质量。PCAT-AE 由社区首诊服务（First Contact care）、连续性服务（Continuous care）、协调性服务（Coordinated care）、综合性服务（Comprehensive care）4 个核心要素和以家庭为中心（Family-centered care）、以社区为导向（Community-oriented care）、文化背景胜任能力（Culturally competent）组成的 3 个相关维度，每个核心要素又包含 2 个维度。

美国学者（LEIYU SHI et al.，2001）对最初包含 92 个条目的 PCAT-AE 量表做了进一步的验证，删除 18 个条目变成含有 74 条目的 PCAT-AE 简化版。PCAT 已被翻译成西班牙语、巴西语（葡萄牙语）等。韩国学者（Lee et al.，2009）探索韩国初级保健评估工具（KPCAT）时，将 PCAT-AE 精简为 21 条目，并对其适用性做了评价。2013 年，我国学者张丽芳等使用 PCAT-AE 量表在我国本土社区卫生服务利用者中调查，并对其在我国大陆使用进行了信效度评价，在 74 条目 PCAT-AE 精简版的基础上删减了 31 个条目，构建了含有 43 个条目的 PCAT-AE，并认为该工具信度与效度均可。此后，匡莉等提出并验证了包含 23 个条目的 PCAT-AE 简短版，认为 PCAT-AE 具有重要的借鉴价值，PCAT-AE 简短版在我国具有一定的适用性。总之，PCAT-AE 对我国社区卫生服务测评的适用性，还需要结合我国基层卫生改革与发展情况不断修订与完善。

（三）PCAT-AE 在居家老人中使用的条目筛选

本研究以 PCAT-AE 作为测试量表，采用"直接引入＋汉化＋局部修缮"方式进行本土化。首先，将 74 条目 PCAT-AE 量表翻译为中文，结合我国基层卫生机构的服务内容与职能定位，形成量表初版。第二，邀请基层卫生工作者、老年服务、基层卫生服务研究者组成专家组，讨论量表初版，删去或修改不适宜老年人、与我国基层卫生服务不符的条目。然后，小范围预调研，通过对某社区卫生服务中心就医的老年人进行调查，修改老年人难以理解或概念模糊的字句和语句，形成正式调查量表。正式量表包括 10 个维度 25 个条目，四个核心要素分别为首诊使用（2 个条目）、首诊可及性（2 个条目）、连续性（3 个条目）、综合性可用（4 个条目）、综合性提供（3 个条目）、协调性转诊（2 个条目）、协调性信息（2 个条目）、便捷性（1 个条目）；三个相关要素分别为以家庭为中心（1 个条目）、以社区为导向和文化背景胜任力（4 个条目），参见表 5-1。

二、安德森卫生服务利用行为模型

安德森卫生服务利用行为模型由洛杉矶加州大学公共卫生学院罗纳德·安德森教授于 1968 年创建，是研究与分析卫生服务利用的最经典模型，广泛应用于卫生体系评价和卫生服务研究。安德森模型自创建以来，经多项实证研究验证，被学界和实践部门普遍认为是分析卫生服务利用的最适宜模型。安德森模型历经多次填补和修正，模型解释力不断深化，能够更加全面和完善地分析卫生服务利用行为。

最新的安德森模型包括环境因素、个人特征、医疗行为和医疗结果四个维度，参见图 5-1。医疗服务体系、卫生政策和外部环境成为影响个人卫生服务利用行为的因素，统称为"环境因素"。倾向特征、能力资源和需要反映个人特征。其中，倾向特征包括人口学特征、社会结构、健康信念等；需要是指个人对卫生服务的认知需要（对自身疾病状态和健康状况的主观判断）与评价需要（医生对患者健康状况的客观测量与专业评估）；能力资源按职能要素划归为"资源"和"组织"，资源指劳动力与资金的数量及其分配、医疗服务人员的教育、培养和基础设施，组织指卫生系统如何管理资源，最终将影响卫生服务结构与可及性。医疗行为包括个人自我医疗、医疗服务过程和医疗服务利用等三种不同的卫生服务利用方式。医疗结果包括认知健康状况、评估健康状况、患者满意度三个评价指标，如图 5-1 所示。

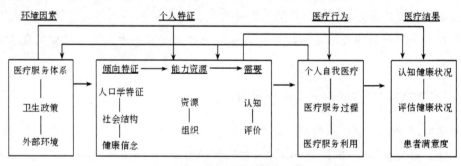

图 5-1　安德森卫生服务利用行为模型内容框架

表 5-1　基层医疗服务评价工具 PCAT-AE 老人简短版内容

维度	条目内容	条目数
社区首诊（使用）	当您需要体检时，会首先去社区卫生机构吗？ 当您觉得身体不舒服时，首先去社区卫生机构看病的可能性为多大？	2
社区首诊（可及）	在社区卫生机构营业时间，您可以打电话或通过微信咨询吗？ 在社区卫生机构非营业时间，您可以打电话或通过微信等方式咨询吗？	2
持续性	社区卫生机构的医生是否会耐心听您叙述病情？ 社区卫生机构的医护人员是否知道您最严重的健康问题？ 社区卫生机构的医生知道您正在服用的所有药物吗？	3

维度	条目内容	条目数
协调性（转诊）	社区卫生机构的医生有没有建议过您去大医院或专科医院治疗 社区卫生机构的医生是否知道您去看过大医院或专科医院 社区卫生机构的医生是否会和您讨论其他地方的就医选择？	3
协调性（信息系统）	社区卫生机构是否有您看病的所有记录？ 您每次去社区卫生机构看病时，医生都会参考您以前的看病记录吗？	2
综合性（可及）	据您所知，社区卫生机构会提供高血压管理及随访服务吗？ 据您所知，社区卫生机构会提供糖尿病管理及随访服务吗？ 据您所知，社区卫生机构会提供高血脂管理及随访服务吗？ 据您所知，社区卫生机构会提供家庭出诊/家庭护理/老年病床上门服务吗？	4
综合性（提供）	当您去社区卫生机构时，医护人员询问您血脂情况的频率？ 当您去社区卫生机构时，医护人员询问您血压情况的频率？ 当您去社区卫生机构时，医护人员询问您服药情况的频率？	3
以社区为导向（面向社区、文化胜任力）	社区卫生机构的医护人员会和您谈需要防范哪些社区内的流行病吗？ 社区卫生机构的医护人员会不会和社区或街道的工作人员联合来提供更好的服务呢？ 您会推荐您的亲戚朋友去社区卫生机构或找某位医生就诊？ 您会推荐您的亲戚朋友去社区卫生机构接受中医服务吗？	4
以病人为中心	社区卫生机构的医生在为您制定治疗方案时，会征求您的意见吗？	1
快捷性	您到达社区卫生机构后，需要等候超过 30 分钟才能见到医生吗？	1

三、居家老人社区卫生服务利用调查的内容

（一）居家老人社区卫生服务利用调查的设计思路

河南省居家老人社区卫生服务利用调查表是以安德森服务利用行为模型为基本框架，结合课题需要细化制定安德森模型各部分的具体条目设置。鉴于课题研究的范围在河南省内，卫生政策、服务体系和外部环境等环境因素差异很小，且相对稳定，对河南省居家老人社区卫生服务利用研究不考虑环境因素，只考虑模型中的个人特征、健康行为和健康结果等三个维度。

个人特征框架下的三方面内容设置的来源：第一，人口学特征的相关题目，主要参考了国家卫生服务调查中的家庭健康询问调查表；倾向特征中社会支持和健康信念

119

的测量题目，主要引用了社会支持量表和健康信念量表的原题。第二，能力资源的服务可及性测量，利用 PCAT-AE 量表的相关条目结合我国实际进行修改而成；第三，感知需求中的抑郁评定题目是采用了老年人抑郁评定量表（GDS-5）。

健康行为框架下三方面内容的具体问题设置：第一，个人保健的相关题目，主要参考了国家卫生服务调查中的家庭健康询问调查表；药物依从性测量是采用了 Morisky 用药依从性问卷（CMMAS-8）；第二，服务过程与服务利用相关问题，是 PCAT-AE 量表的相关条目结合我国实际进行修改而成。

健康结果是采用服务满意度和生存质量两个指标，其中服务满意度的题目是参考了 PCAT-AE 量表的相关条目，生存质量采用了 SF-12 量表进行测量。

（二）居家老人社区卫生服务利用调查的内容框架

河南省居家老人社区卫生服务利用调查表的内容包括个人基本情况、自我保健、患病情况、情志评定、服药依从性、社区卫生服务利用、社区诊疗满意度、生存质量、社会支持、健康信念等 10 方面内容，总计 115 个问题，参见图 5-2 和附录 3。

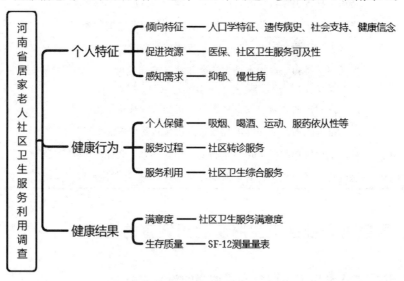

图 5-2　基于安德森模型的老年人社区卫生服务利用调查内容

四、河南省居家老人社区卫生服务利用调查的实施

（一）确定调查样本量

1. 按照无限总体率估算简单随机抽样的样本量

计算公式如下：

置信区间　　　P: 具有相关属性的人口（估计）比例

$$n = \frac{z_{\alpha/2}^2 \; p(1-p)}{E^2}$$

样本量　　　　　　　误差幅度

假定显著水平 $\alpha = 0.05$，置信水平＝1－显著水平＝95％，$Z_{\alpha/2} = 1.96$，若按 60 岁以上老人占比 $p = 0.167$（2018 年河南省人口数据，依据河南省统计年鉴），$1 - p = 0.833$，误差 $E = 5\%$ 时，样本量 $n = 203$，在此样本量的基础上增加 20％，则 $n = 243$；如果误差 $E = 4\%$ 时，样本量 $n = 334$，在此样本量的基础上增加 20％，则 $n = 401$。

2．按照量表条目数估算样本量

依据调查表各量表总条目数 70 个的 5 倍或 10 倍计算样本量，则最低调查样本数为 350 人。

综合上述两种常用样本量估计方法的计算结果，本课题拟选取不低于 350 个样本。

（二）调查方式

2019 年河南省统计年鉴显示截至 2018 年底全省常住人口为 9 605 万人，60 岁以上老年人占比为 16.7％，65 岁以上老年人占比为 10.6％。按照各地市年人均 GDP 分为 ABC 三类地区，即年人均 GDP≥10 万元为 A 类地区，包括郑州市，城镇化率为 73％；5 万元≤年人均 GDP＜10 万元为 B 类地区，包括洛阳、鹤壁、焦作、许昌、三门峡、济源等 6 个地市，城镇化率平均为 58％；年人均 GDP＜5 万元为 C 类地区，包括开封、平顶山、安阳、新乡、濮阳、漯河、南阳、商丘、信阳、周口、驻马店等 11 个地市，城镇化率平均为 48％。2018 年，这三类地区 60 岁以上老年人口的占比分别为 10％、20％和 70％，我们按照此比例抽取样本，如表 5-2 所示。调查方式采用分层、比率和随机结合的方式，抽取河南省居家老人作为调查样本。

表 5-2　样本选取的依据

地区分类	城市数量	年人均 GDP（万元）	城镇化率	抽样比例
A	1 个	10 及以上	73％	10％
B	6 个	5～10	58％	20％
C	11 个	5 以下	48％	70％

注：A 类地区为郑州市；B 类地区为洛阳、鹤壁、焦作、许昌、三门峡、济源等 6 市；C 类地区为开封、平顶山、安阳、新乡、濮阳、漯河、南阳、商丘、信阳、周口、驻马店等 11 市。

（三）组织与实施调查

1. 第一阶段

2020 年 12 月，在河南中医药大学管理学院和护理学院招募调研员，有 53 名 2020 级本科生通过两轮面试。这些调研员学生家庭分散居住在三类地区 18 个城市所辖的区域，具有一定的随机特性。

2021 年 1 月 4 日，课题组对调研员进行了系统培训，让调研员熟悉本次调研的内容、调研对象认定、如何进行访谈以及注意事项。为了保证调查过程的顺利、适当降低访谈难度，本次调查要求调研员寒假期间，访谈自家老年人、邻居或同社区的老年人，访谈过程要全程录音或录像，录像主要用于录制老年人自填纸质问卷的过程，每位调研员访谈人数上限为 5 人，如果有困难（比如家里老人病情严重等），可以放弃调查。

调查表的发放以问卷星电子版调研员访谈方式为主，以纸质版老年人自填为辅的方式。主要考虑到部分老年人有能力独自选择回答问卷中问题，此时调研员负责为老年人解答调查表中的疑惑内容，并检查老年人完成情况。调查开始前，调研员需要征询被访老年人的意见，即将知情同意书内容告知老年人，征得老年人同意后，再开始询问调查问卷正文内容。

截至 2021 年 2 月底，43 位调研员每人完成 1～5 份数目不等的调查访谈，其他调研员或者调研过程有问题或者没有调研，最后收回有效调查表 124 份。

2. 第二阶段

2021 年 3 月，组织 23 名公共管理专业研究生进行培训后，实施调查。主要访谈自家老人、邻居或居住在同一社区的老年人，并且访谈过程要全程录音，经审查剔除 15 份不符合要求的调查表，收回有效调查表 113 份。

在前两个阶段获取的有效样本量（237 个）的基础上，对 PCAT-AE 量表进行了信效度检验，验证了 25 条目的老年人适用的 PCAT-AE 简易量表（参见第二节），用于后续进一步的统计分析。

3. 第三阶段

2021 年 9 月，组织 216 名 2021 级新生进行培训后，要求其对自家老人进行调查，并上传录音或录像，经审查剔除 33 份不符合要求的调查表，收回有效调查表 183 份。

综合三次实地调查的结果，最终获得关于河南省居家老人社区卫生服务利用调查的有效样本数据 420 份，用于相关问题的数据分析。

（四）调查误差计算

若依据 2018 年河南统计年鉴，60 岁以上老年人占比 16.7％，即 $p=0.167$，假定

显著水平 $\alpha=0.05$，置信水平＝1－显著水平＝95％，$Z_{a/2}=1.96$，则通过前述样本量计算公式，得出误差 $E=4.75\%$。2021 年 5 月河南省第七次人口普查数据公布，60 岁及以上人口为 1 796.4 万人，占 18.08％（其中，65 岁及以上人口为 1 340.2 万人，占 13.49％）；男性人口为 4 983.2 万人，占 50.15％；女性人口为 4 953.3 万人，占 49.85％。据此数据修正后，若按 60 岁以上老人占比 $p=0.181$，$1-p=0.819$，假定显著水平 $\alpha=0.05$，置信水平＝1－显著水平＝95％，$Z_{a/2}=1.96$，实际有效样本数量 $n=237$，则误差 $E=0.14\%$。

总之，如果假定河南省居家老人社区卫生服务利用调查的显著水平 $\alpha=0.05$，置信水平为 95％，则样本量为 420 时，调查误差在可以接受范围（低于 5％）。

第二节 居家老人基层卫生服务利用调查数据的预处理

一、变量定义与赋值

为了更好地测量河南省居家老人的个人特征、健康行为和健康结果，调查问卷中引入了老年人抑郁评定量表、用药依从性量表、社会支持量表、生存质量量表、PCAT-AE 量表、健康信念量表和服务满意度量表等 7 个量表，其中前 4 个量表有相应的计分标准，PCAT-AE 量表、健康信念量表和服务满意度量表在各条目赋值的基础上还需要进一步检验与综合计算。

（一）调查表中的量表赋值计算依据

1. 老年人抑郁评定量表（GDS-5）

根据患者的回答情况分别计分，其中条目 2～5 的答案均设计为是、否，分别计 1 分和 0 分；条目 1 为反向计分，回答是，计 0 分，否，计 1 分；根据各条目评分之和对患者抑郁程度进行评价，分值越高，代表抑郁程度越高。评分＜2 分为正常（无抑郁），赋值 0；评分≥2 分且＜3 分为轻度抑郁，赋值 1；评分≥3 分且＜4 分为中度抑郁，赋值 2；评分≥4 分为重度抑郁，赋值 3。

2. Morisky 用药依从性量表

根据患者的回答情况分别计分，其中条目 1～4、6～7 的答案均设计为是、否，分别计 0 分和 1 分；条目 5 为反向计分；条目 8 依据 Likert 5 级评分法，选项分别设置为非常容易、容易、一般、困难、非常困难，分别赋予 1 分、0.75 分、0.5 分、0.25 分和 0 分。之后，根据各条目评分之和对患者用药依从性进行评价，分值越高，代表依从性越好；CM08 题（从不/非常容易＝1 分；偶尔/容易＝0.75 分；有时/一般＝0.5

分；经常/困难＝0.25分；总是/很难＝0分）。评分＜6分提示患者依从性低，赋值0；评分≥6分且＜8分为依从性中等，赋值1；评分＝8分为依从性高，赋值2。

3. 社会支持量表（SSRS）

社会支持评定最表条目计分方法：第1～4，8～10条：每条只选1项。选择第1，2，3，4条分别计1、2、3、4分；第5条分A、B、C、D、E四项计总分，每项从无到全力支持分别计1～4分（1＝无，2＝极少，3＝一般，4＝全力支持）；第6，7条如回答"无任何来源"则计0分，回答"下列来源一者，有几个来源就计几分"。社会支持评定量表分析方法：总分即10个条目计分之和；客观支持分：第2，6，7条评分之和；主观支持分：第1，3，4，5条评分之和；对支持的利用度：第8，9，10条评分之和。

4. SF-12 生存质量量表

考虑到每个测量维度中的条目表述顺序不一致，需要对原始数据进行重新赋值，以便直接反映生活质量得分的高低。此外，由于各维度包含的条目数不同，无法比较不同维度生活质量得分的高低，所以需要对原始分数进行标准化转换。其计算公式如下：

标准化得分＝（原始得分－条目最低分）×100/（条目最高分－条目最低分）

其中SF1、SF8、SF9、SF10四个条目是反向计分，其他条目均正向计分（即按照选项，计分由高至低），SF1、SF4～SF12的条目最高分为5，条目最低分为1；SF2、SF3的条目最高分为3，条目最低分为1。

每个条目按照上述公式折合后，再按照8个维度，分别合计GH＝总体健康，PF＝生理功能，RP＝生理职能，BP＝躯体疼痛，VT＝活力，SF＝社会功能，RE＝情感职能，MH＝心理健康，以及GH、PF、RP、BP维度得分合计可计算出生理总评分（PCS），根据VT、SF、RE、MH维度得分合计可计算出心理总评分（MCS）。量表总分为各维度得分之和，总分范围为0～100分，分值越高，说明调查对象主观感觉越好、生命质量越好。

5. PCAT-AE 量表

PCAT所含问题答案是基于Likert 4级量表设计方式，每一问题答案选项包括"4. 一定会""3. 可能会""2. 可能不会""1. 一定不会"和"9. 不肯定/不知道"。对于大部分问题，1～4选项代表其分值，若某一维度下选9的问题比例小于50%，则将选项9计分为2，反之，不计分。对"您到达社区卫生机构后，需要等候超过30分钟才能见到医生吗？"条目采取反转计分，即选4记为1分，选3记为2分，以此类推。每一维度得分为所含条目得分的合计，PCAT总得分为核心维度得分总和。

6. 健康信念量表和服务满意度量表

健康信念量表中，各条目计分：1＝完全不同意；2＝不同意；3＝不确定；4＝比较同意；5＝完全同意。服务满意度量表中，各条目计分：5＝非常满意；4＝比较满意；3＝一般；2＝不满意；1＝非常不满意。

（二）变量定义与赋值

基于安德森服务利用行为模型，按照图 5-2 的维度与变量内容，对调查表中相关变量定义并赋值，如表 5-3 所示。

表 5-3　变量定义与赋值

维度	影响因素	变量	赋值
个人特征	倾向特征	年龄	61～70＝3；71～80＝2；81 及以上＝1
		职业	农民＝1；其他职业＝2；专业技术等＝3
		城乡	城镇＝1；农村＝2
		居住情况	独居＝0；与家人同住＝1
		教育	小学及以下＝1；初中＝2；高中及以上＝3
		婚姻	有配偶（已婚、同居）＝1；无配偶（未婚、离异、丧偶）＝2
		收入	2 000 元及以下＝1；2 001～4 000＝2；4 001 及以上＝3
		子女数	3 个及以上＝3；2 个＝2；1 个及以下＝1
		遗传病史	无＝1；有＝2
		社会支持	社会支持总分
		健康信念	健康信念总分
	能力资源	医保	有＝1；无＝0
		PCAT 服务可及性	相关条目分值合计
	感知需要	慢性病	是＝1，否＝2；
		抑郁程度	正常＝0；轻度抑郁＝1；中度抑郁＝2；重度抑郁＝3
健康行为	个人保健	抽烟	吸烟＝1，不吸烟＝2
		喝酒	饮酒＝1，不饮酒＝2
		运动	周运动不足 1 次＝1，周运动 1～2 次＝2；周运动 3 次及以上＝3
		刷牙	不足 1 次＝1；1 次＝2；2 次及以上＝3
		BMI	过轻（BMI＜18.5）＝3；正常（18.5≤BMI＜23.9）＝2；过重（24≤BMI＜27.9）＝1；肥胖（BMI≥28）＝0
		服药依从性	低依从性＝0；中度依从性＝1；高度依次性＝2
健康结果	服务过程	PCAT 转诊	相关条目分值合计
	服务利用	PCAT 综合性	相关条目分值合计
	满意度	PCAT 满意度	相关条目分值合计
	生存质量	SF-12 量表	生存质量总分

二、PCAT 老年人简短版量表的信效度检验

（一）探索性因子分析

PCAT 从初级卫生保健的基本特征出发，对首诊、连续性、综合性以及协调性四个核心维度，以病人及家庭为中心、面向社区以及就医文化与交流三个延伸维度进行评价。

对 PCAT 老年人简短版量表的 25 个条目进行探索性因子分析，采用主成分分析，抽取公共因素，求得初始负荷矩阵，然后采用 Varimax 正交旋转法求出最终的因素负荷矩阵。KMO 检验值为 0.88，Bartlett's 球形检验统计量为 1 103（$df=190$，$P<0.01$），提示适合做因子分析，说明量表的效度较高。以固定因子数目 10，进行探索性因子分析。结果显示大于 1 因子数目为 10 个，特征值分别为：3.28、2.49、2.46、2.06、1.84、1.82、1.66、1.59、1.16、1.07，累积贡献率为 77.76%，参见表 5-4。社区首诊、连续性、协调性、综合性的条目与原量表一致，而社区导向、文化胜任力和家庭为中心的条目归因与原量表有所不同，PCAT-AE 表为 3 个维度，而 PCAT 老人简短版为两个维度。条目"您到达社区卫生机构后，需要等候超过 30 分钟才能见到医生吗？"单独一维度，即快捷性。

（二）信度检验

平均方差提取值（AVE）衡量收敛效度；建构信度（CR）反映了每个潜变量中所有题目是否一致性地解释该潜变量，当该值高于 0.70 时表示该潜变量具有较好的建构信度。采用方差析出量 AVE 与组合信度检验 PCAT-AE 老人简短版核心四要素的信度，所得结果如表 5-5 所示。由表 5-5 可见，社区首诊（使用）、社区首诊（可及）、持续性、协调性（转诊）、协调性（信息系统）、综合性（可及）、综合性（提供）的 AVE 值分别为 0.72、0.79、0.51、0.56、0.64、0.66、0.66，均大于 0.5 的临界值；其组合信度依次为 0.82、0.88、0.76、0.79、0.78、0.88、0.85，均高于 0.60 的临界值及相应的 AVE 值。

表5-4 老年人对社区卫生服务质量评价量表的探索性因子分析结果

条目	社区首诊-使用	社区首诊-可及	连续性	协调性-转诊	协调性-信息	综合性-可用	综合性-提供	面向社区与文化交流	面向患者	快捷性	因子载荷/%	累计载荷/%
PB1 当您需要体检时，会首先去社区卫生机构吗？	0.01										6.34	6.34
PB2 当您觉得身体不舒服时，首先去社区卫生机构看病的可能性为多大？	0.86											
PC3 在社区卫生机构营业时间，您可以打电话或通过微信咨询吗？		0.89									7.29	13.63
PC4 在社区卫生机构非营业时间，您可以打电话或通过微信等方式咨询吗？		0.89										
PD5 社区卫生机构的医生是否会耐心听您叙述病情？			0.68								7.35	20.98
PD8 社区卫生机构的医护人员是否知道您最严重的健康问题？			0.76									
PD12 社区卫生机构的医生知道您正在服用的所有药物吗？			0.70									
PE2 社区卫生机构的医生有没有建议过您去大医院或专科医院治疗				0.80							8.25	29.23
PE3 社区卫生机构的医生是否会知道您去看过大医院或专科医院				0.75								
PE4 社区卫生机构的医生是否会和您讨论其他地方的就医选择？				0.70								
PF1 社区卫生机构是否有您看病的所有记录？					0.83						6.65	35.89
PF2 您每次去社区卫生机构看病时，医生都会参考您以前的看病记录吗？					0.77							

续表

条目	社区首诊-使用	社区首诊-可及	连续性	协调性-转诊	协调性-信息	综合性-可用	综合性-提供	面向社区与文化交流	面向患者快捷性	因子载荷/%	累计载荷/%
PG7 据您所知,社区卫生机构会提供高血压慢性病管理及随访服务吗？						0.86				13.11	48.99
PG8 据您所知,社区卫生机构会提供糖尿病慢性病管理及随访服务吗？						0.88					
PG9 据您所知,社区卫生机构会提供高血脂慢性病管理及随访服务吗？						0.66					
PG10 据您所知,社区卫生机构会提供家庭出诊/家庭护理老年病床上门服务吗？						0.61					
PH4 当您去社区卫生机构时,医护人员询问您的血脂情况的频率？							0.77			9.86	58.85
PH5 当您去社区卫生机构时,医护人员询问您的血压情况的频率？							0.87				
PH6 当您去社区卫生机构时,医护人员询问您服药的情况的频率？							0.80				
PJ2 社区卫生机构的医护人员会与您谈需要防范哪些社区内的流行病吗？								0.66		9.97	68.82
PJ3 社区卫生机构的医护人员会不会和社区或街道的工作人员联合来提供更好的服务呢？								0.57			
PK1 您会推荐您的亲戚朋友去社区卫生机构或某位医生就诊？								0.78			
PK2 您会推荐您的亲戚朋友去社区卫生机构接受中医服务吗？								0.78			
PT1 社区卫生机构的医生在为您制定治疗方案时,会征求您的意见吗？									0.87	4.3	73.12
PC6 您到达社区卫生机构后,需要等候超过30分钟才能见到医生吗？									0.93	4.63	77.75

表 5-5　PCAT 老年人简短版量表的内部一致性信度和组合信度检验

维度	条目数	条目与本维度相关系数	Cronbach's α	CR	AVE
社区首诊（使用）	2	$0.858^{**} \sim 0.892^{**}$	0.692	0.82	0.72
社区首诊（可及）	2	$0.939^{**} \sim 0.939^{**}$	0.866	0.88	0.79
持续性	3	$0.670^{**} \sim 0.816^{**}$	0.65	0.76	0.51
协调性（转诊）	3	$0.801^{**} \sim 0.828^{**}$	0.743	0.79	0.56
协调性（信息系统）	2	$0.892^{**} \sim 0.918^{**}$	0.775	0.78	0.64
综合性（可及）	4	$0.729^{**} \sim 0.913^{**}$	0.888	0.88	0.66
综合性（提供）	3	$0.861^{**} \sim 0.901^{**}$	0.855	0.85	0.66
以社区为导向（面向社区、文化胜任力）	4	$0.771^{**} \sim 0.814^{**}$	0.809		
以病人为中心	1	1	—		
快捷性	1	1	—		

注：** 表示 P＜0.01；一代表无此数据。

（二）效度检验

采用不同潜变量或因子的均方根与不同变量或因子之间的相关系数比较的方法进行区分效度检验。要判断区分效度是否满足分析要求，关键就是看两个维度之间的相关系数小于两个维度 AVE 的均方根。表 5-6 显示，各因子的 AVE 平方根均大于所在行和列的相关系数值，说明量表具有很好的区分效度。

表 5-6　PCAT 老年人简短版量表区分效度分析结果

核心要素	FCU	FCA	ON	COI	COT	CMA	CMP
首诊 FCU	0.849						
首诊 FCA	0.283^{**}	0.889					
持续性 ON	0.340^{**}	0.274^{**}	0.714				
协调性 COI	0.204^{**}	0.274^{**}	0.319^{**}	0.748			
协调性 COT	0.304^{**}	0.322^{**}	0.338^{**}	0.395^{**}	0.8		
综合性 CMA	0.206^{**}	0.345^{**}	0.289^{**}	0.408^{**}	0.343^{**}	0.812	
综合性 CMP	0.294^{**}	0.253^{**}	0.307^{**}	0.456^{**}	0.296^{**}	0.408^{**}	0.812
要素总分	0.531^{**}	0.578^{**}	0.597^{**}	0.660^{**}	0.642^{**}	0.728^{**}	0.730^{**}

注：** 表示 $P＜0.01$；对角线为各维度 AVE 的平方根数值。

三、居民健康信念量表的信效度检验

对健康信念量表的 11 个条目进行探索性因子分析，采用主成分分析，抽取公共因素，求得初始负荷矩阵，然后采用 Varimax 正交旋转法求出最终的因素负荷矩阵。KMO 检验值为 0.799，Bartlett's 球形检验统计量为 1 628.32（$df=55$，$P<0.000$），提示适合做因子分析。

表 5-7　健康信念量表因子载荷与信效度检验结果

条目	干预有效性	感知严重性	感知风险性	克隆巴赫 Alpha
AU1 与其他人相比，您感觉自己更容易生病			0.843	
AU2 您觉得自己患慢性病的风险很大			0.806	
AU3 您认为一些所谓的不良生活习惯（抽烟、喝酒、久坐等）不会导致身体健康状况不佳			0.465	
AU4 您认为不进行定期健康检查会延误疾病诊断和治疗		0.651		
AU5 您认为身体健康不佳（生病/意外）会影响到日常生活		0.806		
AU6 您认为身体健康不佳（生病/意外）会加重自己/子女的经济负担		0.811		
AU7 您认为身体健康不佳（生病/意外）会有很不好的后果，甚至导致死亡		0.746		
AU8 您认为利用社区卫生服务可以预防和减少疾病和意外伤害的发生	0.745			
AU9 您认为利用社区卫生服务可以延缓慢性病的病程，减少并发症的发生	0.860			
AU10 您认为利用社区卫生服务可以让您对自己身体状况更有控制感	0.879			
AU11 您认为利用社区卫生服务可以改变您的一些不利于健康的不良习惯	0.801			0.716
方差百分比	26.108	22.465	14.739	
累积方差贡献率%	26.108	48.574	63.313	
巴特利特球形度检验	$\chi^2=1\ 628.32$		KMO=0.799	

由表 5-7 中因子载荷矩阵可知，提取的第一个主成分的方差贡献率为 6.108%，主要解释居家老人利用社区卫生服务的效果，可命名为干预有效性因子；提取的第二个主成分的方差贡献率为 22.465%，主要解释老年人生病严重认识，可命名为感知严重性因子；提取的第三个主成分的方差贡献率为 14.739%，主要解释居家老人对自身患病风险的认知，可命名为感知风险性因子。为了全面分析居家老人健康信念，构建以 3 个因子的方差贡献率为权数，得到居家老人健康信念总评分 =（干预有效性×26.108%＋感知严重性×22.465%＋感知风险性×14.739%）/63.313%。

该量表的 Cronbach's α 值为 0.716，说明量表的信度尚可，KMO 检验值为 0.799，说明量表的效度较高。

四、社区卫生服务满意度量表的信效度检验

表 5-8　居民社区卫生服务满意度量表的因子载荷和信效度检验结果

条目	满意度	累积方差贡献率/%	克隆巴赫 Alpha
PN1 您对社区卫生机构的就医环境感到满意吗？	0.748		
PN2 您对社区卫生机构医护人员技术水平感到满意吗？	0.775		
PN3 您对社区卫生机构药品种类感到满意吗？	0.769	60.418	0.939
PN4 您对社区卫生机构医疗设备完整性感到满意吗？	0.760		
PN5 您对社区卫生机构的收费状况感到满意吗？	0.720		
PN6 您对社区卫生机构服务的效果感到满意吗？	0.823		
PN7 您对社区卫生机构医护人员的态度感到满意吗？	0.802		
PN8 您对社区卫生机构候诊时间感到满意吗？	0.762		
PN9 您到社区卫生机构的方便程度	0.742		
PN10 社区卫生机构提供基础健康服务的齐全程度	0.816		
PN11 社区卫生机构医护人员在治疗过程中征询您的意见情况	0.758		
PN12 对社区卫生机构卫生服务总体的满意程度	0.843		
巴特利特球形度检验近似卡方值	3 442.968		
KMO	0.942		

对满意度量表的 12 个条目进行探索性因子分析，采用主成分分析，抽取公共因素，求得初始负荷矩阵，然后采用 Varimax 正交旋转法求出最终的因素负荷矩阵。KMO 检验值为 0.941，Bartlett's 球形检验统计量为 3 442.968（$df=66$，$P<0.000$），提示适合做因子分析。应用主成分分析法提取特征根＞1 的 1 个因子，累积方差贡献率为 60.418%，参见表 5-8。居家老人对社区卫生服务满意度总值为量表各条目分值合计。该量表的 Cronbach's α 值为 0.939，说明量表的信度高，KMO 检验值为 0.942，说明量表的效度高。

第三节　居家老人基层卫生服务利用的实证分析

在数据预处理的基础上，采用卡方检验、T 检验和二元 logistic 回归分析方法，对河南省居家老人基层卫生服务利用情况进行实证分析。

一、河南省受访居家老人基本情况

（一）不同地区受访老人的城乡、性别、年龄、收入、职业等分布情况

表 5-9 显示，3 个地区的受访老人城乡比例存在差异，且差异具有统计学意义。其中郑州市的受访老人城镇比例 71.79%，与该地区城镇化率基本一致；洛阳等 6 地市和南阳等 11 地市的受访老人城镇比例偏低，低于 2020 年河南省总体城镇化率 55.43%，说明这些地市的受访老人中农村老人比例偏高，与实际略有不同。但总体来看，受访老人对河南省整体状况还是具有较好的代表性。

表 5-9　不同地区受访老人的城乡分布

地区	城镇	农村	χ^2	P 值
郑州市	56（71.79%）	22（28.21%）		
洛阳等 6 地市	31（34.44%）	59（65.56%）	34.586	0.000
南阳等 11 地市	90（35.71%）	162（64.29%）		
总计	177（42.14%）	243（57.86%）		

由表 5-10、表 5-11 和表 5-12 可以看出，各地区受访老人的性别、年龄和职业的差异不具有统计学意义。说明各地区受访老人中女性普遍占比较大，70 岁以下受访老人超过 50%，农民和其他职业的受访老人占大多数。

表 5-10　不同地区受访老人的性别比例差异

地区	男	女	χ^2	P 值
郑州市	34（43.59%）	44（56.41%）		
洛阳等 6 地市	33（36.67%）	57（63.33%）	1.677	0.432
南阳等 11 地市	112（44.44%）	140（55.56%）		
总计	179（42.62%）	241（57.38%）		

表 5-11　不同地区受访老人的年龄差异

地区	80 及以上	71～80 岁	61～70 岁	χ^2	P 值
郑州市	8（10.26%）	19（24.36%）	51（65.38%）		
洛阳等 6 地市	3（3.33%）	25（27.78%）	62（68.89%）	6.55	0.162
南阳等 11 地市	13（5.16%）	85（33.73%）	154（61.11%）		
总计	24（5.71%）	129（30.71%）	267（63.57%）		

表 5-12　不同地区受访老人的职业差异

地区	农民	其他职业	专业技术人员等	χ^2	P 值
郑州市	20（25.64%）	30（38.46%）	28（35.9%）		
洛阳等 6 地市	19（21.11%）	46（51.11%）	25（27/78%）	4.278	0.37
南阳等 11 地市	72（28.57%）	105（41.67%）	75（29.76%）		
总计	111（26.43%）	181（43.10%）	128（30.47%）		

由表 5-13 可以看出，不同地区受访老人的月收入差异具有统计学意义。郑州市的受访老人多数月收入超过 2 000 元，而其他地区的受访老人多数月收入低于 2 000 元，这与地区间经济发展现况是一致的，说明受访老人具有一定代表性。

表 5-13　不同地区受访老人的月收入差异

地区	2 000 元以下	2 001～4 000 元	4 001 元及以上	χ^2	P 值
郑州市	37（47.44%）	33（42.31%）	8（10.26%）		
洛阳等 6 地市	62（68.89%）	20（22.22%）	8（8.89%）	10.878	0.028
南阳等 11 地市	152（62.32%）	86（34.13%）	14（5.56%）		
总计	251（59.76%）	139（33.1%）	30（7.14%）		

总之，鉴于对不同地区受访老人城乡、年龄、性别、月收入等的差异比较，说明本次调查选取的受访老人特征与河南省居家老人分布特征基本一致，样本的代表性较好。

（二）城乡受访老人的个体特征差异

由表 5-14 可以看出，城镇受访老人的抑郁分值低于农村老人，且差异具有统计学意义；城镇受访老人的客观支持、主观支持和社会支持总值均高于农村受访老人，说明城镇受访老人的社会资源优于农村受访老人，而在社会支持利用度上城乡受访老人之间的差异是不具有统计学意义的。此外，城乡受访老人的健康信念总值和健康信念中易感性、严重性和有效性三个因子的差异不具有统计学意义，说明城乡受访老人的健康信念基本一致。

表 5-14　城乡受访老人的抑郁程度、社会支持和健康信念差异 T 检验结果

项目	户籍	个案数	平均值	标准偏差	T 检验	P 值
抑郁程度	城镇	177	0.684	0.966	−3.396	0.001
	农村	243	1.041	1.188		
客观支持	城镇	177	8.605	3.161	3.888	0.000
	农村	243	7.436	2.867		

续表

项目	户籍	个案数	平均值	标准偏差	T检验	P值
主观支持	城镇	177	25.610	4.623	1.741	0.082
	农村	243	24.790	4.956		
社会支持利用度	城镇	177	6.870	2.482	−0.656	0.512
	农村	243	7.025	2.310		
总社会支持	城镇	177	41.085	7.745	2.457	0.014
	农村	243	39.251	7.279		
健康信念-有效性	城镇	177	15.537	3.187	−1.230	0.219
	农村	243	15.922	3.155		
健康信念-严重性	城镇	177	15.977	3.635	1.286	0.199
	农村	243	15.510	3.703		
健康信念-易感性	城镇	177	6.797	2.579	−1.495	0.136
	农村	243	7.181	2.619		
健康信念综合分	城镇	177	13.656	2.220	−0.370	0.711
	农村	243	13.739	2.284		

（三）城乡受访老人的健康行为差异

由表5-15、表5-16可以看出，受访的城镇与农村老人饮酒和吸烟比例基本一致，其差异不具有统计学意义。

表5-15　城乡受访老人的饮酒情况

户籍	饮酒	不饮酒	χ^2	P值
城镇	43（24.29%）	134（75.71%）	0.323	0.57
农村	65（26.75%）	178（73.25%）		
总计	108（25.71%）	312（74.29%）		

表5-16　城乡受访老人的吸烟情况

户籍	吸烟	不吸烟	χ^2	P值
城镇	22（12.43%）	155（87.57%）	0.34	0.56
农村	35（14.40%）	208（85.6%）		
总计	57（13.57%）	363（86.43%）		

由表5-17、表5-18可以看出，城镇受访老人的周运动频次和每日刷牙频次均显著高于农村受访老人，且差异具有统计学意义。说明城镇受访老人的运动与牙齿保洁行

为比农村老人好。

表 5-17　城乡受访老人的每周运动频次差异

户籍	不足 1 次	1~2 次	3 次及以上	χ^2	P 值
城镇	13 (7.34%)	26 (14.69%)	138 (77.97%)		
农村	48 (19.75%)	38 (15.64%)	157 (64.61%)	13.518	0.001
总计	61 (14.52%)	64 (15.24%)	295 (70.24)		

表 5-18　城乡受访老人的每日刷牙频次差异

户籍	每日不足 1 次	每日 1 次	每日 2 次及以上	χ^2	P 值
城镇	4 (2.26%)	79 (44.63%)	94 (53.11%)		
农村	40 (16.46%)	133 (54.73%)	70 (28.81%)	37.27	0.000
总计	44 (10.48%)	212 (50.48%)	164 (39.05%)		

由表 5-19 可以看出，城乡受访老人在服药依从性上差异不具有统计学意义，说明二者服药依从性表现基本一致。

表 5-19　城乡受访老人的用药依次性差异

户籍	依从性低	依从性中等	依从性高	χ^2	P 值
城镇	75 (42.37%)	76 (42.94%)	26 (14.69%)		
农村	125 (51.44%)	90 (37.04%)	28 (11.52%)	3.469	0.176
总计	200 (47.62%)	166 (39.52%)	54 (12.86%)		

（四）城乡受访老人的健康结果差异

由表 5-20 可以看出，城镇受访老人的生理职能、心理职能和生存质量均值都高于农村受访老人，且差异具有统计学意义，说明城镇老人的生存质量好于农村老人；但是农村受访老人对社区卫生服务的满意度高于城镇受访老人，且差异具有统计学意义，说明城镇老年人对社区卫生服务有更高的期待，值得社区卫生机构关注。

表 5-20　城乡受访老人的生存质量与社区服务满意度比较的 T 检验结果

项目	户籍	个案数	平均值	标准偏差	T 检验	P 值
生理职能	城镇	177	431.638 4	125.007 4	2.005	0.046
	农村	243	405.864 2	136.776 2		
心理职能	城镇	177	452.118 6	97.295 25	3.738	0.000
	农村	243	412.037 0	122.249 4		
生存质量 SF-12	城镇	177	73.646 42	16.863 98	3.026	0.003
	农村	243	68.158 44	20.213 49		

项目	户籍	个案数	平均值	标准偏差	T检验	P值
社区卫生服务满意度	城镇	177	44.581 92	7.660 058	−4.262	0.000
	农村	243	47.851 85	7.902 993		

二、受访居家老人与家庭医生签约情况

(一)受访老人与家庭医生签约基本情况

从表 5-21、表 5-22 可以看出,不同地区受访老人签约与未签约比例差异具有统计学意义,即郑州市的受访老人签约比例较高,而其他地市的受访老人未签约比例偏高;城镇受访老人未签约比例高于农村受访老人,且差异具有统计学意义。

表 5-21 不同地区受访老人签约情况

地区	未签约	已签约	χ^2	P值
郑州市	48 (61.54%)	30 (38.46%)		
洛阳等 6 地市	64 (71.11%)	26 (28.89%)	4.661	0.097
南阳等 11 地市	187 (74.21%)	65 (25.79%)		
总计	299 (71.19%)	121 (28.81%)		

表 5-22 受访城乡老人与家庭医生签约服务情况

户籍	未签约	已签约	χ^2	P值
城镇	137 (77.40%)	40 (22.60%)		
农村	162 (66.67%)	81 (33.33%)	5.754	0.016
总计	299 (71.19%)	121 (28.81%)		

由表 5-23、表 5-24、表 5-25 可以看出,不同年龄、职业和月收入受访老人签约和未签约的比例差异不具有统计学意义,即不同年龄、职业和月收入的受访老人签约比例都是 30% 左右,总体相差不大。

表 5-23 不同年龄受访老人签约情况

年龄	未签约	已签约	χ^2	P值
80 岁及以上	15 (62.5%)	9 (37.5%)		
71~80 岁	94 (72.87%)	35 (27.13%)	1.061	0.588
61~70 岁	190 (71.16%)	77 (28.84%)		
总计	299 (71.19%)	121 (28.81%)		

表 5-24　不同职业受访老人的签约情况

职业	未签约	已签约	χ^2	P 值
农民	76 (68.47%)	35 (31.53%)		
其他职业	132 (72.93%)	49 (27.07%)	0.668	0.716
专业技术人员等	91 (71.09%)	37 (28.91%)		
总计	299 (71.19%)	121 (28.81%)		

表 5-25　月收入不同的受访老人签约情况

月收入	未签约	已签约	χ^2	P 值
2 000 元以下	180 (71.71%)	71 (28.29%)		
2 001~4 000 元	98 (70.5%)	41 (29.5%)	0.086	0.958
4 001 元及以上	21 (70%)	9 (30%)		
总计	299 (71.19%)	121 (28.81%)		

(二) 受访老人与家庭医生签约服务利用情况

由表 5-26 可以看出,与家庭医生签约的受访老人利用社区体检的比例高于未签约的受访老人,并且差异具有统计学意义,说明签约有助于提高老年人的社区体检利用率。

表 5-26　受访居家老人与家庭医生签约及参与社区体检情况

体检服务	未签约	已签约	χ^2	P 值
未参加	105 (35.12%)	20 (16.53%)		
参加	194 (64.88%)	101 (83.47%)	14.238	0.000
总计	299 (100%)	121 (100%)		

由表 5-27 可以看出,与家庭医生签约的受访老人接受社区诊疗服务的比例高于未签约的受访老人,且差异具有统计学意义,说明签约有助于提高老年人对社区诊疗服务的利用率。

表 5-27　受访居家老人与家庭医生签约及接受社区诊疗服务情况

诊疗服务	未签约	已签约	χ^2	P 值
未接受	144 (48.16%)	45 (37.19%)		
接受	155 (51.84%)	76 (62.81%)	4.189	0.041
总计	299 (100%)	121 (100%)		

由表 5-28 可以看出,与家庭医生签约的受访老人接受社区转诊服务的比例高于未签约的受访老人,且差异具有统计学意义,说明签约有助于提高老年人对社区转诊服

务的利用率。

表 5-28 受访居家老人与家庭医生签约及转诊服务情况

转诊服务	未签约	已签约	χ^2	P 值
未接受	214 (71.57%)	76 (62.81%)		
接受	85 (28.43%)	45 (37.19%)	3.094	0.079
总计	299 (100%)	121 (100%)		

三、受访居家老人家庭医生签约服务的影响因素

(一)变量筛查

对于分类变量采用卡方检验，分析签约与未签约受访老人的人口学特征、健康行为等因素，发现只有地区、城乡、社区体检、社区诊疗服务和社区转诊服务有统计学差异，其他变量均无统计学差异，参见表 5-21、表 5-22、表 5-26、表 5-27、表 5-28。对于数值变量，采用 T 检验，分析签约与未签约受访老人的健康信念、社会支持、服药依从性等特征，只有社区服务可及性、转诊服务、综合服务和满意度具有统计学差异，参见表 5-29；其他因素的统计学差异均不显著。故纳入 logistic 二元回归分析的解释变量只包含卡方检验或 T 检验显著的因素。

表 5-29 签约与未签约受访老人对社区卫生服务评价差异的 T 检验结果

项目	未签约	已签约	T 检验	P 值
个案数	299 (71.19%)	121 (28.81%)		
社区服务可及性				
平均值	7.869 565	8.479 339		
标准偏差	2.110 944	2.113 840	−2.678 380	0.007 952
标准误差平均值	0.122 079	0.192 167		
社区转诊服务				
平均值	7.665 552	8.545 455		
标准偏差	2.264 813	2.221 111	−3.655 920	0.000 319
标准误差平均值	0.130 978	0.201 919		
社区综合服务				
平均值	13.876 250	16.355 370		
标准偏差	6.723 300	6.955 645	−3.339 740	0.000 988
标准误差平均值	0.388 818	0.632 331		

项目	未签约	已签约	T 检验	P 值
		社区服务满意度		
平均值	48.795 950	51.215 030		
标准偏差	8.578 520	7.990 770	−2.749 960	0.006 419
标准误差平均值	0.496 109	0.726 434		

（二）受访老人签约服务的影响因素

表 5-30 中的二元 logistic 回归分析结果显示，社区体检和社区转诊两个解释变量是河南居家老人对家庭医生签约的影响因素。在对签约服务上，参加社区体检的老人比未参加体检老人的利用高（$OR=2.042$，$95\%CI$：$1.156\sim3.608$，$P=0.014$）；接受社区转诊服务的老人比未接受转诊服务的利用高（$OR=1.123$，$95\%CI$：$1.010\sim1.249$，$P=0.033$）。接受社区诊疗服务、社区卫生服务可能性、社区卫生服务综合性和社区卫生服务满意度等 4 个解释变量与居家老人对签约服务利用没有关联。此外，居住在郑州市以外、居住在农村等控制变量，显示了与居家老人对社区签约服务显著相关。

表 5-30　受访老人签约服务影响因素的二元 logistic 回归分析结果

变量	B	SE	Wald	P 值	OR	OR 的 95%CI
农村	0.607	0.258	5.547	0.019	1.834	1.107～3.038
郑州市			8.507	0.014	1.000	
洛阳等 6 地市	−0.765	0.369	4.292	0.038	0.465	0.226～0.960
南阳等 11 地市	−0.907	0.312	8.449	0.004	0.404	0.219～0.744
参加社区体检	0.714	0.290	6.044	0.014	2.042	1.156～3.608
接受社区其他卫生服务	0.127	0.237	0.287	0.592	1.136	0.713～1.807
社区卫生服务可及性	0.051	0.057	0.783	0.376	1.052	0.940～1.177
接受社区转诊服务	0.116	0.054	4.554	0.033	1.123	1.010～1.249
社区卫生综合服务	0.027	0.020	1.833	0.176	1.027	0.988～1.068
社区卫生服务满意度	−0.002	0.016	0.021	0.884	0.998	0.967～1.029
常量	−2.838	0.830	11.681	0.001	0.059	

第四节　区域医疗和互联网＋对家庭医生签约服务的影响

一、区域医疗对家庭医生签约服务的影响

（一）区域医疗对家庭医生基本医疗服务的影响

1. 全科医师技能培训多，整体素质更过硬

在以县级医院为主导的区域医疗联合体内，根据县级医院与乡镇卫生院的实际情况，由县级医院统筹轮派经过住院医生规范化培训后的全科医生入驻乡镇医疗机构工作（即"乡用"），促进人才柔性流动和动态培养，打破知名专家的部门所有制，实现杰出人才的资源共享。建立管理培训机制和体系召开各类管理联席会议，建立区域内民主、科学的协商机制（杨国平 2015）。加强基层医生的继续教育与专业培训，提升专业技术水平和医疗技能（冯伟 2019）。在大医院的品牌下，能够吸引更多优秀人才加入社区医疗服务中心，从根本上解决社区卫生人才素质过低问题。

继续教育和定期在有关专科进行轮转是社区医生提高业务能力的重要手段。区域医疗集团统一管理后，社区医疗部根据卫生部门有关要求定期将社区医生派送到医疗中心的专科进行进修学习，医疗中心（大医院）的各个级别医生也按照有关文件要求到社区服务，摸索出社区医生继续教育提高临床技能的机制和专科医生支援社区的双向机制（赵跃华，2007）。

2. 诊疗信息共享，双向转诊更通畅

搭建区域病理、区域心电、区域临检和区域影像等信息交互平台，构建共同体内双向转诊服务功能和监督机制、各医疗机构间检验资源共享和检验结果互认以及大型仪器设备资源共享和检查结果互认机制，建立区域医疗卫生服务创新模式下基本医疗服务业务流程，实现医共体属地患者在不同级别医疗卫生机构间协作转诊、双向转诊、预约挂号、预约检查、检查检验结果互认、个人健康档案、远程会诊等功能。将患者个人健康档案及当次就诊的电子病历通过信息交互平台上传至中心医院，中心医院根据上传病历及预约信息安排相关医生接诊。依据社区卫生服务中心的会诊需求制定排课计划，定期通过信息平台进行视频会诊、专题讲座、健康教育活动，形成医学专家与社区医生、社区患者之间的系统规范的诊疗宣教模式（刘丽红 2009，杨国平 2015，郑秀秀 2018，从紫薇 2018，吴聪睿 2016，李咏心 2018，王晓菲 2020）。

此外，医疗卫生机构内部管理流程再造，药品从采购、配送、入库到出库实行全程信息化管理，病人从入院到出院，所有费用均由平台管理，各种诊疗信息报表自动

生成，节省了统计人力（秦德盛 2017）。

3．统一制度与标准，诊疗服务更规范

优化健全医共体内部规范与诊疗流程，常见病、多发病的诊治在一、二级医院，疑难危重症疾病在三级医院诊治，病情平稳后可下转至一、二级医院进行后续治疗、康复护理和健康管理。下转病人的病情出现危重情况，可以上转至三级医院或者通过远程会诊的方式进行治疗。医共体内部制定适用于各级医疗机构的统一医学检查质量标准，制定明确和严格的患者上转、下转或者外转的适应症标准（张雷 2014）。

制定转诊方案，明确转诊指征，建立转诊机制，开通转诊通道，预留转诊名额。依托信息化平台，开辟其他的转诊途径。社区居民需要门急诊转诊时，可以由家庭医生直接与专家或科室联系，为患者安排转诊绿色通道，通过社区家庭医生转诊至二、三级医院，在一定有效期内，因同一次病程而多次到接诊医院就诊者，无须到社区卫生服务中心重复转诊，简化需要复诊患者的转诊流程（葛敏 2013）。

4．医保报销享实惠，绩效考核更完善

医保政策支持，让常见病所需的必备药品在基层医院可以拿到，进行康复治疗，比如设置较三级医院更低的起付线和更高的报销比例（张雷 2014，孙自学 2017）。强化对社区卫生服务中心、二/三级公立医院的考核和引导机制，将社区卫生服务中心执行对接转诊工作、二/三级医院对社区和全科医生的支持情况纳入医院评审评价，并建立长效绩效考核体系，与资源投入相挂钩，加强医院与医院之间的协议执行力度（冯伟 2019，从紫薇 2018，王晓菲 2020），完善人员共享激励机制建设等（王曼丽 2018）。

（二）区域医疗对家庭医生基本公共卫生服务的影响

1．健全慢性病防治网络，快速应对健康问题

收集和储存患者每次的就诊信息，建立 4 种慢性病（高血压、糖尿病、冠心病、脑卒中）病情评估与随访的数据库，社区信息通过信息平台与综合医院建立的医疗卫生服务网络进行数据交换，实现区域医疗资源共享（张跃红等，2008）。家庭医生、专科医生可通过手机 App 实时监测所签约患者的血压、血糖、心率、运动量等生理数据，并快速有效地做出相应的健康预案（叶荔姗 2018）。加强严重精神障碍患者服务管理，完善精神卫生服务体系，加强食品安全风险预测预警和外来人口公共卫生服务管理。

2．重点病人追踪随访，服务无缝衔接

"全科统筹门诊"，由社区全科医生轮流坐诊，对于慢性病管理需要阶段性评估、普查异常需要进一步检查的患者，开展全科专科协同诊疗的预约服务新模式，实现全科医生和专科医师无缝隙对接（宋琼芳 2018）。上级医院将出院的慢性病患者信息及时传送到社区，由社区家庭医生制服务团队医生追踪随访，提供连续性、综合性的医疗跟踪服务，逐步实现家庭医生责任制医疗服务的无缝链接（贺秋豪等 2012）。

（三）对家庭医生提供居民健康管理服务的影响

1. 健康档案电子化，全程管理质量高

电子健康档案是健康医疗大数据的一种表现形式，创新专业医疗健康管理与个人自我健康管理相结合的新模式，主要体现在医生端的病人管理、回复管理、资讯管理和居民端的体征管理、慢性病管理、问卷评估、健康资讯等功能模块，实现诊前、诊中、诊后全流程健康管理服务（宫芳芳 2017）。建设基于居民电子健康档案的公共卫生信息平台，实现对高血压、糖尿病、脑卒中等重点疾病的自动识别、筛选推送、有序分诊，推动社区卫生服务中心、综合性医疗机构和公共卫生专业机构协同落实的"三位一体"全程健康管理。

2. 健康宣传人力多，精准服务效果好

纵向紧密型医疗联合体各个医疗机构和医务人员主动宣教，社区健康服务中心在开展日常诊疗和公共卫生服务时，积极与辖区内的居民和患者建立联系，切实发挥家庭医生签约的作用；进入居民家庭增进相互了解，逐步建立信任关系，可以将纵向紧密型医疗联合体各级医疗机构和医务人员主动宣教改变患者不良就医观念纳入绩效考核；政府联合多部门加强宣传教育，引导培育患者良好的就医习惯（王曼丽 2018）。

定期选派优秀医师深入社区和家庭医生制服务团队开展健康教育讲座，提高健康宣教的水平；定期开设慢性病咨询、诊治专场。医共体建成后，社区利用已经建立的高血压病、心脑血管病、糖尿病、肿瘤、风湿病等健康管理小组的平台，及时发布专场信息，引导百姓有针对性地参与讲座（贺秋豪等 2012）。

二、互联网＋对家庭医生签约服务的影响

（一）互联网＋对社区卫生机构基本医疗服务的影响

1. 远程问诊成现实

互联网医疗，是互联网在医疗行业的新应用，包括以互联网为载体和技术手段的健康教育、医疗信息查询、电子健康档案、疾病风险评估、在线疾病咨询、电子处方、远程会诊、远程治疗和康复等多种形式的健康医疗服务。实现互联网与物联网的融合，为居民提供更便捷的服务（郭晓玲等 2017）。线上轻问诊模式，即网络咨询问诊，主要是通过互联网医疗服务平台，为医患沟通提供方便，并在一定程度上缓解了传统门诊医疗中医疗资源各地区分配不均的情况（陈添府 2019）。

2. 多款诊疗 App 便利医患沟通

多款诊疗 App，如"春雨医生""平安好医生"，在社区卫生机构中广泛应用。平

安好医生可根据患者病情用实时语音、图文结合、报告解读等方式为患者进行解答，提供就诊方案。患者根据给出的用药建议，可直接下单购买由快递送药上门，后期系统可根据就诊记录等为用户建立就医档案。整个 App 提供了就诊—看病—买药—送货上门—后期管理等一条龙服务（韩绪 2020）。利用手机 App 随时随地完成预约挂号，利用互联网进行远程诊断、多方会诊，线上办理双向转诊手续，加强医患之间的联系，化解医患矛盾；建立信息共享平台，发挥上下联动作用，为患者制定专门的治疗方案，建立各医疗机构正常迁移的渠道，做好重要医疗数据备份，并将这些数据提交到云端数据库，打造智慧医院。利用"互联网＋"挖掘患者潜在医疗需求，提高了患者基层机构就诊率（曹佳妮 2018）。

(二) 互联网＋对社区卫生机构基本公共卫生服务的影响

家庭医生利用云医院平台，开展对糖尿病、高血压等慢性病患者的网上随访、网上院外随诊等服务；利用云医院平台，医生在网上开展公共卫生服务，将推出妈妈课堂、育儿课堂及定制的孕产妇服务、婴幼儿服务包，与计划免疫系统对接，实现医卫业务的协同化和服务的一体化；在"互联网＋"的智慧医疗体系下，实现医疗平台在平时即可获取公共卫生应急物资和人力资源信息，评估应急能力，做出应急预案，建立疫情和突发公共卫生事件监测机制（朱长风 2018）。

(三) 互联网＋对社区卫生机构健康管理服务的影响

通过医护人员、患者手机端 App、有线电视高清交互平台和智能化慢性病管理系统，以及机构内部医院信息系统、检验信息系统、影像归档和通信系统的有效对接、优化，建立社区健康管理平台，在移动端和有线电视平台实现健康管理的相关功能。医院内全科医生可以通过 AI 传感器以及可以穿戴的机械设备认真记录用户身体情况，包括个体身份数据、个体情绪与医院治疗记录和饮食运动等，统一化管理用户健康数据，完成归档操作，构建区域诊疗健康服务平台（渠林楠等 2020）。

远程家庭血压监测结合手机 App 管理，可以控制社区高血压患者的血压水平，提高患者血压达标率和用药依从性；在远程家庭血压监测的基础上，结合社区家庭医生签约，可以提高社区高血压的控制，打破固定的属地管理和地域限制，进行跨区签约，提高家庭医生签约率，让有能力的医生为更多的患者服务（马程程 2019）。

第五节　居家老人家庭医生签约服务制度优化对策

一、河南省居家老人签约服务的制约因素

在前述实证分析的基础上，基于安德森模型，从居家老人的个人特征、健康行为和健康结果三方面，进一步剖析居家老人家庭医生签约服务与利用的制约因素。

（一）居家老人个人特征对其利用签约服务的影响

1. 居家老人的倾向性特征对其利用签约服务的影响

倾向特征是指居家老人的人口学特征、社会结构和健康信念。年龄、性别、教育程度、婚姻、子女数量、个人月收入、退休前职业以及社会支持与健康信念等因素，对居家老人与家庭医生签约影响不显著；但是居住地区、城乡等因素，对居家老人与家庭医生签约服务影响较大，农村、经济落后地区，老人签约服务利用比例相对较高。城镇人口集中，大医院云集，医疗资源丰富，居家老人就医非常便利，所以他们对基层卫生服务的需求被更高级别的医疗机构服务严重挤压。而农村人口分散，医疗资源相对匮乏，居家老人就医多选择就近解决，或是在村卫生室，或是去乡镇卫生院，他们对基层卫生服务的需求较大。本课题调研区域的划分是依据地区人均 GDP，因此，经济状况越好的区域，居民城镇化率就越高，居家老人与家庭医生签约相对偏低。

2. 居家老人的能力资源对其利用签约服务的影响

促进资源是指居家老人获得卫生服务的能力以及卫生资源在社区和家庭中的可得性，包括收入、医疗保险和社区卫生服务可及性、就诊时间等因素。其中居家老人月收入、医疗保险和就诊时间等因素，对其与家庭医生签约影响差异不显著，只有社区卫生服务可及性对居家老人签约服务影响较大。社区卫生服务可及性主要是指居家老人从地理位置、经济状况和社区卫生服务内容等方面权衡的可获得性。如果居家老人对社区卫生机构服务内容形式等进行综合评判认为可接受且需要，则其与家庭医生签约的意愿必然要提高。

3. 居家老人的感知需要对其利用签约服务的影响

感知需要指居家老人基于自身疾病状态和健康状况的主观判断和医生对其健康状况的客观测量与专业评估两个方面，决定是否需要和利用社区卫生服务。如果老人自身有健康问题，他们会结合自身疾病状况或医疗机构检验结果，权衡其是否需要社区卫生服务。这里最关键的是老年人对社区卫生机构服务能力的评判，如果疾病较重或者无病，他们对社区卫生服务的需求感知必然降低，与家庭医生签约的意愿也会偏低。

调查数据分析结果也说明慢性病和抑郁程度对居家老人与家庭医生签约服务的影响不显著。

（二）居家老人健康行为对其签约的影响

1. 居家老人个人保健对其利用签约服务的影响

个人保健是指居家老人日常与健康有关的行为，比如、饮酒、吸烟、运动、饮食、用药依从性等，这些行为直接影响老人的健康，进而决定其对社区卫生服务的需求。个人保健是影响居家老人签约的间接因素，它是通过对居家老人健康的影响进而影响老人签约决定。对受访老人的数据分析结果显示，饮酒、吸烟、运动和药物依从性等因素对居家老人与家庭医生签约的影响不显著，说明居家老人个人保健行为并未影响其与家庭医生签约。

2. 居家老人接受社区卫生服务过程对其利用签约服务的影响

居家老人接受社区卫生服务过程主要是指社区转诊服务。对受访老人的数据分析结果显示，社区转诊服务对居家老人与家庭医生签约影响较大，这说明居家老人对社区卫生机构的转诊服务需求大。无论是城镇还是农村居家老人，对于基层卫生机构无法处理的疾病，及时转入上级医疗机构，都可以减少自己联系上级医院就医时的手续，提高转诊病人的干预效率，是居家老人普遍需要的。

3. 居家老人接受社区卫生综合服务对其利用签约服务的影响

老年人社区卫生综合服务包括慢性病管理、社区体检和其他诊疗服务。其中，社区体检和诊疗服务对居家老人与家庭医生签约有较大影响，即参加社区体检和曾接受社区诊疗服务的居家老人签约比例相对较高，说明社区卫生综合服务的体验对居家老人与家庭医生签约有积极影响。因此，社区卫生机构提升自身综合服务水平是当务之急。

（三）居家老人健康结果对其签约的影响

健康结果包括居家老人的生存质量及其对社区卫生服务的满意度。数据分析显示，居家老人生存质量对其与家庭医生签约的影响不显著，或者说家庭医生签约服务不能很好地区分居家老人的卫生服务需求。而居家老人卫生服务满意度对其利用签约服务的影响较大，说明社区卫生机构服务的内涵建设将直接影响居家老人的签约意向。

二、增强居家老人签约服务利用率的建议

鉴于地区经济发展差异、城乡差异的影响，社区卫生机构应结合当地实际，从完善社区卫生服务内容、强化双向转诊服务和提高患者对社区服务满意等方面入手，利用区域医疗和互联网＋的优质平台，综合采取以下措施，促进居家老人签约与服务

利用。

（一）区分城乡或地区差异，丰富家庭医生签约服务内容

居住在城镇或经济发展水平较高地市的老人，与居住在农村或经济发展落后地市的老人，对社区家庭医生签约服务的需求有较大差异，家庭医生签约服务更受农村或落后地区老人的追捧，而城镇老人对家庭医生签约服务相对淡漠，主要原因是家庭医生签约服务内容的同质性。目前，社区卫生服务的地理可及性和经济可及性对城乡居家老人来说都已经实现，然而服务项目或内容的可及性，对农村居家老人是可以得到满足，但与城镇居家老人需求还有一定差距。这里的社区卫生服务内容可及性差，是指家庭医生签约服务内容或项目与城镇居家老人的实际诊疗需求有差距，且匹配度偏低。建议城镇或经济发达地区的社区卫生机构，在调查了解当地居家老人诊疗需求的基础上，迎合多数居家老人实际需求，灵活调整家庭医生服务内容或项目，提高社区卫生服务的内容可及性，进而激发居家老人参与家庭医生签约的主动性与积极性，促进社区卫生服务机构的可持续均衡发展。

（二）细化不同患者需求，推进向上转诊、疏通向下转诊

区域医疗集团内的社区卫生机构双向转诊服务为居家老人就医提供了便利。通常急性或重症患者上转的比例大，而慢性病或康复期患者下转比例应该较大，老年人中慢性病比例较高，下转需要应该较大。但在实际运行中存在"上转容易、下转难"的困境，而这与老年人慢性病比例高相悖。因此，建议社区卫生机构自身强化本领技能的同时，区域集团内部需要采取相应的措施，推动下转服务的顺利开展。比如，区域集团制定适用于各级医疗机构的统一的医学检查质量标准，制定明确和严格的患者上转、下转或者外转的适应症标准，开通转诊通道，预留转诊名额；规范绩效管理制度，将社区卫生服务中心执行对接转诊工作、二/三级医院对社区和全科医生的支持情况纳入医院评审评价并建立长效绩效考核体系，并与资源投入相挂钩，加强医院与医院之间的协议执行力度。

（三）整合不同资源或平台，全方位多角度满足患者需求

居家老人对社区卫生服务的满意度直接影响其与家庭医生签约的意愿。因此，社区卫生机构需要借助区域医疗资源和互联网技术，不断提高自身诊疗水平。比如，基本医疗方面，区域医疗内部可以通过对社区卫生机构医护人员轮转进修，或下派专家或新进高层次人才等制度安排，加强对基层医院的学术交流与教研往来，有助于提升基层卫生机构的人员素质与诊疗水平；搭建医联体信息交互平台，实现检验结果互认、大型仪器设备资源共享，通过远程影像诊断中心、区域医学检验中心、居民电子健康

档案互通共享；利用 AI 传感器以及可以穿戴的机械设备，更深入地采集生命信息，监测、诊断治疗和咨询，实现诊疗数据的精准，判断如何分诊，并为基层医护人员提供可靠、准确的健康医疗信息，辅助医生诊断。基本公共卫生方面，区域集团可以通过收集储存患者就医信息，共享数据，实现专科与全科无缝对接，实现慢性病管理的连续化、全生命周期服务；利用各类信息平台建设、助医 App 应用以及大数据分析，推进在线签约、问诊、导医、健康教育等服务，促进居民全程健康管理；加大高层次健康教育促进与讲座，提高基层宣教水平。

总之，社区卫生服务机构必须加强服务意识与内涵建设，刷新老年人的就医体验，增强其对社区卫生服务的信任度，才有助于提升家庭医生签约服务利用率。

中医馆（中医综合服务区）是指在乡镇卫生院和社区卫生服务中心等基层医疗卫生机构中，将多个中医科室集中设置，建设成为中医药文化氛围浓郁、能为群众提供多种中医药方法和手段的相对独立的区域。2015 年以来，国家财政共投入 1.5 亿元用于河南省 1 016 个中医馆建设项目，加上各地自筹资金，截至 2019 年 10 月，河南已建成 1 740 个中医馆，覆盖 64.88％的社区卫生服务中心和 67.43％的乡镇卫生院，形成了以"中医医院为主体、多层次、多形式、覆盖城乡的中医医疗服务体系"。基层中医馆的井喷式建设，得益于国家关于中医药振兴战略的政策支持。目前基层中医馆的发展仍处于初始阶段，其普遍面临着服务模式同质化、缺少知名老中医、整体盈利能力弱等问题。妥善解决基层中医馆发展中面临的问题，才能真正使其发挥筑牢中医药服务体系的网底作用，实现河南省中医药的全面振兴与传承。

第一节　基层卫生机构中医馆建设概况

一、基层卫生机构的总体概况

（一）我国基层卫生机构提供中医服务的比重

2021 年我国卫生健康事业发展统计公告中指出：2021 年，我国提供中医服务的社区卫生服务中心占同类机构的 99.6％（2020 年为 99％），社区卫生服务站占 93％（2020 年为 90.6％），乡镇卫生院占 99.1％（2020 年为 98％），村卫生室占 79.9％（2020 年为 74.5％）。

（二）2015 年至 2019 年河南省基层卫生机构数与诊疗人次变化

城市社区卫生服务中心通常在城区或附近，周边医疗资源较丰富，而乡镇卫生院通常在农村乡镇，周边医疗资源相对匮乏。2015 年至 2019 年，河南省乡镇卫生院的数量略有减少，如表 6-1 所示。

表 6-1 2015—2019 年河南省乡镇卫生院机构数和人员数情况

项目	2015	2016	2017	2018	2019
街道卫生院/个	7	6	7	6	8
乡镇卫生院/个	2 057	2 059	2 055	2 042	2 041
卫生技术人员/人	81 202	81 876	82 936	84 447	85 504
其他技术人员/人	6 633	6 728	6 952	6 839	7 107
管理人员/人	3 875	3 782	3 866	3 875	3 850
工勤技能人员/人	11 999	12 261	12 156	12 545	12 400
每千农业人口乡镇卫生院人员数/人	1.13	1.12	1.13	1.16	1.16

数据来源：中国卫生健康统计年鉴。

河南省 2015 年至 2019 年基层卫生机构的诊疗人次数是增长的，参见表 6-2。说明"强基层"的医改措施落实良好。

表 6-2 2015—2019 年河南省基层医疗机构服务人次变化情况

项目	2015	2016	2017	2018	2019
诊疗人次数/人次	104 563 629	112 184 736	106 372 782	108 333 667	115 549 492
入院人数/人	2 890 214	2 873 277	3 236 759	3 395 903	3 240 896
出院人数/人	2 857 007	2 854 722	3 212 678	3 378 386	3 213 983
病床使用率/%	62.6	62.2	63.3	63.1	61.1
平均住院日/日	7.1	7.2	6.8	7	7.3
诊疗人次/人	11.7	12.5	11.8	11.7	12.2
住院床日/人	1.7	1.7	1.8	1.9	1.9

数据来源：中国卫生健康统计年鉴。

二、中医馆的含义与建设标准

（一）中医馆的内涵

2017 年，河南省卫生健康委出台《河南省乡镇卫生院、社区卫生服务中心中医综合服务区（中医馆）建设基本标准》（以下简称《标准》），提出中医馆（中医综合服务区）是指在乡镇卫生院和社区卫生服务中心等基层医疗卫生机构中，将多个中医科室集中设置，建设成为中医药文化氛围浓郁、能为群众提供多种中医药方法和手段的相对独立的区域。

(二) 中医服务项目的种类

2012 年，中医药管理局主编的《全国医疗服务价格项目规范（2012版)》中，中医医疗服务项目是指应用中医药理论和技术完成诊断治疗的医疗服务项目。包括"中医诊断""中医治疗""中医综合"三个部分，共计 327 项，其中"中医治疗"分为"中医外治""中医骨伤治疗""针刺与灸法""中医推拿治疗""中医肛肠治疗""中医特殊治疗"六个部分；"中医综合"分为"中药特殊调配加工""辨证施膳"两个部分，参见图 6-1。

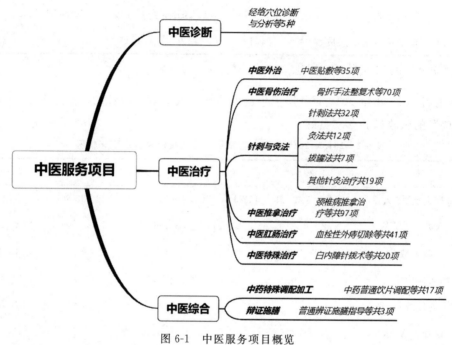

图 6-1　中医服务项目概览

(三) 中医馆的建设标准

按照《标准》要求，基层中医馆建设需要符合以下条件：

1. 中医科作为乡镇卫生院、社区卫生服务中心一级临床科室独立设置。设置中医诊室（2个以上）、中医治疗室（2个以上）、中药房等，有条件的可以设置中药煎药室、中药库、治未病室、示教室和候诊区等。配备脉枕、诊断床、听诊器、血压计、温度计、治疗推车、计算机等基本设备，并配备 7 种以上中医诊疗设备和 3 种以上中医康复设备；配备中药饮片柜（药斗）、药架（药品柜）、调剂台、药戥、电子秤、冷藏柜等。中药饮片（含中药颗粒剂）不少于 300 种。

2. 中医馆的中医类别执业医师（含执业助理医师）占本机构执业医师总数的比例

达到 20％以上，且应不少于 2 名；能够提供中药饮片、针刺、艾灸、刮痧、拔罐、中医微创、推拿、敷熨熏浴、骨伤、肛肠、其他类等项目中的 6 类以上中医药技术方法。

3. 中医馆对辖区内 65 岁以上老年人规范开展中医体质辨识服务，根据不同体质开展相应的中医药保健指导；对辖区内 0～36 个月儿童规范开展中医药健康指导，向家长传授穴位按揉、腹部推拿、捏脊等中医预防保健方法。运用中医药知识和方法，开展不少于 2 种慢性病患者的中医药健康管理服务。

4. 运用中医药理论知识在饮食起居、情志调摄、食疗药膳、运动锻炼等方面对居民开展养生保健知识宣教等中医药健康教育。

三、河南省乡镇卫生院中医馆建设概况

（一）河南省乡镇卫生院中医馆建设情况

2019 年 5 月 29 日河南省卫生健康委、河南省中医管理局印发《关于全面推进乡镇卫生院中医馆（中医科）建设的通知》，截至 2018 年 11 月底，河南已建成和在建的中医馆共有 1 740 个，其中覆盖了 67.43％的乡镇卫生院。根据河南省中医管理局 2020 年发布的数据，有 70％的乡镇卫生院设立了中医馆等中医综合服务区。2020 年底，河南省已评选出"示范中医馆"共 129 个，超出原计划的 125 个。

2019 年底，关于印发《中共中央 国务院关于促进中医药传承创新发展的意见》重点任务分工方案的通知（国中医药办发〔2019〕15 号）提出，到 2022 年力争实现全部社区卫生服务中心和乡镇卫生院设置中医馆、配备中医医师。2020 年 4 月 9 日，《中共河南省委 河南省人民政府关于促进中医药传承创新发展的实施意见》，促进中医治未病健康工程升级，到 2022 年推广 20 个适宜老年人、妇女、儿童和慢性病患者的治未病方案。增加全科医生特设岗位和"县管乡用"中医医师比例，提高基层中医医师职称晋升业务能力和实绩考核权重。

（二）河南省乡镇卫生院中医馆调查研究的地点选取

2019 年 5 月，国家卫生健康委、国家中医药管理局印发了《关于推进紧密型县域医疗卫生共同体建设的通知》（国卫基层函〔2019〕121 号），明确了开展紧密型县域医疗卫生共同体建设的指导方案。2020 年 4 月，河南省政府办公厅发布《关于加快推进紧密型县域医疗卫生共同体建设的指导意见》，根据县域内医疗卫生资源结构和布局，组建 1～3 个由县级公立医疗机构牵头，其他县级医疗机构、乡镇卫生院、社区卫生服务中心为成员单位的医共体。

表 6-3　2019 年巩义、郸城和灵宝三地的经济与卫生情况

项目	巩义市	郸城县	灵宝市
年末常住人口/万人	84.39	95.34	73.69
生产总值/亿元	801.21	327.84	436.54
人均生产总值/元	94 941	35 630	59 261
农村居民最低生活保障人数/人	11 199	48 923	15 563
卫生机构床位数/张	3 989	4 822	2 866
卫生技术人员/人	5 402	5 663	3 634
执业医师/人	1 682	1 312	1 206
助理医师/人	438	646	502
注册护士/人	2 336	2 268	1 343

2021 年 4 月至 7 月间，走访了河南省近 10 个县市，发现目前河南省县域医共体建设并未全面落实，已运行的县域紧密型医共体主要有两种模式：一是一家县级医院牵头建立的单一县域医疗集团模式，如巩义市；二是多家县级医院牵头建立多个县域医疗集团模式，如郸城县。为此，结合河南省医共体建设的新形势以及县域人口经济状况，抽取不同模式的县域医共体下辖的乡镇卫生院中医馆作为调查地点，参见表 6-3。鉴于河南省 2019 年人均生产总值为 56 388 元，我们选择了调查时尚未建成县域医共体的灵宝市作为调查地点之一。

第二节　基层中医药服务的质量评价

一、资料与对象

（一）调查对象

调查对象为 2021 年 7 月至 2021 年 10 月期间，前往巩义市小关卫生院、郸城县虎岗乡卫生院、郸城县吴台镇卫生院和灵宝市函谷关镇卫生院的中医馆接受诊疗服务的患者，年龄在 15 岁以上。

（二）调查内容

调查内容包含中医馆服务项目、人口学特征和中医馆服务质量评价量表，其中中医馆服务质量评价是参考基层卫生调查表（PCPCM）的 12 个问题，结合我国乡镇卫

生院中医馆服务实际，进行文字修订而成，参见附录。

以人为中心的基层卫生调查表（PCPCM）是美国拉里·格林基层卫生研究中心的研究者经过 3 年的淬炼，基于对 412 位患者、525 位医生，以及 70 位基层卫生服务专家的多轮调查、讨论、修订，于 2019 年正式发布的一个全新的，以基层患者为中心的基层卫生服务价值调查工具。它将评估的内容分为简明扼要的 11 个领域，秉持以患者为中心的思想。目前，这一工具已被翻译成 28 种语言在全世界的 35 个国家被检验。香港大学家庭医学和基层健康系的谢翠怡教授等研究者和原作者紧密合作，在香港家庭医学环境中对其进行了最初的中文化和检验，修正和完善了 PCPCM 中文版本。

（三）资料整理

对三县市乡镇卫生院中医馆就医患者进行调查，发放并收回 1 682 份调查表。运用 SPSS 软件对 11 个量表问题进行重复个案处理，剔除 730 份回答重复的样本，剩余 952 份调查表作为乡镇卫生院中医馆服务评价研究的基期样本。在此基础上，进一步对中医馆的服务项目、人口学变量和 PCPCM 修订版条目等赋值定义。其中 PCPCM 量表中各条目赋值为：完全正确＝1，比较正确＝2，有点儿正确＝3，完全不正确＝4，不知道＝5。因此，得分越低意味着对中医馆服务评价越高。

（四）统计方法

首先，对被调查患者选择中医馆诊疗服务项目的情况进行描述性统计分析，选择卡方检验说明不同服务项目选择的差异性；其次，对 PCPCM 修订量表进行探索性因子分析，选择特征值大于 1 的成分，检验该量表的效度和信度；最后，在检验 PCPCM 修订量表各条目、各因子和总分正态性的基础上，进行三县市服务评价的两两比较分析，并通过卡方检验说明其差异性；检验水准 $\alpha＝0.05$。

二、受访患者的基本情况

巩义、郸城和灵宝三地乡镇卫生院受访患者的基本情况，如表 6-4 所示。

表 6-4　河南省三县被调查患者的基本情况

变量		频率/人	占总体/%
性别	男	442	46.429
	女	510	53.571
年龄	15～39 岁	239	25.105
	40～59 岁	583	61.239
	60～79 岁	128	13.445
	80 岁及以上	2	0.210
城乡	城镇	14	1.471
	农村	938	98.529
教育	小学及以下	295	30.987
	初中	316	33.193
	高中	220	23.109
	中专技校	41	4.307
	大专	46	4.832
	本科	34	3.571
职业	机关、企事业单位负责人	26	2.731
	专业技术人员	64	6.723
	办事人员和有关人员	33	3.466
	商业/服务业人员	91	9.559
	农林牧渔水利业生产人员	394	41.387
	生产运输设备操作人员	47	4.937
	军人	2	0.210
	其他	295	30.987
医疗费用来源	居民医保	858	90.126
	自费	93	9.769
	其他	1	0.105
所在县	巩义	505	53.046
	郸城	297	31.197
	灵宝	150	15.756

　　不同性别、不同年龄的受访患者地区分布情况，参见表 6-5。从总体来看，被调查患者的年龄和性别的区域分布差异不具有统计学意义（$\chi^2=0.826$，$P=0.843>0.05$）。具体而言，巩义和郸城两地的受访患者年龄和性别的分布差异不具有统计学意义，但是灵宝的受访患者年龄和性别的分布差异具有统计学意义（$\chi^2=6.578$，$P=0.037<$

0.05）。

表 6-5　三县被调查患者的性别和年龄分布情况 $[N（\%）]$

县名	性别	年龄				χ^2	P 值
		15～39 岁	40～59 岁	60～79 岁	80 岁及以上		
巩义	男	85（16.83%）	167（33.07%）	23（4.55%）	0		
	女	70（13.86%）	148（29.31%）	11（2.18%）	1（0.20%）	4.300	0.231
	小计	155（30.69%）	315（62.38%）	34（6.73%）	1（0.20%）		
郸城	男	19（6.40%）	58（19.53%）	20（6.73%）	1（0.34%）		
	女	24（8.08%）	125（42.09%）	50（16.84%）	0	5.320	0.150
	小计	43（14.48%）	183（61.62%）	70（23.57%）	1（0.34%）		
灵宝	男	12（8.00%）	44（29.33%）	13（8.67%）	0		
	女	29（19.33%）	41（27.33%）	11（7.33%）	0	6.578	0.037
	小计	41（27.33%）	85（56.67%）	24（16.00%）	0		
总计	男	116（12.18%）	269（28.26%）	56（5.88%）	1（0.11%）		
	女	123（12.92%）	314（32.98%）	72（7.56%）	1（0.11%）	0.826	0.843
	合计	239（25.11%）	583（61.24%）	128（13.45%）	2（0.21%）		

三、受访基层卫生机构中医药服务差异

在被调查的 952 名患者中，665 人次选择中药方剂，约占 37.07%；716 人次选择了针刺与灸法，约占 39.91%；350 人次选择了中医推拿，约占 19.51%；28 人次选择了中医骨伤治疗，约占 1.56%；8 人次选择了中医肛肠治疗，约占 0.45%；27 人次选择了其他治疗项目，约占 1.51%。说明乡镇卫生院中医馆主要提供针灸、方剂和推拿服务，且三地患者对诊疗项目的选择差异具有统计学意义（$\chi^2 = 230.58$，$P = 0.000 < 0.05$），参见表 6-6。

表 6-6　三县被调查患者选择中医馆治疗项目的差异

县名	治疗类别					
	中药方剂	针刺与灸法	中医推拿	中医骨伤	中医肛肠	其他项目
巩义	244（13.60%）	386（21.52%）	219（12.21%）	6（0.33%）	2（0.11%）	3（0.17%）
郸城	291（16.22%）	207（11.54%）	32（1.78%）	0	1（0.06%）	15（0.84%）
灵宝	130（7.25%）	123（6.86%）	99（5.52%）	22（1.23%）	5（0.28%）	9（0.50%）
总计	665（37.07%）	716（39.91%）	350（19.51%）	28（1.56%）	8（0.45%）	27（1.51%）
χ^2			230.58			
P 值			0.000			

（一）不同性别患者接受乡镇卫生院中医类服务项目情况

不同性别患者选择乡镇卫生院中医馆诊疗项目的差异具有统计学意义（$\chi^2=$ 27.750，$P=0.000<0.05$）。其中，男性患者选择频次由高至低的诊疗项目依次为针刺与灸法、中药方剂、中医推拿等，女性患者选择频次由高至低的诊疗项目依次为中药方剂、针刺与灸法、中医推拿等。说明男性患者偏重选择针刺与灸法，而女性患者偏重选择中药方剂，如表 6-7 所示。

表 6-7 不同性别患者选择中医馆诊疗项目的差异

性别	治疗类别					
	中药方剂	针刺与灸法	中医推拿	中医骨伤	中医肛肠	其他项目
男	270(15.05%)	348(19.40%)	197(10.98%)	15(0.84%)	4(0.22%)	8(0.45%)
女	395(22.02%)	368(20.51%)	153(8.53%)	13(0.72%)	4(0.22%)	19(1.06%)
总计	665(37.07%)	716(39.91%)	350(19.51%)	28(1.56%)	8(0.45%)	27(1.51%)
χ^2				27.750		
P 值				0.000		

（二）不同年龄患者接受乡镇卫生院中医类服务项目的基本情况

不同年龄患者选择乡镇卫生院中医馆诊疗项目的差异没有统计学意义（$\chi^2=$ 21.115，$P=0.133>0.05$）。其中，59 岁及以下年轻患者选择频次由高至低的诊疗项目依次为针刺与灸法、中药方剂、中医推拿等，60 岁及以上年龄的老年患者选择频次由高至低的诊疗项目依次为中药方剂、针刺与灸法、中医推拿等。说明年轻患者偏重选择针刺与灸法，而老年患者偏重选择中药方剂，如表 6-8 所示。

表 6-8 不同年龄患者接受中医馆服务类别的差异

年龄	服务类别					
	中药方剂	针刺与灸法	中医推拿	中医骨伤	中医肛肠	其他项目
15～39 岁	152(8.47%)	186(10.37%)	104(5.8%)	11(0.61%)	4(0.22%)	8(0.45%)
40～59 岁	407(22.69%)	443(24.69%)	209(11.65%)	14(0.78%)	4(0.22%)	15(0.84%)
60～79 岁	106(5.91%)	85(4.74%)	37(2.06%)	3(0.17%)	0	4(0.22%)
80 岁及以上	0	2(0.11%)	0	0	0	0
总计	665(37.07%)	716(39.91%)	350(19.51%)	28(1.56%)	8(0.45%)	27(1.51%)
χ^2				21.115		
P 值				0.133		

（三）医疗费用支出主体不同的患者接受乡镇卫生院中医类服务项目情况

医疗费用负担主体不同的患者选择乡镇卫生院中医馆诊疗项目的差异不具有统计学意义（$\chi^2 = 8.375$，$P = 0.593 > 0.05$）。其中，居民医保支付医疗费用的患者选择频次由高至低的诊疗项目依次为针刺与灸法、中药方剂、中医推拿等，医疗费用自费的患者选择频次由高至低的诊疗项目依次为中药方剂、针刺与灸法、中医推拿等，参见表6-9。

表6-9　医疗费用支付来源不同的患者接受中医药服务类别差异

医保类型	服务类别					
	中药方剂	针刺与灸法	中医推拿	中医骨伤	中医肛肠	其他项目
居民医保	590(32.89%)	658(36.68%)	314(17.50%)	26(1.45%)	8(0.45%)	25(1.39%)
自费	75(4.18%)	57(3.18%)	36(2.01%)	2(0.11%)	0	2(0.11%)
其他	0	1(0.06%)	0	0	0	0
总计	665(37.07%)	716(39.91%)	350(19.51%)	28(1.56%)	8(0.45%)	27(1.51%)
χ^2	8.375					
P 值	0.593					

三、修订版基层卫生调查表（PCPCM）的信效度检验

（一）信效度检验

采用主成分分析，可知巴特利特球度检验统计量近似卡方值为4 165.014，KMO为0.844，且 $P = 0.000$（<0.05），说明所选变量符合因子分析模型条件，具有较好的结构效度。可靠性分析后，可知该调查表的克隆巴赫 Alpha 为0.84，说明该量表信度较高，参见表6-10。

表6-10　因子提取结果

成分	初始特征值			旋转载荷平方和			克隆巴赫 Alpha
	总计	方差百分比/%	累积/%	总计	方差百分比/%	累积/%	
1	4.501	40.918	40.918	3.454	31.403	31.403	0.84
2	1.76	15.999	56.917	2.807	25.514	56.917	

（二）主成分分析

符合特征值大于1的因子有两个，对总体方差贡献度为56.9%，参见表6-10。

进一步采用方差最大值法进行因子载荷阵正交旋转，得到因子的旋转成分矩阵，表 6-11 为提取的 2 个因子的旋转成分矩阵。

表 6-11　初级保健服务质量评价量表的因子提取结果

条目	成分	
	F1	F2
PCT1 您很容易从中医馆获得医疗服务	0.768	
PCT2 中医馆可以提供您所需要的大部分医疗服务	0.765	
PCT3 您接受治疗时，中医馆的医生会综合考虑影响您健康的因素	0.737	
PCT4 中医馆可以协调您到其他医疗机构接受医疗服务	0.606	
PCT5 中医馆的医生了解您多方面的需求	0.637	
PCT6 中医馆的医生熟悉您的健康状况	0.639	
PCT7 中医馆的医护人员能够维护您的权益	0.59	
PCT8 中医馆的医护人员会考虑您的家庭情况，给予适当照顾		0.835
PCT9 中医馆的医护人员会考虑您所住社区，给予适当照顾		0.853
PCT11 中医馆的医护人员一直在帮助您维持健康		0.744
PCT10 中医馆的医护人员一直帮助您实现健康相关的目标		0.639

由表 6-10 中方差贡献率结果及表 6-11 旋转成分矩阵可知，提取的第一个主成分的方差贡献率为 31.403%，主要解释患者接受基层卫生服务的感受，可命名为患者直接受益；提取的第二个主成分方差贡献率为 25.514%，主要解释基层卫生机构医务人员对患者更多的关注，可命名为患者间接受益。

（三）乡镇卫生院中医馆卫生服务评价模型

为了进一步比较三地乡镇卫生院中医馆服务质量差异，构建以 2 个因子的方差贡献率为权数，最终得出乡镇卫生院中医馆服务评价模型为：

$$F = (31.403\%F_1 + 25.514\%F_2) / 56.917\%$$

四、被调查患者对乡镇卫生院中医馆服务的综合评价

（一）正态性检验

为了选择合适的分析方法，首先对修订版基层卫生调查表（PCPCM）的 12 个问题和两个因子以及综合得分进行正态性检验，结果参见表 6-12。

表 6-12　正态性检验结果

条目	柯尔莫戈洛夫-斯米诺夫（V）[a]			夏皮洛-威尔克		
	统计	自由度	显著性	统计	自由度	显著性
可及性	0.299	952	0.000	0.778	952	0.000
全面性	0.278	952	0.000	0.809	952	0.000
连续性	0.273	952	0.000	0.811	952	0.000
协调性	0.277	952	0.000	0.821	952	0.000
整合性	0.260	952	0.000	0.830	952	0.000
医患关系	0.255	952	0.000	0.826	952	0.000
以患者为中心	0.248	952	0.000	0.831	952	0.000
家庭背景	0.253	952	0.000	0.840	952	0.000
社区环境	0.251	952	0.000	0.840	952	0.000
健康促进	0.248	952	0.000	0.837	952	0.000
目标导向	0.249	952	0.000	0.838	952	0.000
医患相识时间	0.237	952	0.000	0.727	952	0.000
因子一	0.096	952	0.000	0.977	952	0.000
因子二	0.124	952	0.000	0.940	952	0.000
综合评分	0.052	952	0.000	0.984	952	0.000

注：a 表示里利氏显著性修正。

从表 6-12 可以看出，各条目的显著性（P 值）远小于 0.001，说明拒绝原假设，即各条目服从正态分布的假设不成立，即该组数据不符合正态分布。因此，不同组间比较只能采用非参数分析的方法。

（二）被调查患者对乡镇卫生院中医馆服务评价的描述分析

针对因子一（患者直接受益），评分均值由高至低的县依次为郸城、巩义和灵宝，说明患者在乡镇卫生院中医馆接受服务感受最好的是灵宝，巩义次之，郸城最差；针对因子二（患者间接受益），评分均值由高至低的县依次为巩义、郸城和灵宝，其中巩义得分均值仅高于郸城 0.212，相差很小，说明乡镇卫生院中医馆拓展服务最好的是灵宝，郸城次之，巩义最差；因此，综合评分均值由高至低依次为郸城、巩义和灵宝，如表 6-13 所示。可见，患者对郸城县的乡镇卫生院中医馆服务综合评价最差，巩义次之，灵宝最好。

表 6-13　三县被调查患者对乡镇卫生院中医馆服务评价的均值与标准差

评价项目	地点	个案数 N	平均值 MEAN	标准偏差 SD	标准错误 SE	MEAN 的 95%CI
因子一：患者感受	巩义	505	14.689	3.233	0.144	14.406~14.972
	郸城	297	16.737	3.909	0.227	16.291~17.184
	灵宝	150	9.867	2.039	0.166	9.538~10.196
	小计	952	14.568	3.989	0.129	14.315~14.822
因子二：服务拓展	巩义	505	10.010	3.111	0.138	9.738~10.282
	郸城	297	9.798	2.478	0.144	9.515~10.081
	灵宝	150	5.860	1.671	0.136	5.590~6.130
	小计	952	9.290	3.113	0.101	9.092~9.488
综合评分	巩义	505	12.592	2.552	0.114	12.368~12.815
	郸城	297	13.627	2.691	0.156	13.319~13.934
	灵宝	150	8.071	1.500	0.122	7.829~8.313
	小计	952	12.202	3.076	0.100	12.006~12.398

（三）被调查患者对乡镇卫生院中医馆服务评价的比较分析

1. 被调查患者对乡镇卫生院中医馆综合服务评分比较

年龄越高的被调查患者对中医药服务的直接受益、间接受益和综合评分高于年龄低患者的评分，且差异具有统计学意义，参见表 6-14。未患慢性病的被调查患者对中医药服务的直接受益和综合评分高于患慢性病患者的评分，且两者差异具有统计学意义；但未患慢性病的被调查患者对中医药服务的间接受益评分与患慢性病的患者评分差异不具有统计学意义，参见表 6-15。

表 6-14　不同年龄患者对中医馆服务各因子评分比较

项目		15~39 岁	40~59 岁	60~79 岁	80 岁及以上
个案数		239	583	128	2
直接受益	秩平均值	403.284	495.17	527.6	513.5
	K-W 检验	24.234			
	P 值	0.000			
间接受益	秩平均值	425.08	494.50	486.67	724.00
	K-W 检验	12.82			
	P 值	0.005			
综合评分	秩平均值	401.71	497.78	517.84	565.50
	K-W 检验	24.281			
	P 值	0.000			

表 6-15　患慢性病与否对其中医馆服务评价的差异比较

指标	直接受益		间接受益		综合评分	
	患慢性病	未患慢性病	患慢性病	未患慢性病	患慢性病	未患慢性病
平均值	13.98	16.53	9.38	9.00	11.92	13.16
标准差	3.788	4.06	3.27	2.53	3.02	3.08
标准误	0.14	0.27	0.12	0.17	0.11	0.21
T 值	−8.601	1.820	−5.280			
P 值	0.000	0.070	0.000			

2. 被调查患者对乡镇卫生院中医馆服务特性评价

年龄高的患者对乡镇卫生院中医馆服务的可及性、全面性、协调性、整合性、家庭背景和健康促进的评价高于低龄患者，且差异具有统计学意义；而 40～59 岁患者对乡镇卫生院中医馆服务的医患关系和社区环境的评价高于其他年龄段，且差异具有统计学意义；60～69 岁患者对乡镇卫生院中医馆服务以患者为中心的评价高于其他年龄段，且差异具有统计学意义，参见表 6-16。

表 6-16　不同年龄、性别等患者对乡镇卫生院中医馆服务评价比较

项目		个案数	秩平均值									
			可及性	全面性	连续性	协调性	整合性	医患关系	以患者为中心	家庭背景	社区环境	健康促进
年龄/岁	15～39	239	428.90	423.06	450.73	408.64	435.38	436.79	412.63	435.47	433.82	426.13
	40～59	583	489.70	493.73	479.54	488.79	486.32	491.80	496.57	490.84	495.62	494.98
	60～79	128	503.56	497.30	507.80	546.12	506.52	484.25	504.76	486.75	470.85	484.79
	80 及以上	2	585.00	509.50	666.25	547.75	605.75	265.25	450.50	543.75	365.00	578.50
	K-W 检验		12.72	14.95	5.74	26.73	9.43	9.51	20.22	8.13	10.08	12.63
	P 值		0.01	0.00	0.12	0.00	0.02	0.02	0.00	0.04	0.02	0.01
性别	男	442	476.40	485.82	487.44	445.98	470.28	474.60	474.50	469.18	474.34	475.85
	女	510	476.58	468.42	467.02	502.95	481.89	478.14	478.23	482.84	478.37	477.06
	K-W 检验		0.00	1.17	1.57	11.29	0.49	0.05	0.05	0.66	0.06	0.01
	P 值		0.99	0.28	0.21	0.00	0.48	0.83	0.82	0.42	0.81	0.94
慢性病	是	730	454.40	465.85	458.31	415.85	460.83	458.78	465.16	483.52	478.77	471.42
	否	218	541.81	503.48	528.72	670.89	520.27	527.13	505.76	444.30	460.19	484.81
	K-W 检验		21.66	3.92	13.34	161.76	9.26	12.32	4.29	3.88	0.87	0.46
	P 值		0.00	0.05	0.00	0.00	0.00	0.00	0.04	0.05	0.35	0.50

女性患者对乡镇卫生院中医馆服务的协调性评价高于男性患者，且差异具有统计学意义。不同性别患者对乡镇卫生院中医馆服务的可及性、全面性、连续性、整合性、

医患关系、以患者为中心、家庭环境、社区背景和健康促进等方面的评价差异不具有统计学意义，参见表6-16。

未患慢性病患者对乡镇卫生院中医馆服务的可及性、全面性、连续性、协调性、整合性、医患关系、以患者为中心等方面的评价高于患慢性病患者，且差异具有统计学意义；而未患慢性病患者对乡镇卫生院中医馆服务考虑家庭背景的评价低于患慢性病患者，且差异具有统计学意义；未患慢性病患者对乡镇卫生院中医馆服务考虑社区环境、健康促进等的评价与患慢性病患者的差异不具有统计学意义，参见表6-16。

第三节　基层中医药服务与患者中医药文化认同

为促进乡镇卫生院中医馆深化服务内涵，增强农村患者的中医药文化认同与自信，拟通过对乡镇卫生院中医馆服务评价和患者中医药文化认同的测量，探析乡镇卫生院中医馆服务对患者中医药文化认同的影响。

一、对象与内容

（一）调查对象

2020年末，河南省人均GDP为55 435元，依据县域人均GDP、地域和当前县域紧密型医共体组建的不同模式，本研究选择人均GDP分别为33 661元、103 574元和65 516元，且分布在河南省东部（豫东）、中部（豫中）和西部（豫西），分别是多集团紧密型县域医共体、单个集团紧密型县域医共体和待建县域医共体的3个县市作为调查地区。然后从3个县市随机抽取1家或2家乡镇卫生院中医馆，委托其责任医师对2021年7月至9月就诊患者（年龄15岁及以上）进行问卷调查，受访者是在知情同意的基础上自愿参与的。调查共发放问卷1 682份，收回1 682份，其中有效问卷1 448份，问卷有效率86％。

（二）调查内容

调查问卷参见附录，主要由三部分构成：一是患者的中医药文化认同测量，借鉴国内学者潘小毅和苏敏艳等研制的中医药文化认同量表，选择其中10个条目组成测量乡镇卫生院中医馆患者中医药文化认同的简易量表，采用四分制计分（完全正确＝4，比较正确＝3，有点儿正确＝2，完全不正确＝1，不知道/不确定＝0）；二是患者对中医馆服务评价，采用美国拉里·格林基层卫生研究中心的Rebecca S. Etz等研制的以人为中心的基层卫生调查表（PCPCM），PCPCM包括可及性、宣传、社区背景、全面性、连续性、协调性、家庭背景、面向目标的保健、健康促进、融合和关系等11个条目。11 个条目采用四分制计分（完全正确＝4，比较正确＝3，有点儿正确＝2，完全不正确＝1，不知道/不确定＝0）；三是患者的基本情况，包括患者的年龄、性别、教育、慢性病、就诊项目等内容。

（三）调查质量控制

实地调查采取无记名的形式由患者本人或其家属协助完成。利用 EpiData 3.1 双盲录入纸质调查表，并进行一致性检验核查，然后再利用 SPSS 26 进行数据清洗，剔除重复或缺失等问题个案 234 例，余 1 448 个样本数据。

二、变量与统计分析

（一）变量定义与描述性分析

1. 被解释变量：中医药文化认同

对乡镇卫生院中医馆患者中医药文化认同的简易量表数据，进行探索性因素分析的结果显示，$KMO＝0.836$，Bartlett's 球形检验差异有统计学意义（χ^2 近似＝5 434.294，$P＝0.000＜0.001$），适宜进行因子分析，量表效度良好。应用主成分分析法提取特征根＞1 的 3 个因子，累积方差贡献率为 66.852%，参见表 6-17。该量表各维度的 Cronbach's α 值在 0.685～0.824 之间，总量表 Cronbach's α 为 0.840。说明量表的信度较好。

表 6-17　患者中医药文化认同因子载荷矩阵与信度

条目	认知认同	情感认同	行为认同	各维度 Cronbach's α	总量表 Cronbach's α
中医药诊疗的费用低	0.894				
中医药诊疗副作用小，不易复发	0.855			0.788	
中医药文化代表着人与自然的和谐		0.861			
中医药传承是优秀传统文化复兴的重要途径		0.871		0.685	
您认为基层医疗机构应该优先选用中医给病人治病		0.526			0.840
您希望媒体普及中医药知识的节目越来越多			0.688		
您认为应该制作更多的影视作品弘扬中医药文化			0.716		
您平时关注中医药食疗或养生知识			0.722	0.824	
您会向别人介绍中医药诊疗成功的案例			0.815		
您会查阅中医药知识来尝试解决身体的轻微不适			0.687		
方差贡献率/%	17.597	19.853	29.403		
累计方差贡献率/%	17.597	37.449	66.852		

由表 6-17 因子载荷矩阵可知，提取的第一个主成分的方差贡献率为 29.403%，主要解释受访者中医药文化传扬行为，可命名为行为认同因子；提取的第二个主成分的方差贡献率为 19.853%，主要解释受访者中医药文化情感，可命名为情感认同因子；提取的第 3 个主成分的方差贡献率为 17.597%，主要解释受访者中医药文化认知，可命名为认知认同因子。为了全面分析患者中医药文化认同的综合因素，构建以 3 个因子的方差贡献率为权数，得到患者中医药文化认同综合评分 Fc 为：

$$Fc = \frac{行为认同 \times 29.403\% + 情感认同 \times 19.853\% + 认知认同 \times 17.597\%}{66.852\%}$$

2. 解释变量：中医馆服务评价和中医馆诊疗项目

对 PCPCM 量表的 11 个条目进行初步探索性因素分析，结果显示 $KMO = 0.872$，Bartlett's 球形检验差异有统计学意义（χ^2 近似 $= 8\ 079.485$，$P = 0.000 < 0.001$），适宜进行因子分析。应用主成分分析法提取出特征根 >1 的 2 个因子，累积方差贡献率为 62.009%。进一步采用方差最大值法进行因子载荷阵正交旋转，得到因子的旋转成分矩阵，发现条目 7 在两个因子上的载荷均超过 0.5，说明该题项汉化后的内涵不够明确，故剔除后再对余下的 10 个条目进行初步探索性因素分析，结果显示 $KMO = 0.851$，Bartlett's 球形检验差异有统计学意义（χ^2 近似 $= 7\ 210.552$，$P = 0.000 < 0.001$），适宜进行因子分析，量表效度较高。应用主成分分析法提取出特征根 >1 的 2 个因子，累积方差贡献率为 63.514%，参见表 6-18。该量表各维度 Cronbach's α 值在 0.799~0.846 之间，总量表 Cronbach's α 为 0.85，说明量表信度较高。

表 6-18 患者对乡镇卫生院中医馆服务评价因子载荷与信度

条目	直接受益	间接受益	各维度 Cronbach's α	总量表 Cronbach's α
可及性	0.817			
全面性	0.795			
整合性	0.747		0.799	
协调性	0.666			
连续性	0.626			0.850
医患关系	0.619			
家庭背景		0.855		
社区环境		0.874		
健康促进		0.762	0.846	
目标导向		0.680		
方差贡献率/%	33.355	30.159		
累计方差贡献率/%	33.355	63.514		

由表 6-18 因子载荷矩阵可知，提取的第一个主成分的方差贡献率为 33.355%，主要解释患者对中医馆诊疗服务的显性感受，可命名为直接受益因子；提取的第二个主成分的方差贡献率为 30.159%，主要解释患者对中医馆诊疗服务的隐性感受，可命名为间接受益因子。为了分析乡镇卫生院中医馆服务综合影响，构建以 2 个因子的方差贡献率为权数，最终得出乡镇卫生院中医馆服务综合评价 Fp 为：

$$Fp = （直接受益 \times 33.355\% + 间接受益 \times 30.159\%）/63.514\%$$

解释变量除了乡镇卫生院中医馆服务综合评价外，还有患者在乡镇卫生院中医馆是否接受中药方剂、针刺与灸法、中医推拿等 3 种基层常见中医药诊疗服务项目。

3. 控制变量

患者的性别、年龄、教育程度、居住地、是否患慢性病等人口学特征也会影响其中医药文化认同，故作为控制变量纳入模型。模型中所有变量的定义与赋值以及描述性结果，如表 6-19 所示。

表 6-19　变量定义与样本描述性分析

变量	变量名称	变量定义	个案数	最小值	最大值	平均值	标准差
被解释变量	中医药文化行为认同	所含条目的分值和	1 448	3.00	20.00	14.60	3.17
	中医药文化情感认同	所含条目的分值和	1 448	0	12.00	8.42	2.56
	中医药文化认知认同	所含条目的分值和	1 448	0	8.00	5.75	1.67
解释变量	中医馆服务综合评价	各因子综合得分	1 448	4.63	20.20	14.65	2.90
	中药方剂	否=0；是=1（参照）	1 448	0	1.00	0.75	0.43
	针刺与灸法	否=0；是=1（参照）	1 448	0	1.00	0.77	0.42
	中医推拿	否=0；是=2（参照）	1 448	0	1.00	0.38	0.49
控制变量	慢性病	否=0；是=1（参照）	1 435	0	1.00	0.70	0.46
	性别	男=0；女=1（参照）	1 448	0	1.00	0.54	0.50
	年龄	15～39 岁=0；40～59 岁=1；60～79 岁=2（参照）	1 448	0	2.00	0.90	0.62
	教育	小学及以下=0；初中=1；高中=2；中专及以上=3（参照）	1 448	0	3.00	1.13	1.018
	地区	豫中=0；豫东=1；豫西=2（参照）	1 448	0	2.00	0.80	0.76

（二）模型构建

对患者中医药文化行为认同、情感认同、认知认同等 3 个变量进行正态性检验，结果均显示 $P < 0.001$，说明这 3 个变量不符合正态分布，因此作为被解释变量，不适

宜采用普通最小二乘法（OLS）的线性回归分析。Koenker 和 Bassett 于 1978 年提出分位数回归（QR），分位数回归被用来估计受外生变量某些值影响的响应变量条件中值或各种不同的分位数，它对估计中异常值的发生率更稳健。本研究采用了分位数回归分析方法，建立中医药文化认同三变量的分位数回归模型如下：

$$Q_q\left(C_i|P_i,\ S_i,\ R_i\right)=\beta_0 q+\beta_1 q P_i+\beta_2 q S_i+\beta_3 q R_i+\varepsilon_i$$

其中：C_i 表示患者中医药文化认同值；P_i 表示患者对乡镇卫生院中医馆服务评分；S_i 表示乡镇卫生院中医馆诊疗项目；R_i 表示患者的人口学特征，如性别、年龄、教育程度、地点、是否患慢性病；β_0、β_1、β_2、β_3 表示模型系数；i 表示样本中的第 i 个就诊患者；ε_i 表示误差项。

运用分位数回归分析乡镇卫生院中医馆服务评分对患者中医药文化行为认同、情感认同和认知认同影响的结果中，分类协变量的影响可以解释为它们相对于参照类别对不同中医药文化认同分位数的影响，参照类别见表 6-19 中备注。

三、结果

（一）中医馆服务评价对患者中医药文化认同的影响

从表 6-20 可以看出，中医馆患者综合受益评价对其中医药文化行为认同的影响大，在分位数 0.25、0.5 和 0.75 上系数为正数且均具有显著性，系数在 0.590（95%CI：0.509~0.671）至 0.687（95%CI：0.615~0.758）之间变化幅度不超过 0.1，可以看出，中医馆服务评分在患者中医药文化行为认同分位数 0.5 上影响最大，且前后变化平稳。中医馆服务综合评价对患者中医药文化情感认同有一定的影响，在分位数 0.25、0.5 和 0.75 上系数为正数且均具有显著性，系数在 0.272（95%CI：0.228~0.316）至 0.326（95%CI：0.281~0.371），系数变化幅度在 0.054 之间，系数及变化幅度均低于中医馆服务评价对患者中医药文化行为认同的影响；中医馆服务综合评价对患者中医药文化认知认同的影响较小，在分位数 0.25、0.5 和 0.75 上系数为正数且均具有显著性，系数在 0.000 至 0.128（95%CI：0.091~0.166），低于中医馆服务综合评价对患者中医药文化情感认同分位数回归系数，且在三个分位数上系数呈递减趋势，在高分位数上的系数趋于 0，说明随着中医馆服务质量评价的提高，其对患者中医药文化认知认同的影响越来越小直至无影响。总之，中医馆服务评价对患者中医药文化行为认同影响最大，其次是对情感认同，对认知认同的影响最小且呈递减态势，这一趋势在图 6-2 的（a）（b）（c）3 个图中也得到了验证。

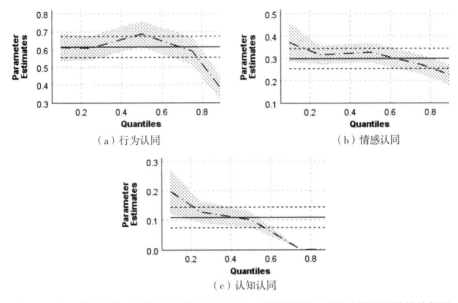

（a）行为认同　　　　　　　　　　（b）情感认同

（c）认知认同

图6-2　中医药服务综合评价对患者中医药文化三类认同影响的分位数回归结果趋势图

注：（1）图中横轴表示患者中医药文化行为认同、情感认同和认知认同升高的不同分位数点，纵轴表示患者对中医馆服务综合评价的回归系数。（2）线段虚线表示对应解释变量的 OLS 回归估计值，两条点虚线之间的区域表示 OLS 回归值的 $95\%CI$。实线是各个解释变量的分位数回归估计结果，阴影部分是分位数回归估计结果的 $95\%CI$。

（二）不同中医药服务项目对患者中医药文化认同的影响

从表6-20可以看出，乡镇卫生院中医馆中药方剂和针刺与灸法对患者中医药文化行为、情感和认知认同的影响较大；乡镇卫生院中医馆中医推拿服务对患者中医药文化行为、情感和认知认同的影响不明显。

相对接受中药方剂服务，未利用中药方剂对患者中医药文化情感认同的影响，在分位数0.5和0.75上系数为负数且均具有显著性，系数由−0.355（$95\%CI$：0.509～0.671）至−0.626（$95\%CI$：0.615～0.758），可以看出未利用中药方剂对患者中医药文化情感认同的负向影响较大；相对接受中药方剂服务，未利用中药方剂对患者中医药文化认知认同的影响差异较大，在分位数0.25上系数为正数且均具有显著性，但在分位数0.5上系数为负数且均具有显著性，在分位数0.75上系数接近0且均具有显著性，说明在低分位数上未利用中药方剂对患者中医药文化认知认同有正向影响，而在中分位数上的影响则为相反，到高分位数的影响就近乎为0。总之，相对接受中药方剂服务，未利用中药方剂主要对患者中医药文化情感认同和认知认同有影响，且情感认同随着患者中药方剂利用而提高。

表 6-20　农村患者中医药文化行为、情感和认知认同影响因素的分位数回归结果

变量	中医药文化行为认同			中医药文化情感认同			中医药文化认知认同		
	$q=0.25$	$q=0.5$	$q=0.75$	$q=0.25$	$q=0.5$	$q=0.75$	$q=0.25$	$q=0.5$	$q=0.75$
服务质量综合评价	0.608*** (0.036)	0.687*** (0.036)	0.590*** (0.041)	0.315*** (0.022)	0.326*** (0.023)	0.272*** (0.022)	0.128*** (0.019)	0.102*** (0.014)	0.000*** (0.000)
未用中药方剂	0.104 (0.210)	−0.009 (0.215)	0.100 (0.242)	0.107 (0.128)	−0.355*** (0.136)	−0.626*** (0.132)	0.324*** (0.112)	−0.300*** (0.083)	0.000*** (0.000)
未用针刺与灸法	−0.470*** (0.179)	−0.370*** (0.183)	−0.590*** (0.207)	−0.185 (0.109)	−0.127 (0.116)	−0.075 (0.113)	−1.292*** (0.096)	−0.384*** (0.071)	0.000*** (0.000)
未利用中医推拿	0.025 (0.169)	0.159 (0.173)	0.205 (0.195)	−0.078 (0.103)	−0.180 (0.109)	−0.095 (0.107)	0.000 (0.090)	0.048 (0.067)	0.000 (0.000)
未患慢性病	0.511** (0.217)	1.036*** (0.222)	1.100*** (0.251)	−0.080 (0.132)	−0.468*** (0.141)	−0.258 (0.137)	1.458*** (0.116)	0.438*** (0.086)	0.000*** (0.000)
男	0.267 (0.150)	0.073 (0.154)	−0.100 (0.174)	−0.073 (0.092)	−0.118 (0.097)	−0.054 (0.095)	−0.006 (0.081)	−0.010 (0.060)	0.000 (0.000)
15～39 岁	−0.161 (0.276)	−0.120 (0.283)	0.100 (0.320)	−0.033 (0.168)	−0.198 (0.179)	−0.204 (0.175)	0.013 (0.148)	−0.048 (0.110)	0.000 (0.000)
40～59 岁	−0.088 (0.228)	−0.072 (0.234)	0.000 (0.264)	0.013 (0.139)	−0.311** (0.148)	−0.224 (0.144)	0.006 (0.122)	−0.059 (0.091)	0.000 (0.000)
小学及以下	−0.818*** (0.297)	−0.240 (0.304)	−0.049 (0.343)	−0.219 (0.181)	−0.247 (0.192)	−0.064 (0.188)	0.676*** (0.159)	0.265** (0.118)	0.000 (0.000)
初中	−0.754*** (0.271)	−0.313 (0.278)	−0.035 (0.313)	−0.129 (0.165)	−0.037 (0.175)	0.129 (0.171)	0.474*** (0.145)	0.216** (0.107)	0.000 (0.000)
高中	−0.732*** (0.276)	−0.317 (0.283)	0.104 (0.319)	0.321 (0.168)	0.230 (0.179)	0.218 (0.174)	0.535*** (0.148)	0.206 (0.109)	0.000** (0.000)
豫中	−0.919*** (0.275)	−0.785*** (0.282)	−1.401*** (0.318)	−1.345*** (0.168)	−0.934*** (0.178)	−0.694*** (0.174)	−1.029*** (0.148)	−1.107*** (0.109)	−1.000*** (0.000)
豫东	−1.696*** (0.304)	−1.091*** (0.311)	−1.177*** (0.351)	−3.192*** (0.185)	−2.382*** (0.197)	−2.129*** (0.192)	−1.548*** (0.163)	−1.481*** (0.121)	−2.000*** (0.000)
常数	5.742*** (0.756)	5.235*** (0.776)	8.291*** (0.874)	4.925*** (0.461)	5.777*** (0.490)	7.107*** (0.478)	3.539*** (0.405)	5.408*** (0.300)	8.000*** (0.000)
伪 R 方	0.300	0.298	0.250	0.366	0.365	0.354	0.213	0.121	0.303

注：系数下括号内的值为标准误（standard error），*** 表示在 1% 水平上显著，** 表示在 5% 水平上显著。

相对接受针刺与灸法服务，表 6-20 显示未利用针刺与灸法对患者中医药文化行为

认同的影响，在分位数 0.25、0.50 和 0.75 上系数为负数且均具有显著性，系数在 −0.370（95%CI：−0.729～−0.010）至 −0.590（95%CI：−0.996～−0.184）之间，说明未利用针刺与灸法对患者中医药文化行为认同有较大的负向影响。未利用针刺与针灸对患者中医药文化认知认同的影响，在分位数 0.25、0.50 上系数为负数且均具有显著性，在分位数 0.75 上系数为正且接近 0 并具有显著性，系数由负数至正数逐渐增大，系数在 −1.292 至 0.000（95%CI：0.091～0.166）之间，说明未利用针刺与针灸对患者中医药文化认知认同的负向影响越来越小直至无影响。因此，相对接受针刺与针灸服务，未利用针刺与针灸主要对患者中医药文化行为认同和认知认同的负向影响较大。

（三）人口学特征与患者中医药文化认同

由表 6-20 可知，年龄 40～59 岁的患者相对 60～79 岁患者，对中医药文化情感认同的影响，在分位数 0.50 上系数为负数且具有显著性，说明相对老年患者，中年对患者中医药文化情感认同有一定的负向影响，即年龄大的患者中医药文化情感认同更高。相对中专及以上受教育患者，高中及以下患者在 0.25 分位数上对中医药文化行为认同影响显著且系数为负数，在 0.25 或 0.50 分位数上对中医药文化认知认同影响显著且系数为正数，说明偏低学历降低患者的中医药文化行为认同，但却能提高患者的中医药文化认知认同。相对豫西，豫中和豫东患者对中医药文化行为、情感和认知认同在分位数 0.25、0.50 和 0.75 上系数均为负数且具有显著性，说明不同地域对患者的中医药文化认同影响较大。此外，相对于患有慢性病，未患慢性病对患者中医药文化行为认同、认知认同的影响，在分位数 0.25、0.50 和 0.75 上系数为正数且均具有显著性，系数在低分位数较高且随分位数增加而下降，说明未患慢性病对患者中医药文化行为认同和认知认同有正向影响。

四、结论

1. 乡镇卫生院中医馆服务对患者中医药文化认同有正向影响

乡镇卫生院中医馆服务对患者中医药文化认同虽然呈现正向影响，但不同中医药诊疗服务项目，对患者中医药文化认同的影响差异较大。针刺与灸法服务的影响最大，主要影响患者中医药文化行为认同和认知认同，中药方剂服务对患者的中医药文化情感认同和认知认同有显著影响，而中医推拿服务对患者中医药文化认同影响不明显。

2. 不同患者对中医药文化认同的自身因素存在差异

患者的健康状况、地区、年龄和受教育程度等因素对其中医药文化认同影响不同。未患慢性病对患者的行为认同和认知认同有正向显著影响；区域不同对患者中医药文化认同的影响显著，这可能与被调查三地市的历史背景与文化底蕴有一定关联；相对中专以上学历，小学及以下学历对患者中医药文化认知认同有较大正向影响；相对60岁及以上老年患者，40～59岁年龄对患者中医药文化情感认同有负向显著影响。

第四节 完善乡镇卫生院中医馆服务的建议

一、受访乡镇卫生院中医馆运行中面临的问题

2016年11月，国家中医药管理局办公室发布《关于印发乡镇卫生院社区卫生服务中心中医综合服务区（中医馆）建设指南的通知》（国中医药办医政发〔2016〕32号）后，各地相继出台中医馆建设标准，中医馆建设开启了新篇章。截至2021年底，河南省绝大多数乡镇卫生院按要求开设了中医馆，助力中医药振兴战略。为了了解河南省各地乡镇卫生院中医馆发展状况，课题组选取部分乡镇卫生院进行了深度访谈。

2021年4月至7月，课题负责人先后走访了20个乡镇卫生院，并对其中医馆建设进行了访谈调查，访谈提纲参见附录5。

（一）中医馆硬件设施基本齐备，但软件实力仍偏弱

受访乡镇卫生院中医馆都配置了中医四诊设备、针疗和灸疗设备（各类针具、电针治疗设备、灸疗器具、艾灸仪）、治疗床（针灸治疗床、推拿治疗床、多功能治疗床）等设备，个别乡镇卫生院结合当地病患实际，还配置了中药熏洗设备等。个别乡镇卫生院（如灵宝市函谷关乡镇卫生院）开展了医养结合服务，其中医馆还配置了康复训练设备（训练床、训练用阶梯、平行杠、姿势镜等）。乡镇卫生院中医馆都建了中药房，配置了中药饮片柜（药斗）、药架（药品柜）、药戥、电子秤、煎药室设备、中药煎煮壶（锅）、煎药机（符合二煎功能，含包装机）等设备。此外，有的中医馆借助第三方平台补充草药种类，提供配送服务和免费煎药服务。

河南省中医药管理局关于《河南省乡镇卫生院社区卫生服务中心中医综合服务区（中医馆）建设基本标准》（豫中医〔2016〕42号），虽然规定了中医类别执业医师（含执业助理医师）占乡镇卫生执业医师总数的比例达到20%以上，且应不少于2名医师的要求。但是我们走访的多数卫生院中医馆执业中医师数量不能达标，有的只有1位中医师，而且还是乡镇卫生院内其他科室转来的，真正从中医学专业毕业的执业医师很少。中医馆的中医专业人力不足，导致其诊疗能力有限。多数乡镇卫生院提供的中医药服务以针刺与灸法、中医推拿等外治诊疗为主。由于缺少老中医或中医专业毕业的医师，中医馆中草药方剂使用的比例不高。也有个别乡镇卫生院中医馆（如石槽镇中心卫生院）利用县域医共体的集团内中医药资源，聘请县级中医院的退休老中医坐

诊，一方面可以吸引患者前来就诊，另一方面为中医馆医师提供观摩学习机会。此外，由于中医馆医师数量不足，无法轮流外出进修学习，也在一定程度上影响中医馆诊疗技术的更新与提升。

（二）中医馆的服务内容与形式单一

受访乡镇卫生院中医馆的服务内容主要是围绕中医师的诊疗技能和当地患病特征而展开。鉴于人力匮乏，中医馆医师掌握的中医药适宜技术在数量和质量上都存在不足，目前主要以针刺与灸法为主，辅以中药方剂和中医推拿服务。中医馆医师服务主要以院区坐诊为主，并未开展上门服务，只有少数中医馆曾参与公共卫生科室组织健康讲座活动。多数中医馆医师服务流程简化，适合农村患者的需求特点。但中医馆服务的协调性、整合性和连续性不足，未能将诊前服务（健康教育、中医药服务宣传）、诊中服务（治疗过程中随访）和诊后服务（回访）一条龙化，不能提供患者的全生命周期中医药服务。

（三）中医馆发展的配套支持尚需完善

一般情况下，紧密型县域医共体内的医保扣费一方面可能是当地医保局审核认定的结果，另一方面可能是医共体集团内的医保部门审核认定的结果。医保扣费的原因，主要是某类药物使用中存在适应证不合理、重复性用药、使用比例不当、单次用量及用药频率不当、配伍溶剂选用不当、用药疗程不当等问题，或者使用了未纳入医保的针灸推拿等服务项目。在访谈中医馆的过程中，部分中医师质疑一些服务项目的医保扣费问题。这可能是针对基层中医药服务的医保政策宣传不足，或者可能是中医馆医师无暇了解相关医保政策变化造成的。

二、乡镇卫生院中医馆服务模式改进的思考

（一）服务蓝图理论

1982 年，美国花旗银行副行长 Shostack（肖斯坦科）最早提出了服务蓝图的概念，开发了一种记录和分析服务流程的技术——服务蓝图。服务蓝图是一种准确地描述服务体系的工具，它借助于流程图，通过持续地描述服务提供过程、服务接触、服务主题和客体以及服务的有形证据来直观地展示服务。经过服务蓝图的描述，服务被合理地分解为服务提供过程的步骤、任务及完成任务的方法，使服务提供过程中所涉及的人都能直观地理解和处理它，而不管他们是企业内部员工还是外部顾客，也不管他们的出发点和目的是什么。更为重要的是顾客同服务人员的接触点在服务蓝图中被清晰地识别，从而达到通过这些接触点来控制和改进服务质量的目的。

服务蓝图包括顾客行为、前台员工行为、后台员工行为和支持过程。绘制服务蓝图的常规并非一成不变，因此所有的特殊符号、蓝图中分界线的数量，以及蓝图中每一组成部分的名称都可以因其内容和复杂程度而有所不同。当深刻理解蓝图的目的，并把它当成一个有用工具而不是什么设计服务的条条框框，所有问题就迎刃而解了。

整个服务蓝图被 3 条线分成 4 个部分，自上而下它们分别是顾客行为、前台接触员工行为、后台接触员工行为以及支持过程。最上面的一部分是顾客行为，这一部分紧紧围绕着顾客在采购、消费和评价服务过程中所采用的技术和评价标准展开；接下来是前台服务员工行为，这部分则紧紧围绕前台员工与顾客的相互关系展开；再接下来是后台员工行为，它围绕支持前台员工的活动展开；最后一部分是服务的支持过程，这一部分覆盖了在传递服务过程中所发生的支持接触员工的各种内部服务、步骤和各种相互作用。

（二）乡镇卫生院中医馆服务蓝图

服务蓝图的主要组成部分如图 6-3 所示，整个蓝图被 3 条线分成 4 个部分，自上而下分别是患者行为、前台医护行为、后台医护行为以及支持过程。最上面的一部分是患者行为，这一部分紧紧围绕着顾客在就诊、治疗和检查服务过程中所采取的一系列步骤、所作的一系列选择、所表现的一系列行为以及它们之间的相互作用来展开。接下来和患者行为相平行的那一部分是两种类型的接触行为：前台医护行为和后台医护行为。接触人员的行为和步骤中患者看得见的部分是前台医护行为，例如，在治疗中，医生和护士的行为中患者看得见的部分是开方、针灸和推拿等。而那些顾客看不见的、支持前台活动的接触行为是后台医护行为，如护士配药、医生审核检验检查结果。最后一部分是服务的支持过程，即在传递服务过程中所发生的支持接触医护人员的各种内部服务过程及其步骤和它们之间的相互作用。如药品配送系统、医保结算系统和检验检查评价系统等。以上 4 个关键的行动领域被 3 条水平线所隔开。最上面的一条线是"外部相互作用线"，它代表了患者和中医馆之间直接的相互作用，一旦有垂直线和它相交叉，患者和医护人员之间的直接接触就发生了。中间的一条水平线是"可见性线"，它把所有患者看得见的服务活动与看不见的分隔开来，通过分析有多少服务发生在"可见性线"以上及以下，就可一眼看出是否已向患者提供了较多的服务证据。第三条线是"内部相互作用线"，它把接触医护人员的活动与对他们的服务支持活动分隔开来，如有垂直线和它相交叉则意味着发生了内部服务遭遇。

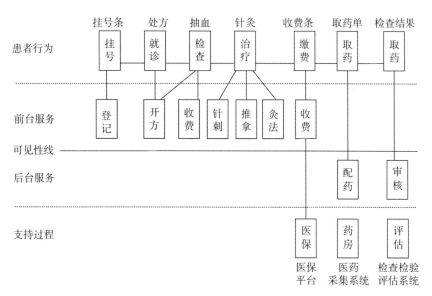

图 6-3　乡镇卫生院中医馆患者就医服务蓝图（门诊流程）

（三）乡镇卫生院中医馆服务模式多样化建议

目前乡镇卫生院中医馆服务模式仍是以门诊为主，短期内受限于中医馆医护人员数量不足，其服务模式很难有大的改变。但是从长期来看，中医馆可以在巩固现有服务模式的基础上多样化发展，具体建议如下：

1. 深度介入公共卫生服务模式，着重发挥中医馆的治未病优势

基层卫生机构是我国公共卫生服务的主力军，承担着健康档案管理、妇幼保健服务、中医药健康管理、老年人服务和慢性病服务等功能。虽然中医体质辨识等服务已包含在基本公共卫生服务项目中，但是乡镇卫生院中医馆介入公共卫生服务多以健康宣传为主，体质辨识的全生命周期管理尚不足。未来乡镇卫生院中医馆人力充裕的条件下，可以深度介入公共卫生服务，即构建社区居民全生命周期的中医健康管理体系。在乡镇卫生院中医馆医护诊疗服务能力偏低、患者偏少的情况下，中医馆适宜采用这种服务模式，通过公共卫生服务切入，加大中医药健康保健知识、运动养生等实用技能宣传，拉近医患关系，提高患者的中医药文化认同。

2. 整合性门诊服务模式，着重发挥中医馆的全面协调性

随着县域医共体建设的深入，不同模式的紧密型县域医共体为乡镇卫生院中医馆发展带来的中医药资源支持是不同的。如果在以县中医院牵头的紧密型县域医共体中，乡镇卫生院中医馆应充分利用医共体内中医药优势资源，通过聘请专家定期坐诊吸引周边患者就医，同时通过现场观摩的形式培训中医馆的年轻医师，提高中医馆诊疗技术，形成中医馆诊疗服务的良性循环。此外，中医馆可以利用县域医共体的一体化管理系统，为患者做好全面协调转诊服务，充分发挥其中介整合作用。

3. 康复入户服务模式，着重发挥中医馆的外治理疗优势

针刺与灸法、中医推拿等外治技术一直是康复医疗服务的主要手段，在当今慢性病肆虐、老龄化日趋严峻的趋势下，乡镇卫生院中医馆需要结合当地人口与疾病情况采取适宜的服务模式。对于老年人口较多的乡镇卫生院辖区，中医馆可以联合中医类村级卫生室，渐进式为慢性病老人提供上门康复理疗服务，即采取康复入户服务模式。提高中医馆理疗服务的可及性、连续性，构建更和谐的医患关系。在农村老年人照护体系尚待构建的阶段，中医馆联合村卫生室采取上门理疗服务，有助于提高农村老人健康质量与中医药文化认同度。

三、提高乡镇卫生院中医馆服务能力的政策建议

乡镇卫生院中医馆服务模式的改变，离不开国家政策支持与外部环境的改善，以及基层卫生机构管理理念和内涵建设。

（一）国家需增强中西医深度融合教育与培训，输送复合型中医药人才

基层卫生机构中医药人才短缺问题有其历史原因。近百年来，随着科技的迅猛发展，西医凭借其先进的设备与技术优势快速发展，而中医药在各种质疑声中缓慢前行，中医药人才的培养相对滞后。20 世纪末，我国医疗卫生领域的市场化改革，直接引发医疗资源流向大城市、大医院，而乡镇卫生院等基层卫生机构曾一度萎缩，甚至有的倒闭关门，原本处于弱势的中医药人才流失非常严重。2009 年新医改启动后，明确了基层卫生机构的职能，乡镇卫生院逐渐回归正轨，但多数乡镇卫生院是以西医药服务为主。2016 年 11 月，国家中医药管理局发布《关于印发乡镇卫生院社区卫生服务中心中医综合服务区（中医馆）建设指南的通知》后，各地乡镇卫生院在财政资金支持的情况下相继开始了中医馆建设，部分流失的中医药人才逐渐回流，中医馆的医护人数勉强符合要求，但是医护人员的中医药诊疗技能普遍偏低。因此，建议在坚持现有中医药人才教育与培训模式下，开拓创新中西医融合式教育培训机制。

2017 年 7 月，国务院办公厅发布《关于深化医教协同进一步推进医学教育改革与发展的意见》，明确提出"建立完善西医学习中医制度，鼓励临床医学专业毕业生攻读中医专业学位，鼓励西医离职学习中医"。河南省卫生健康委已成立全省非中医类别医师学习中医培训工作领导小组，负责相关项目的培训、指导和监督。按照规定，河南省非中医类别医师学习中医项目培训将通过集中学习、课外自学、临床实践等方式进行。分为一年期、两年期培训班两种。其中，一年期培训班培训时间为 1 年，参加培训者至少需要完成 7 门中医课程，总学时数不少于 480 学时，临床实践时间不少于 3 个月。两年期培训班，至少需要完成 10 门中医课程，总学时数不少于 850 学时，临床实践时间不少于 6 个月。按照"宽进严出"的原则，河南省卫生健康委统一组织结业考

核，不设合格率，只有达到相应中医药知识水平和能力标准，经考核合格的学员，方可结业。但是如何避免学多用少、流于形式等问题？西医学中医的政策措施还需细化。建议国家卫生健康委针对不同科室制定相应的中医基本技能方法应用频次与质量标准，并将其纳入西医师职称评审和业绩考核中，督促西医学中医的落地应用。此外，组织中医药专家修订西医教材，合理增加不同学科中医药适用知识与技能，将中药学习并入西医各专业课程中，有效推进中医药人才的融入式学历教育；针对基层全科医师开展长期的针灸治疗技能培训，将针灸治疗纳入乡镇卫生院考核项目，全面助力乡镇卫生院中医馆的诊疗服务。

（二）国家需进一步完善中医药服务项目的医保报销政策，加大医保政策宣传力度

近年来国家一直在进行医疗服务支付方式改革，大力推行 DRG 和 DIP 支付方式改革。河南省医疗保障局出台《DRG/DIP 支付方式改革三年行动计划实施方案》，计划到 2023 年底，实现 DRG/DIP 支付方式覆盖所有符合条件的开展住院服务的医疗机构，基本实现病种、医保基金全覆盖。目前，我国 DRG/DIP 的分组逻辑是采集西医住院病案首页的主要诊断编码、主要操作编码、年龄、性别、合并症、并发症等关键信息进行分组。中医及民族医诊疗类七大类收费项目属于中医临床诊疗术语，在 ICD－9 中无对应编码，导致该类诊疗类收费无法被 DRG 分组器所识别和读取，如果没有单独的政策和措施，在 DRG 分组中将无法体现出中医的特色，而且这些特色项目所在的 DRG 组，因为操作编码未被读取，相比较西医院的病案，会显得费用较高，未来将可能导致入组费用出现极值异常。如果未来各级医保按照这样的支付方式执行付费，中医药服务将会有巨大的风险，更会深刻影响到中医药事业的发展。

2017 年，国务院办公厅印发的《关于进一步深化基本医疗保险支付方式改革的指导意见》明确提出："探索适合中医药服务特点的支付方式，鼓励提供和使用适宜的中医药服务。"相关部门已在积极研讨中医药服务项目支付方式改革，这为基层中医药服务项目的拓展应用带来更多机遇。建议医保部门在及时反馈乡镇卫生院中医馆医保扣费问题的基础上，定期通过线上或线下形式开展医保报销政策宣传活动，让中医馆医师能够及时了解中医药服务项目的医保报销政策变化，更好地为患者提供适宜的中医药服务。

（三）多角度全方位优化乡镇卫生院中医药服务质量，强化患者中医药认同

乡镇卫生院中医馆内涵建设需要相当长时间，特别是提高医护人员和中医药诊疗技术的数量与质量的周期较长。因此，建议乡镇卫生院立足现有条件，优化中医馆服务的质量：

1. 发挥县域医共体的资源优势，转变中医馆服务理念、细化服务内容

树立以患者为中心的服务理念，重视中医馆服务的长期效果与质量。一方面，抓住县域医共体筹建与发展的契机，在巩固与乡镇卫生院内部各科室业务交流的基础上，要充分利用县域内中医药服务的上下联动，形成中医馆特有的业务协调网络，并在联动交流中提升整合性服务能力，给予患者更全面的整合中医药服务；另一方面，利用中医馆的地域和近邻优势，增进中医馆医患关系与服务的可及性，加强中医馆与公共卫生科室合作，将患者健康管理延续到日常的中医药理疗服务中，给予患者更清晰的保健目标与健康促进服务。

2. 夯实拓展中医馆针刺与灸法服务技能与项目，提高患者满意度

扁鹊见齐桓公的故事中，有曰"疾在腠理，烫熨之所及也；在肌肤，针石之所及也；在肠胃，火齐之所及也；在骨髓，司命之所属"，说明疾病较轻时，针刺与灸法可以缓解或治愈。基层卫生机构的定位是提供基本医疗和公共卫生服务，即解决居民的小病问题。因此，针刺与灸法应是基层卫生机构中医药服务的重要手段与技术，需要更深入地推广应用。

乡镇卫生院应结合本地居民病患特点，针对性拓展中医馆中医药服务适宜技术项目，组织中医馆现有人员或抽调所辖部分村卫生室人员轮岗参与中医药适宜技术培训，适当奖励新适宜技术应用的医护人员，增加针刺与灸法的精细化服务项目，提高患者对中医药服务的满意度。此外，乡镇卫生院中医馆还应联合所辖村卫生室，依据当地历史文化特点，选择性地增加中医药宣传的内容、形式与频率，加大对慢性病、低学历患者的中医药宣传，提供农村患者更多中医药文化认知途径，提高患者中医药文化认同感。患者对中医药文化越认同，对基层卫生机构中医药服务满意度越高，则对中医药服务的需求就越大，基层卫生机构中医馆发展的空间就越大，形成基层卫生机构中医药服务的良性循环。

第七章 基层卫生机构老年慢性病服务憧憬

据测算，老年人消费的医疗卫生资源一般是其他人群的三至五倍，其中老年慢性病（即癌症、糖尿病、心脑血管病等疗程长非传染性的疾病）服务更是消耗了大量的卫生资源。老年慢性病治疗是一项连续的系统服务，需要各级卫生机构的鼎力配合，其中基层卫生机构作为居民健康的守门人，理应在老年慢性病服务中发挥其应有的作用，但现实是基层卫生机构的卫生保障和服务与居民需求存在较大差距。

2009 年新医改以来，我国政府出台多项政策，在基层卫生机构中推行签约与转诊服务，基层卫生机构的就诊率、住院率等指标有了一定程度的提升，但与居民的期望还有一定差距。实际上，老年慢性病患者扎堆大医院屡见不鲜，而且为了保证连续性治疗，老年慢性病患者在大医院住院"挂床"已成常态。一些完全可以在基层卫生机构解决的慢性病姑息性治疗，也成了大医院的服务内容或创收来源，出现了老年慢性病患者就医过度化与资源利用奢侈化共存的现象，导致各地医保资金的浪费，加剧了卫生服务资源的不均衡发展，表现为基层卫生服务机构的资源利用率低、服务能力差。鉴于老年慢性病发展会导致老年失能与半失能的概率增大，老年慢性病患者难免伴有失能或半失能状况，做好老年慢性病服务仅依靠医疗卫生机构是不够的，还需要一些社会服务机构提供老人生活照料与心理关怀。

第一节 基层卫生机构协同服务的理论依据

一、社区管理理论

社区管理是公共管理的重要组成部分，也是公共行政的社会基础。社区管理是指在政府领导下，以社区为依托，以基层社区组织为主体，通过动员社区内的广大群众积极参与广泛的自助、互助等活动，为社区内生活的人们提供各种服务。最早提出社区这个概念的是德国社会学家裴迪南·滕尼斯（1855—1936），其基本含义是：社区是指在一定地域内发生社会活动和社会关系，有特定的生活方式并具有成员归属感的人群所组成的相对独立的社会共同体。在社区管理中，社区服务占有重要地位。社区服务是指社区组织通过较为完整而系统的服务设施和服务项目，面向社区内的所有成员，为增进公共福利，提高生活质量而进行的一系列公益活动。特殊群体服务是我国社区服务的主要内容之一。在社区服务中，特殊群体主要是指生活在社区中的老、弱、病、残等需要特殊照顾的群体。特别是老年人服务和残疾人服务。

1. 老年人服务

老年人服务包括广泛的内容，如养老服务、健康服务、生活娱乐服务、教育就业服务等，在这些服务项目中，每一项服务，又包括一系列具体内容。比如养老服务，包括老年公寓、社会福利院、老年人保护组织、老年人生活服务站等；老年人健康服务，包括医疗保健服务、体育锻炼以及其他保证老年人身心健康的服务等；生活娱乐服务，包括建立老年人娱乐活动中心、老年人乐园、设立老年图书馆和阅览室、老年人用品商店等；教育就业服务，包括兴办老年学校、老年人劳动介绍所等；婚姻服务，包括开办老年婚姻介绍所、举办娱乐活动等。

2. 残疾人服务

残疾人服务主要是一种无偿服务，政府在这方面承担着重要的职责，但社会的关怀、帮助更是不可缺少。残疾人服务的具体内容十分广泛，但最主要的包括就业服务、康复服务、生活服务三大类。就业服务，主要是指通过社区创办一些福利性企业以及按摩诊所等，帮助残疾人从事力所能及的工作，解决其就业问题。康复服务，主要是通过提供医疗服务如开设康复门诊等，为残疾人的康复提供社会救助。生活服务，主要是为残疾人的日常生活提供一些方便，如在建筑设计中设计"无障碍"社会环境，铺设残疾人道路，建立残疾人养老基金，对丧失劳动力的残疾人实行社会保障，组织社区志愿者为残疾人提供直接的生活服务，如送货上门等。这些服务不仅需要资金的投入，更需要社会关怀和援助。

二、资源依赖理论

资源一直是管理的核心要素。所谓管理，就是通过综合运用组织中的各种资源来实现组织目标。资源依赖理论的核心假设是组织需要通过获取环境中的资源来维持生存，没有组织是自给自足的，都要与环境进行交换。资源依赖理论有两个主要观点：一是组织间的资源依赖产生了其他组织对特定组织的外部控制，并影响了组织内部的权力安排；二是外部限制和内部的权力构造构成了组织行为的条件，并产生了组织。为了摆脱外部依赖，维持组织自治度的行为，资源依赖理论的提出，使人们注意到组织问题的研究不能局限于组织本身，而必须考虑到组织所嵌入的环境与网络关系。

任何一种公共管理，都需要运用一定的资源。公共管理的资源包括政府组织（公共部门）掌握的公共资源、私营组织（私人企业）掌握的私人资源和非政府组织（第三部门）所掌握的社会资源。这是依据资源占有主体的不同而产生的分类。公共资源主要是指由公共组织特别是政府所拥有或支配控制的资源，包括公共权威、公共财政资源和公共信息资源等。私人资源和社会资源可归为非公共资源，是指由各种非政府组织、私人企业和公民个人所控制的各种资源，如资金、技术、知识和信息等。

公共管理始终面临着资源约束，没有哪个机构、组织和个人拥有充足的资源和知识可以独立解决所有的问题。这种资源的相对稀缺性决定了在人类公共事务的治理过程中，这些公共行动者往往处于一种相互依存的关系中，必须通过相互合作，追求资源的合理配置，节约及充分利用资源。因此，在公共管理领域，政府、私营部门、非政府组织和各种社会运动共同构成多元公共行动者，他们依靠自身的资源参与解决公共问题。

三、伙伴关系

伙伴关系是指在合作互利的共同目标下，以平等地位的精神持续交往，伙伴关系的基石是平等、合作、互利和依存。伙伴关系的重要概念是合作，即关系双方维持原有自主性。但彼此合作与寻求共同的目标，一同分享相同的价值与奖励。美国学者斯蒂芬·戈德史密斯和威廉·埃格斯，关注公共部门和私人部门之间的合作伙伴关系。根据他们的研究，选择正确的伙伴关系必须注意文化兼容性、成本、特殊专家、财政生存能力、承担一定风险的能力、贴近顾客、邻里纽带和合法性等问题。

四、合作与合作机制

一般而言，合作就是个人与个人、群体与群体、组织与组织之间为实现共同目的而彼此相互配合的一种联合的行动或方式。合作能否实现，取决于以下一系列条件：第一，要有共同的目标。任何一项成功的合作都要有共同的目标，至少是短期的共同目标。第二，要有统一的认识和规范。合作者应对共同目标、实现途径和具体步骤等有基本一致的认识。在联合行动中，合作者必须遵守共同认可的社会规范和群体规范。第三，要有相互信赖的合作气氛。创造相互理解、彼此信赖、互相支持的良好气氛是有效合作的重要条件。第四，要具备合作赖以生存和发展的一定物质基础。必要的物质条件（包括设备、通信和交通器材工具等）是合作能顺利进行的前提，空间上的最佳配合距离，时间上的准时、有序，都是物质条件的组成部分。合作基础就是合作的各项条件总和，主要包含：合作愿望，有了合作的愿望，才能产生合作的动力；彼此信任，是合作的润滑剂，也是合作的基础；资金充裕，没有一定的合作资金，往往难以达成合作，特别是持久的合作。

五、系统论

处在环境之中相互作用和相互依赖的若干部分（要素）组成的具有一定结构和确定功能的有机整体称为系统。系统的功能是接受信息、能量、物质进行处理加工，产生信息、能量、物质，这就是系统的输入和输出过程。系统有三个共同点：系统是一个由若干部分（要素）以一定结构组成的相互联系的整体；系统整体可以分解为若干基本要素；系统整体有不同于各组成部分的新功能。

从系统所处环境分：封闭系统，即某些有限时间范围内、外部条件保持不变的系统，一个与外部环境没有物质、能量、信息交换的系统；开放系统，即系统与其外部环境普遍联系与相互制约，外部条件对系统有影响，以及系统对外部条件有反作用。

系统论的主要观点：系统观点，这是系统论的基本观点，认为世界万物（甚至宇宙）都是以各种各样的系统存在的，事物内部和外部都是有联系的，它们相互影响，有一定关系；整体观点，系统论认为系统整体功能大于部分功能之和，这是亚里士多德和贝塔朗菲关于组成系统的著名定律，整体可以出现部分未有的新功能；综合观点，系统论强调综合，主张分析与综合相结合，它的公式是"综合—分析—综合"；结构观点，系统结构反映了系统中一种必然联系。系统方法是在辩证唯物主义的指导下把对象放在系统形式中加以考察的一种方法。

六、协同学

赫尔曼·哈肯（H. Hake）在 1971 年发表了《协同学：一门协作的科学》一文，认为整个环境的各系统之间或各部分之间相互协作，使得整个系统形成微个体层所不存在的新质的结构和特征。在一个开放系统中，各个组成部分不断检验彼此的新位置、新的运动进程或新的反应过程，于是每次都有系统的很多单个部分参与其事。在不顾输入能量或物质的影响下，会出现一项或几项这种共同的、集体的运动，胜过其他形式的运动（或反应）。然后，它们对其他运动方式占了上风，并支配了所有其他运动方式。

第二节 基层卫生机构老年慢性病服务供给状况

由于老年慢性病患者的年龄与身体状况直接相关，调查半失能和失能老人的难度较大，如果仅调查可自理老人的情况，就对社区卫生机构提供老年慢性病服务进行评价，难免偏颇。因此，立足基层卫生机构的职能定位，以基层卫生机构为调查对象，调查分析河南省社区卫生机构提供老年慢性病服务的现况。

一、基本情况

1. 调查对象

河南省城市社区卫生服务中心，根据河南省各地市人口分布与人均 GDP 水平，选取郑州市、开封市、洛阳市、安阳市、新乡市、焦作市、许昌市、漯河市、南阳市、商丘市、信阳市和周口市 12 个地市作为调查城市，选取部分社区卫生服务中心作为调查对象。

2．调查内容

针对老年慢性病服务，社区卫生机构提供的健康教育、慢性病防治、老年保健、康复医疗服务和家庭医疗服务等五类服务，设计相关问题调查表，调查内容参见附录 6。

3．调查组织与实施

2017 年 6 月至 2018 年 6 月，课题组成员利用课余时间，走访郑州市、洛阳市、南阳市、安阳市、新乡市、周口市、漯河市、焦作市和许昌市 9 个城市 122 家社区卫生服务中心，访谈这些卫生机构的业务负责人，即时发放调查表并收回，其中有 26 家社区卫生服务中心不接受调查；同时，通过校友或熟人联系商丘卫生和计划生育委员会、开封卫生和计划生育委员会和信阳卫生和计划生育委员会发放调查表给当地社区卫生服务中心，定期收回 29 份调查表。总之，课题组共调查 151 家社区卫生服务中心，调查成功率为 82.8%。

4．数据处理

运用 EpiData 3.1 录入数据，并运用 SPSS 23.0 处理分析数据，进行描述性统计说明。

二、受访基层卫生机构开展老年慢性病服务情况

（一）受访基层卫生机构的分布

受访城市中，社区卫生服务中心的数量占被调查机构数量的 10% 以上的省辖市，由高到低依次为郑州市、开封市、洛阳市和商丘市，这 4 个城市的受访基层卫生机构占比超过 65%。

2009 年，国家卫生部发布的《城市社区卫生服务机构管理办法（试行）（卫妇社发〔2006〕239 号）》指出，规划设置社区卫生服务机构，可以是政府举办的一级医院和街道卫生院转型为社区卫生服务机构；政府举办的部分二级医院和有条件的国有企事业单位所属基层医疗机构转型为社区卫生服务机构；新设置社区卫生服务机构可由政府设立，或者是社会力量参与举办社区卫生服务机构。

为此，按照这 4 种社区卫生服务机构的设置方式，对被调查省辖市的 125 个社区卫生服务中心进行调查，结果如图 7-1 所示。说明目前河南省社区卫生服务机构主要的设置方式是一级医院或街道卫生院转型和国企医院或二级医院转型，政府新建和社会承办的社区卫生服务中心的数量相对偏少。

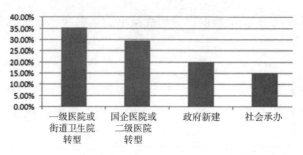

图 7-1　不同设置方式的社区卫生服务中心分布比率

（二）受访基层卫生机构建立老年人健康档案的信息来源

关于建立居民健康档案的信息来源，被调查省辖市的 118 家社区卫生服务中心回答了此选项，结果由高到低依次为居民自己口述 101 家（85.6%）、健康筛查活动 86 家（72.9%）、居民亲属提供 68 家（57.6%）、健康体检中心 64 家（54.2%）。如图7-2 所示。居民自己口述是被调查社区卫生服务中心建立健康档案的主要信息来源，而健康体检中心是被调查社区卫生服务中心建立居民档案选择相对最少的信息来源。

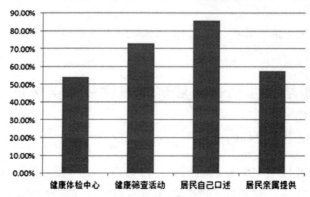

图 7-2　社区卫生服务中心建立老年人健康档案的信息来源比率

（三）受访基层卫生机构开展老年慢性病服务项目

被调查的 125 家社区卫生服务中心都开展了慢性病预防知识宣传、低盐膳食指导、高血压检查与随访、高血压分级干预与管理、糖尿病检查与随访、糖尿病分级干预与管理、老年人健康评估与管理、老年人健康体检与指导、老年人中医体质辨识、老年人中医药保健指导等老年健康服务项目，如图 7-3 所示。但其余 7 项老年慢性病服务项目的开展情况并未全覆盖，开展其他老年健康服务项目的机构数量和比例为：老年人残疾预防（90 个，72%）、老年人残疾普查（88 个，70%）、老年人康复训练与指导（93 个，74%）、上门检查老年慢性病（103 个，82%）、上门治疗老年慢性病（78 个，62%）、上门护理与指导老年慢性病（91 个，73%）、上门中医非药物治疗（73 个，

58%）。说明社区卫生服务中心全部开展了针对老年人的健康教育、慢性病防治和老年保健服务，但只有一部分社区卫生服务中心开展了康复医疗服务和家庭医疗服务。

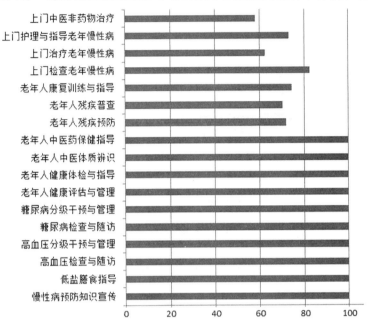

图 7-3　社区卫生服务中心开展老年慢性病服务项目的机构比率

三、受访基层卫生机构协同开展老年慢性病服务情况

（一）受访基层卫生机构开展老年慢性病服务的合作机构

125 家被调查社区卫生服务中心中有 114 家机构曾与其他机构合作开展老年健康服务，合作机构的类型与合作频率如图 7-4 所示。社区卫生服务中心开展老年健康服务曾合作机构频次由高至低依次为上级医疗机构 88 家（77.2%）、养老机构 53 家（46.5%）、社区服务中心 49 家（43%）、健康体检中心 19 家（16.7%）、私人诊所 10 家（8.8%）、物业公司 10 家（8.8%）、社区家政 9 家（7.9%）、医药类高校 8 家（7.0%）、临终服务机构 6 家（5.3%）、未病服务中心 6 家（5.3%）等。社区卫生服务中心老年慢性病服务曾合作机构较多，主要以健康和生活为主，其中主要合作机构是上级卫生机构、养老机构、社区服务中心和健康体检中心。

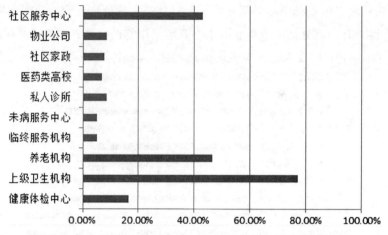

图 7-4　受访基层卫生机构开展老年慢性病服务的合作机构频率

（二）受访基层卫生机构与上级医疗机构合作中存在的问题

被调查的 125 家社区卫生服务中心中，有 102 家回答了与上级医疗机构合作开展老年慢性病服务存在的问题。被调查社区卫生服务中心选择频次由高至低的主要问题是缺少双方互动的信息化平台 78 家（76.5%）、缺少合作效果评估机制 75 家（73.5%）、合作过程监督协调滞后 66 家（64.7%），参见图 7-5。

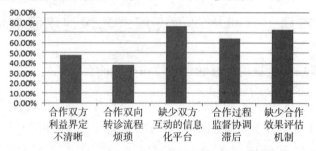

图 7-5　受访基层卫生机构与上级医疗机构合作开展老年慢性病服务中存在的问题

（三）受访基层卫生机构与其他机构合作中存在的问题

被调查的 125 家社区卫生服务中心中，有 94 家回答了与其他机构合作开展老年慢性病服务存在的问题。被调查社区卫生服务中心选择频次由高至低的主要问题是缺少长期合作的信息互动平台 81 家（86.2%）、缺少长期合作的政策支持 77 家（81.9%）、缺少问题协调与解决机构 67 家（71.3%），如图 7-6 所示。

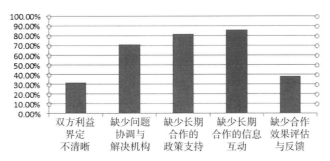

图 7-6　受访基层卫生机构与其他机构合作开展老年慢性病服务中存在的问题

四、讨论

（一）基层卫生机构老年慢性病服务供给问题

1. 基层卫生机构应该提供的服务项目

鉴于对社区卫生机构的职能定位分析，发现社区卫生机构提供的与老年慢性病患者关联度高的服务主要包括公共卫生服务中的健康教育、慢性病预防控制、老年保健、残疾康复指导和康复训练；基本医疗服务中的慢性病治疗、家庭医疗服务和康复医疗服务。其中慢性病防控与慢性病治疗是一体的，康复医疗服务包含了残疾康复指导和康复训练，因此，可以将社区卫生机构提供的老年慢性病项目整合为健康教育、慢性病防治、老年保健、康复医疗服务和家庭医疗服务等 5 个项目。每个项目又可以细分为具体的内容，即健康教育包含高血压教育和糖尿病教育；慢性病防治包括高血压检查与随访、高血压分级干预与管理、糖尿病检查与随访、糖尿病分级干预与管理；老年保健包括健康评估与管理、健康体检与指导、中医体质辨识、中医药保健指导；康复医疗服务包括残疾预防与普查、康复训练指导；家庭医疗服务包括上门检查、上门护理和上门治疗服务等。

2. 基层卫生机构实际提供的老年慢性病服务

根据上述调查结果，河南省社区卫生服务中心已经全面开展了慢性病预防知识宣传、低盐膳食指导、高血压检查与随访、高血压分级干预与管理、糖尿病检查与随访、糖尿病分级干预与管理、老年人健康评估与管理、老年人健康体检与指导、老年人中医体质辨识、老年人中医药保健指导等老年健康服务项目，并且 50% 以上社区卫生服务中心开展了康复医疗服务（康复训练与指导）和家庭医疗服务。

3. 基层卫生机构应供未供老年慢性病服务项目的原因分析

河南省一部分社区卫生机构未开展或者未深入开展康复医疗服务和家庭医疗服务的原因，一方面是局限于自身的人才、技术和硬件设施，以及管理服务意识不到位，另一方面是受限于相关法律或政策的约束。比如，《中华人民共和国执业医师法》第 14

条规定：医师经注册后，可以在医疗、预防、保健机构中按照注册地点、执业类别、执业范围执业，从事相应的医疗、预防、保健业务。入户静脉输液的地点未达到医院感染的管理要求，不符合《医院感染管理办法》，医师也无法将社区机构抢救设备及药品全部带到居民家中，一旦出现输液反应或是过敏反应等，可能耽误抢救时间，不能保证患者的医疗安全；而且入户静脉输液必须全程观察患者的输液情况和不良反应，各社区医疗机构医护人员缺乏，因此无法全程进行入户观察。事实上，对于患者吸氧、导尿、灌肠、置胃管、抽血、建立健康档案、测血压和做心电图，均可出诊入户进行，而且随着便携式检查仪器和康复器械的上市，医护人员入户诊疗的可操作空间越来越大。但鉴于上述法律和相关规定，社区卫生服务中心开展家庭医疗服务还是受到自身资源和政策法律上的约束，多是开展一些询问指导性服务，比如建立健康档案、测量血压与饮食指导等服务，几乎不开展各种治疗与检查服务，这与失能老年慢性病患者的需求相差甚远。

（二）受访地市基层卫生机构合作开展老年慢性病服务的问题

1. 服务能力低是基层卫生机构协同合作的短板

受访城市社区卫生服务中心与健康体检中心合作，建立的居民健康档案比例偏少，健康档案质量不确定；被调查的125家社区卫生服务中心都开展了高血压、糖尿病、老年人体检和中医药保健服务，但上门诊疗服务和康复护理服务未开设或开展的服务项目偏少，这与老年慢性病非自理患者的实际需求存在差异。

2. 缺少信息化平台是基层卫生机构协调合作的障碍

基层卫生服务中心老年慢性病服务曾合作机构较多，涉及上级卫生机构、养老机构、社区服务中心和健康体检中心等。与上级医疗机构合作开展老年慢性病服务存在的问题依次为缺少双方互动的信息化平台、缺少合作效果评估机制和合作过程监督协调滞后；与其他机构合作开展老年慢性病服务存在的问题依次是缺少长期合作的信息互动平台、缺少长期合作的政策支持和缺少问题协调与解决机构。

第三节　基层卫生机构协同开展老年慢性病服务的建议

世界卫生组织对健康的定义，涵盖了身体、心理与社会交往等方面，目前社区卫生机构主要是围绕着老年慢性病患者的身体健康开展服务，而针对老年慢性病患者的心理干预与社会交往需求，就需要其他服务机构提供。因此，要全面做好老年慢性病服务，社区卫生机构一方面要与时俱进地结合老年慢性病发展的新变化，积极与上级医疗机构配合，在原有服务项目的基础上细化、拓展服务内容与服务形式；另一方面要积极与其他相关老年人服务机构合作，切实从心理干预、生活照护、康复指导等方面，给予老年慢性病患者全方位的协同服务，提高老年慢性病患者的生命质量。

老年慢性病服务包括诊疗康复服务、生活照料服务和社会支持服务，社区卫生机构的职责主要是提供诊疗康复服务，但诊疗康复服务的效果与老年慢性病患者接受的生活照料和社会支持服务密不可分。因此，社会卫生机构必须与其他老年服务机构合作，协同做好老年慢性病患者的全面服务，才能收到较好的服务效果，才能使老年慢性病患者获得较高的生存质量。

一、优化河南省基层卫生机构的增量资源配置，提高其存量资源的利用

效率资源的优化是一个过程，需要在现有存量资源的基础上，针对性地通过增量投入，逐步改变存量的结构，实现优化。通常，低技术人才及非人力的实体资源增加主要取决于投入的资金多少，可以在短期内得到调整，而技术人才的培养与引进，除了需要资金外，还需要相当长的周期。首先，建议冻结或限制基层机构床位数的增加，病床周转率低的社区卫生机构可以尝试开办老年慢性病患者的日间托管中心，或为慢性病失能老人提供家庭病床服务，通过多种形式提高病床使用率；其次，建议通过专业细化、多层次投入以繁荣护理人才市场，细化护理人才培养方案，将护理人才分为临床专护、老年专护、失能专护等专业，分小专科、专科、本科等学历层次，鼓励民间资本投资，特别是老人护理人才培养，要放宽入学条件，给予适当补贴，并颁发国家认可的证书，以缩短基层卫生机构护理人才补充的周期；最后，通过制定合理的奖励与激励措施，将家庭健康服务人次数，特别是老年人健康服务人次数作为衡量基层卫生机构业绩的一项指标，以此来调动各地基层卫生机构开展家庭健康服务的积极性，鼓励其拓展老年健康服务项目与内容。

二、基层卫生机构需老年慢性病预防干预服务与康复护理服务并重

1. 夯实老年慢性病的预防与干预服务，提高防控实效

前述数据显示，糖尿病和脑血管病仍是老年慢性病患者的主要危害疾病。因此，加强对老年人高血压和糖尿病的宣传、筛查、干预，仍是基层卫生机构老年慢性病服务的主要工作。建议优化签约老人的健康档案管理，交由家庭医生团队负责整理更新签约老人的健康档案，根据老人的健康状况不同分轻、中、重三类，区别对待。轻度老年患者，要加强健康知识的宣传与教育；中度患者，要加强合理用药的指导与宣讲；重度患者，除了上述干预外，要密切关注其各种征兆，及早采取措施，帮助其早发现、早诊断、早治疗。

2．依老年慢性病患者的个体差异，分层开展适宜服务

依年龄和生活自理状况，将老年慢性病患者分为低龄自理老人（80岁及以下）、高龄自理老人（80岁以上）和失能老人3种情况。对于低龄自理老人，社区卫生机构主要提供预防与干预服务，定期回访即可；针对高龄自理老人，因年事已高，虽可自理但行为缓慢或存在一定障碍，需要社区卫生机构增加回访频率，最大限度降低突发性死亡事件；针对失能老人，社区卫生机构应开展上门康复与护理指导服务，解除慢性病失能老人居家康复的后顾之忧。

三、深化基层卫生机构的家庭医疗服务，真正做好慢性病失能老人的健康守护人

从人的生命周期看，幼儿期和老年期是医疗依赖度较高的时期，也是需要国家加大投入重点关注的人群。目前，针对幼儿，主要是以疾病的预防为主。幼儿是零收入群体，需要国家的免费支持，我国现有的公共卫生服务已经基本全面覆盖，基层卫生机构完全能够承担此服务重任，并且做得很好。但是针对老年人，由于常年身体问题的累计，公共卫生预防措施作用有限，医疗服务才是老年人最需要的，也是居家失能老人健康需求的重中之重。

1．政府应鼓励支持社区卫生机构拓展家庭医疗服务

目前，多数社区卫生机构开展了家庭出诊服务，但家庭护理与家庭病床等其他家庭医疗服务极少开展。政府需尽早组织专家论证社区卫生机构设立家庭病床的合法性，出台针对病情稳定的居家慢性病失能老人的家庭病床实施方案，以明确家庭病床的申报条件、评估指标与服务内容等。同时，从医保层面，论证慢性病失能老人接受家庭医疗服务的费用报销政策，缓解患者部分费用负担。政府在法律、医保等方面的支持性政策，是社区卫生机构深化拓展老年慢性病失能患者家庭医疗服务的风向标和强心剂。

2．政府应鼓励退休的医护专家到基层再"就业"

针对社区卫生机构家庭医疗服务和康复医疗服务高层次人才严重匮乏的实际，建议政府出台优惠政策鼓励60岁退休的医护人员到就近社区卫生机构任职带队、发挥余热与技能，引领年轻人跟班学习，争取用5年至10年的时间，推进社区卫生机构的服务能力上升一个台阶，从而尽快建立起完善的家庭医疗服务体系，为居家慢性病患者提供完备的健康保障服务。

3．创新基层管理模式，多方融资共促家庭医疗服务的必需资源整合

对于社区卫生机构家庭医疗服务和康复医疗服务所需便携式医疗设备匮乏的情况，通过招标、引入医疗设备公司以提供设备的形式参与入股卫生机构。一方面医疗器械公司可以短期内大量销售便携式医疗器械，促进其生产与创新；另一方面社区卫生机

构可以短期内获得医疗设备的支撑与学习，有利于为居民提供更贴心的上门医疗服务。此外，社区卫生机构也可以与康复器械生产企业合作，以慢性病失能患者租用器具的形式，为双方节省设备购买开支。

四、完善基层卫生机构老年慢性病服务的信息平台、协调监管与利益分配机制

1. 加快以社区卫生机构为中心的慢性病服务信息化平台建设

信息化平台是社区卫生机构老年慢性病服务合作的基本保障。当前各地医联体、医共体的信息平台多是以医院为中心建设的，与社区卫生机构的工作重心、运行管理、合作机构等方面不匹配，需要结合社区卫生机构的实际，构建适宜的、能够与医联体和社区服务信息中心对接的运行平台，纵向保障上下级医疗机构间双向转诊、人才技术交流和监管等互动的顺畅运行，横向保障社区卫生机构与社区公共服务中心的服务供求、协调监管的互动顺畅。河南省加快以基层卫生机构为中心的信息化服务平台建设，有助于降低老年慢性病患者多项服务的协调周期与成本，减少社区卫生机构健康管理、教育宣传、上门诊疗等的协调环节，全面提高社区卫生机构老年慢性病服务的效率。

2. 建立社区卫生机构与其他机构间的协调监管机制

从上述调查可以看出，开展老年慢性病服务，社区卫生机构需要与上级医疗机构以及社区其他服务机构合作，合作过程中存在的问题和合作后产生的效果，都需要第三方机构进行协调与评估。因此，建议政府鼓励第三方机构对其合作进行搭桥与评价。针对社区卫生机构与上级医疗机构的纵向合作，不论是以医联体还是医共体形式，其合作的深度与效果都需要政府制定考评指标体系，对合作机构的参与人、受益患者进行调查，根据各方反馈查找问题、评定效果，并对外公示各医联体或医共体的考核结果，以此督促其进行内部改革与管理创新，优化医联体或医共体的资源整合与配置，使得社区卫生机构与上级医疗卫生机构的合作更密切、老年慢性病患者更受益；针对社区卫生机构的跨界合作，建议社区公共服务中心设立一个协调监督部门，在开展老年慢性病服务中，负责社区卫生机构与物业、家政、养老机构等的协调与监督，协调各方合作的问题，评估合作效果，反馈各方需改进之处，进一步完善合作机制。无论是卫生主管机构还是社区公共服务中心，老年慢性病服务的监管都必须建立在科学的考评指标体系下，定期或不定期进行考评，将考评结果纳入其绩效考核中，形成制度化的监管协调机制，才能起到监督与促进的作用。

3. 平衡社区卫生机构与其他相关方的利益分配

利益分配关系到各机构间合作能否可持续。基于老年慢性病服务的社区卫生机构，纵向与上级卫生机构、横向与其他社区服务机构进行合作，纵向合作关系是建立在同

行业内的，合作机构间的竞争关系突出，横向合作关系是建立在跨行业间的，合作机构间以互补关系为主。

互补关系的跨界合作的各机构以其服务内容不同，为老年慢性病患者提供全方位服务，可以依据各自的服务质量共享与分配合作利益，利益的多寡取决于老年慢性病患者获得边际服务效应，并受制于不同行业的费用核算标准，即互补性合作的利益分配取决于机构自身服务与彼此配合情况。若各项服务到位且彼此配合密切，老年慢性病患者体验好，则合作各方都会得到最佳利益，而各项服务不到位或彼此配合松散，则老年慢性病患者体验欠佳，合作各方的获利不同程度降低。

竞争关系的同业合作，其利益分配往往取决于各机构的服务质量与效果，即老年慢性病患者的满意度。由于社区卫生机构与上级医疗机构在诊疗技术、医疗设备等方面存在较大差异，上级医疗机构的医疗技术具有较强的优势，社区卫生机构很难抗衡，彼此的势力是不对等的，社区卫生机构的合作利益可能被转移或占有。因此，建议社区卫生机构避开上级医疗机构的诊疗优势，发展上级医疗机构的弱势业务，比如老年慢性病患者的家庭医疗服务，针对病情相对稳定的或姑息治疗的老年慢性病患者，提供上门问诊、康复护理、家庭病床等服务，改变其与上级卫生机构间的竞争关系为互补关系，各取所长、彼此配合，共同做好老年慢性病服务，形成利益共担的合作体。前提是需要政府鼓励支持社区卫生机构大力发展家庭医疗服务，完善相关法律法规，保障家庭医生开展家庭医疗服务的权益，界定家庭医疗服务的内容与范围，将社区卫生机构职能定位的重心放在家庭医疗服务上，这样有利于上级医疗机构与社区卫生机构的互补性合作互动，避免争抢患者的现象发展，促进双向转诊制度的落实，形成社区卫生机构与上级卫生机构间合作共赢的利益分配格局。

五、重视基层卫生机构横向协同开展老年慢性病服务的资源匹配与综合支持

1. 探索居家慢性病服务新模式

近年来许多地方尝试了医养结合，但实际上医疗与养老结合多是空间距离上的拉近，其运行仍是医疗与养老两条线，即医疗服务是对符合住院条件的老人，住院治疗、费用由医保支付；对不满足住院条件的老人，则提供生活照料等服务，费用由老人自理。这样的医养结合是否符合我们的期望？还需要各界有识之士进一步探讨。在这里需要说明的是，针对大多数居家老人的医养结合，理性的选择应是协同开展医疗与养老服务，而非医养融合。因此，建议政府强化社区卫生机构的守门人职责，在全面落实家庭医生签约服务的基础上，赋予家庭医生团队管理评估社区慢性病老人的服务等级认定权利，由家庭医生团队制定老人的医疗、护理及生活照料方案，并将方案提交至政府主办的社区公共服务中心，再由公共服务中心将家庭医生团队制定的老人综合

服务方案通知老人及其家属。同时，社区公共服务中心向老人或其家属提供除医疗康复服务外的其他护理照料机构或人员信息，老人或其家属自行选择可接受的服务机构或人员，然后再由社区公共服务中心将信息传递给相关机构或人员，由其他机构或人员为老人提供服务。社区公共服务中心在服务结束后，要定期或不定期进行上门或电话回访，以监督考评服务机构或人员的服务情况，并及时反馈问题，责令相关服务机构或人员整改，阻断对不合格机构或人员的后续服务分派。这种"社区公共服务中心协调、社区卫生机构负责、其他服务机构配合"的老人居家慢性病服务模式，实现了社区老年服务机构的资源互补，强化了社区卫生机构签约医生的权利与责任，发挥了政府公共服务的协调监管作用，并通过市场竞争、优胜劣汰，提高居家老年慢性病服务的质量。

2. 政府应重点支持老年服务业人才培养

2019年初以来，国家多部委先后单独或联合出台了《加大力度推动社会领域公共服务补短板强弱项提质量促进形成强大国内市场的行动方案》（发改社会〔2019〕0160号）、《城企联动普惠养老专项行动实施方案（试行）》（发改社会〔2019〕333号）和《关于开展"互联网＋护理服务"试点工作》（国卫办医函〔2019〕80号）等政策，对老年服务业发展给予大力度支持。此外，还需要政府统筹规划与论证老年健康服务保险与老年服务人才培养问题。建议卫生主管部门尽快出台签约家庭医生的上门服务细则，同时会同医疗保险机构出台老人居家医疗的医保报销政策，切实解除老年慢性病患者居家养老的后顾之忧，减轻机构养老的压力与成本。由于老年专业服务人才的匮乏，一些国家甚至出台了引进国外服务人才的优惠政策，为避免未来我国出现老年服务人才危机，建议政府加大老年服务人才培养的资金支持，一方面免费或低学费培训现有或有意愿的老年服务从业者；另一方面鼓励高职院校开设老年健康服务与管理专业，如果学生毕业后从事老年健康服务达到一定期限，可以免除学费，最大限度地留住并吸引更多人才参与到老年服务中。老年服务是一项社会任务，需要调动全社会的可利用资源，弥补老年服务的资源不足。建议政府制定老年服务志愿者制度，鼓励每个身体健康的成年人每周为社区无偿服务几小时，服务对象主要是行动不便的老年慢性病患者。在弘扬尊老爱幼传统美德的同时，缓解老年服务的人才不足问题，为老年健康服务体系的可持续发展提供完备的人才保障。总之，只有参与老年服务的社会各界都被调动起来，老年慢性病患者的全面健康服务才能得以保证。

第八章　基层卫生机构补充性人才供给与需求

伴随着老龄化带来的基层健康服务需求增速，基层卫生机构人才补给面临着新的挑战。而高校医药类在校生依据其在校所学医药专业知识，经过基础培训后，完全能够胜任健康知识传播与教育、居民健康档案管理、健康咨询、体质辨识、慢性病患者管理、病人定期回访、临终关怀、心理疏导等技术水平要求不高的部分基层健康服务工作，可以作为基层卫生机构健康服务的短期"补充性人才"。那么，基层卫生机构愿意接受医药类在校生参与健康服务吗？如何疏通、搭建高校医药类在校生与基层卫生机构互动的渠道与平台？如何保障高校医药类在校生参与基层健康服务的持续性与稳定性？等等问题，都需要进一步探讨。

第一节　界定研究对象的范围

一、基层卫生机构的范围界定

（一）河南省基层卫生机构的概况

基层卫生机构没有公认的定义，一般理解为二级医院以下的医疗卫生机构。表 8-1 显示，2011 至 2016 年河南省基层卫生机构数量的变化情况。

表 8-1　2011—2016 年河南省基层卫生机构数量变化（单位：个）

机构	年 份					
	2011	2012	2013	2014	2015	2016
社区卫生服务中心	302	346	383	402	420	424
社区卫生服务站	715	789	898	910	896	905
街道卫生院			1	3	7	6
乡镇卫生院	2 068	2 072	2 068	2 055	2 057	2 059
村卫生室	64 074	57 112	56 955	56 721	56 918	56 774
门诊部	101	110	139	138	157	175
诊所（医务室、护理站）	6 948	6 823	6 839	6 723	6 637	6 631
合计	74 208	67 252	67 281	66 952	67 092	67 174

数据来源：中国卫生健康统计年鉴。

中国卫生健康统计年鉴中，基层卫生机构包括城市社区卫生服务中心、社区卫生服务站、街道卫生院和农村乡镇卫生院、村卫生室，以及其他机构的门诊部、诊所（医务室、护理站）等。其中多数乡镇卫生院距离高校较远、交通不便，而社区卫生服务站、村卫生室、门诊部和诊所等机构的规模又相对较小，它们接受医药类在校生参与健康服务存在实际困难。2016 年河南省城镇化率已达 48.5％，社区卫生服务中心虽然数量少，但绝大多数是分布在人口密集的城镇，服务人口相对集中，邻近高校，交通便利，是医药类在校生参与健康服务的最佳选择。因此，本章研究的基层卫生机构主要是指城镇基层卫生机构，即社区卫生服务中心。

（二）河南省受访地市基层卫生机构概况

2016 年，河南省 12 个地市中，只有安阳市、新乡市、焦作市、许昌市、商丘市和周口市 5 个地市的万人口基层卫生机构数超过全国水平，多数城市的万人口基层卫生机构数低于全国水平，特别是郑州市的万人口基层卫生机构数低于 4 个；洛阳市、安阳市、新乡市、焦作市、漯河市、南阳市、商丘市、信阳市和周口市 9 个城市的万人口床位数超过全国水平，郑州、开封和许昌 3 个城市的万人口床位数低于全国水平。

表 8-2　2016 年河南省及 12 地市的基层卫生机构总体情况

地区	机构数 （个/万人）	床位数 （张/万人）	诊疗人次 （人/千人）	家庭卫生服务 （人/千人）	健康检查 （人/千人）
河南省	7.05	11.75	3 975.84	9.94	170.75
郑州市	3.69	6.66	3 265.19	40.30	140.13
开封市	6.54	9.58	4 710.00	15.65	160.38
洛阳市	5.64	12.03	3 909.76	6.32	182.95
安阳市	11.22	12.65	4 059.48	0.92	104.09
新乡市	8.64	14.22	4 138.50	3.09	97.47
焦作市	7.26	15.28	4 189.42	49.84	194.28
许昌市	8.70	8.20	4 282.85	1.46	113.85
漯河市	6.45	12.48	3 765.70	19.00	152.15
南阳市	6.17	11.64	3 273.68	2.22	264.52
商丘市	8.39	13.95	5 678.13	2.41	162.69
信阳市	5.78	11.19	3 946.66	7.10	210.49
周口市	8.50	12.96	4 112.40	0.85	238.56

注：数据来自《河南卫生统计年鉴》《河南统计年鉴》。

二、基层卫生机构健康服务岗位的界定

2006 年，原国家卫生部和中医药管理局颁布了《关于印发城市社区卫生服务中心、站基本标准的通知（卫医发〔2006〕240 号）》，明确指出城市社区卫生服务中心的科室设置至少包括 3 类科室，即临床科室（全科诊室、中医诊室、康复治疗室、抢救室、预检分诊室）、预防保健科室（预防接种室、儿童保健室、妇女保健与计划生育指导室、健康教育室）、医技及其他科室（检验室、B 超室、心电图室、药房、治疗室、处置室、观察室、健康信息管理室、消毒间），同时指出社区卫生服务中心的卫生技术人员至少有 6 名执业范围为全科医学专业的临床类别、中医类别执业医师，9 名注册护士，等等。

为了便于高校五大类医药专业学生选择并参与社区卫生健康服务，课题组参照教育部的医药类专业大类，将基层卫生机构的主要职能与三类科室重新归类、整合如下：

1. 全科医生岗位

全科医生的工作主要是门诊诊疗、慢性病管理、健康咨询等，工作内容包括建立健康档案、知己管理、健康教育、入户访视、高危人群管理、社区诊断等。

2. 社区护士岗位

社区护士的工作主要是注射、输液、换药、出诊、消毒等，工作内容包括入户访视、健康教育、工作量统计、康复护理等。

3. 公共卫生岗位

公共卫生的工作主要是免疫规划、冷链疫苗管理、疫情监测与上报、健康教育咨询等，工作内容包括孕产妇访视、新生儿访视、传染病管理、精神病管理、康复指导、健康体检等。

4. 其他卫生技术岗位

其他卫生技术岗位的工作主要是指检查检验、疫情监测、生命统计等。

三、高校医药类在校生的界定

根据教育部《普通高等学校本科专业目录》（2012），我国本科层次的医学类专业主要有：基础医学类（基础医学）、预防医学类（预防医学、卫生检验、妇幼保健医学、营养学）、临床医学类（临床医学）、医学技术类（麻醉学、医学影像学、医学检验、放射医学、眼视光学、康复治疗学、精神医学、医学技术、听力学、医学实验学）、口腔医学类（口腔医学、口腔修复工艺学）、中医学类（中医学、针灸推拿学、蒙医学、藏医学、中西医临床医学）、法医学类（法医学）、护理学类（护理学）、药学类（药学、中药学、药物制剂、中草药栽培与鉴定、藏药学、中药资源与开发、应用药学、海洋药学、药事管理）。鉴于基层卫生服务的内容与特点，本课题中的医药类在

校生，主要是指预防医学、临床医学与医学技术、中医学、护理学、药学类等专业在校大二及以上学生。

高等学校是大学、专门学院、高等职业技术学院、高等专科学校的统称，从学历和培养层次上讲，包括专科、本科、硕士研究生、博士研究生。截至 2016 年 6 月，河南省共有 84 所高校，其中本科学校有 55 所，公办本科院校 33 所。基层健康服务要求在校生必须具备良好的学习能力和扎实的理论基础，而专科层次的高校学生质量相对偏低，理论基础相对薄弱，不作为调查对象。

从 85 所高校中，筛选出河南省开设医药类专业的本科高校共 18 所，其中 15 所为公办高校，3 所为民办或联合办校。公办高校医药类在校生占比大，是本章研究的主要对象，综合考虑这 15 所公办高校的医药类专业开设情况和办学实力，主要选取郑州大学、河南中医药大学、新乡医学院、河南大学、河南科技大学、南阳理工学院、许昌学院共 7 所本科院校作为本课题的调查对象。

第二节 基层健康服务补充性人才的供给意向

一、调查对象与方法

1. 调查对象

针对郑州大学、河南中医药大学、新乡医学院、河南大学、河南科技大学、南阳理工学院、许昌学院 7 所高校，选取预防医学、临床医学与医学技术、中医学、护理学、药学类五大类专业在校大二及以上学生为调查对象。由于各高校开设专业差异较大，为了便于统计比较，课题组依据教育部《普通高等学校本科专业目录》（2012），将各高校的不同专业做如下归类处理，如表 8-3 所示。

表 8-3 7 所高校医药类专业整理归类

学校	护理学	临床医学与医学技术	药学类	预防医学	中医学
河南大学	护理学	临床	药剂、药学、中药		
河南科技大学	临床护理 老年护理	临床	药学		
河南中医药大学	护理学	全科、临床、康复	药学 中药制药 中药资源	预防医学	中医学 针灸推拿 中西医
南阳理工学院	护理学		中药、药学		中医学

续表

学校	护理学	临床医学与医学技术	药学类	预防医学	中医学
新乡医学院	护理学	临床、临定、卫检、影像	药学、药剂	预防医学	
许昌学院	护理学	康复、检验			
郑州大学	护理学	康复、临床、医检、影像	药剂、药学、药管	预防医学	

2．调查内容

自行设计调查表，调查内容包括医药类在校生参与社会服务的意愿、目的、信息来源、参与内容与形式等，参见附录7。

3．调查方式

针对符合条件的 7 所高校医药类在校生进行实地抽样调查。首先，搜集各高校网站公开招生信息，估计各高校医药类专业的大二、大三学生的总人数，并以总人数的相对比例分配调查表；其次，实地调研前联系各高校相关专业负责教师，结合各高校实际情况，按照其符合条件的学生总数的 $5\% \sim 10\%$ 随机发放调查表。总共发放 3 800 份调查表，实际收回 3 717 份，有效调查表回收率为 97.82%。

4．统计分析

利用 EpiData 3.1 采取双人双盲录入，并通过一致性检验保证录入误差最小。利用 SPSS 23.0 对调查数据进行描述性统计分析。

二、调查数据统计结果

（一）被调查高校的医药类在校生基本情况

表 8-4、表 8-5、表 8-6 显示，被调查学生的性别分布情况是男生约为女生的一半，即男生人数是总人数的三分之一，男女生性别比与医药类专业综合情况吻合；被调查 7 所高校的学生数量由高至低依次为河南中医药大学、郑州大学、新乡医学院、河南科技大学、河南大学、许昌学院和南阳理工大学；被调查学生的年级分布比例由高至低依次为大二、大三和大四；被调查学生的专业大类分布比例由高至低依次为临床医学与医学技术、药学类、护理学、中医学和预防医学。

表 8-4 被调查 7 所高校医药类在校生的性别分布

学校	男	女
河南大学	80 (2.3%)	102 (3.0%)
河南科技大学	67 (1.9%)	153 (4.4%)
河南中医药大学	385 (11.1%)	881 (25.5%)

学校	男	女
南阳理工学院	17（0.5%）	75（2.2%）
新乡医学院	328（9.5%）	335（9.7%）
许昌学院	15（0.4%）	98（2.8%）
郑州大学	261（7.6%）	656（19.0%）
合计	1 153（33.4%）	2 300（66.6%）

表 8-5　被调查 7 所高校学生的年级分布情况

学校	大二	大三	大四	合计
河南大学	107（2.9%）	75（2.0%）	0	182（4.9%）
河南科技大学	103（2.8%）	116（3.1%）	1（0.0%）	220（5.9%）
河南中医药大学	595（16.0%）	675（18.2%）	56（1.5%）	1 326（35.8%）
南阳理工学院	38（1.0%）	41（1.1%）	13（0.4%）	92（2.5%）
新乡医学院	370（10.0%）	286（7.7%）	21（0.6%）	677（18.3%）
许昌学院	117（3.2%）	2（0.1%）	0	119（3.2%）
郑州大学	566（15.3%）	519（14.0%）	8（0.2%）	1 093（29.5%）
合计	1 896（51.1%）	1 714（46.2%）	99（2.7%）	3 709（100.0%）

表 8-6　被调查 7 所高校学生的专业分布情况

学校	护理学	临床医学与医学技术	药学类	预防医学	中医学
河南大学	40（1.1%）	69（1.9%）	73（2.0%）	0	0
河南科技大学	99（2.7%）	101（2.7%）	20（0.5%）	0	0
河南中医药大学	218（5.9%）	207（5.6%）	390（10.5%）	80（2.2%）	434（11.7%）
南阳理工学院	28（0.8%）	0	25（0.7%）	0	39（1.1%）
新乡医学院	46（1.2%）	473（12.7%）	98（2.6%）	62（1.6%）	0
许昌学院	58（1.6%）	62（1.7%）	0	0	0
郑州大学	213（5.7%）	275（7.4%）	437（11.7%）	175（4.7%）	0
合计	702（18.8%）	1 187（31.9%）	1 043（28.0%）	317（8.5%）	473（12.7%）

（二）被调查高校的医药类在校生参与社会服务的意愿与实践

2016 年 4 月至 6 月，调查了河南中医药大学医药类专业学生 657 名和郑州大学医药类学生 1 086 名，共计 1 743 名学生，其中愿意参加社会服务的学生达到 1 696 名（97%），只有 51 名（3%）学生不愿意参与社会服务活动。说明高校绝大多数医药类在校生是愿意参与社会服务的。

对河南省 7 所高校 3 717 名医药类在校生参与社会服务的经历进行调查，发现 2 751 名（约 74.0%）曾参与社会服务，超过了被调查学生的三分之二；966 名（约 26.0%）没有参与过社会服务，不足被调查学生的三分之一。只有南阳理工学院的被调查学生中有社会服务经历的刚过一半，略低于其他高校，如表 8-7 所示。

表 8-7　被调查 7 所高校学生的社会实践经历情况

学校	有	无	合计
河南大学	131 (3.5%)	51 (1.4%)	182 (4.9%)
河南科技大学	164 (4.4%)	56 (1.5%)	220 (5.9%)
河南中医药大学	1 153 (31.0%)	175 (4.7%)	1 328 (35.7%)
南阳理工学院	48 (1.3%)	44 (1.2%)	92 (2.5%)
新乡医学院	399 (10.7%)	279 (7.5%)	678 (18.2%)
许昌学院	89 (2.4%)	31 (0.8%)	120 (3.2%)
郑州大学	767 (20.6%)	330 (8.9%)	1 097 (29.5%)
合计	2 751 (74.0%)	966 (26.0%)	3 717 (100.0%)

（三）被调查高校的医药类在校生参与社会服务情况

1. 参与社会服务的目的

受访的已参与社会服务的 2 738 名医药类在校生中，1 242 名（45.4%）是赚取生活费，为家庭减轻负担；2 308 名（84.3%）是为了锻炼自己，增加一些社会经验；322 名（11.8%）是为了打发时间；381 名（13.9%）是看到很多人做，自己也想做；449 名（16.4%）是其他目的。可以看出，绝大多数的学生参与社会服务目的之一是为了提高自己，这与高校的培养目标是一致的。

2. 参与社会服务的信息来源

受访的已参与社会服务的 2 746 名医药类在校生中，1 362 名（49.6%）学生是通过学校（勤工助学中心、社团）介绍的；1 516 名（55.2%）学生是通过朋友介绍的；694（25.3%）名学生是自己上门找的；496 名（18.1%）学生是互联网搜索的；179 名（6.5%）学生是通过其他渠道获得的。可见，超过 50% 的学生是通过学校和朋友介绍的。

3. 参与社会服务的时间

受访的已参与社会服务的 2 747 名医药类在校生中，1 073 名（39.1%）学生是在周末；2 052 名（74.7%）学生是利用假期；358 名（13.0%）学生是在节日；748 名（27.2%）学生是在没课的时候。可见，假期是在校生参与社会服务的主要时间。

4. 参与社会服务的内容

受访的已参与社会服务的 2 733 名医药类在校生中，594 名（21.7%）学生是做家教；675 名（24.7%）学生是做促销；724（26.5%）是做餐饮服务；1 173 名（42.9%）学生是参加自己专业相关的活动；1 018 名（37.2%）学生是做志愿者；520 名（19.0%）学生是进工厂；396 名（14.5%）学生是做其他工作。可见，学生参与自己专业相关服务的比例较高，说明他们对于本专业的学习与提高很重视。

5. 参与自己专业相关的社会服务内容

受访的已参与社会服务的 2 330 名医药类在校生中，779 名（33.4%）学生是协助义诊；545 名（23.4%）学生是做病人护理；881 名（37.8%）学生是进行健康知识宣告；380 名（16.3%）学生是进行药品市场推广；98 名（4.2%）是推销医疗器械；738 名（31.7%）学生是做医生助手；226 名（9.7%）学生是做其他工作。

（四）受访高校的医药类在校生参与社会服务的困难

关于参与社会服务，被调查的 3 644 名医药类在校生中对参与社会服务中遇到的困难的回答，不同的学校略有不同，参见表 8-8。河南大学、河南科技大学、河南中医药大学和许昌学院的被调查学生的选择比率由高至低依次为：自身能力不足、信息渠道少、找不到专业对口的服务活动、自身利益无法保障和其他困难；南阳理工学院的被调查学生的选择比率由高至低依次为：找不到专业对口的服务活动、自身能力不足、信息渠道少、自身利益无法保障和其他困难；新乡医学院被调查学生的选择比率由高至低依次为：自身能力不足、找不到专业对口的服务活动、信息渠道少、自身利益无法保障和其他困难；郑州大学被调查学生的选择比率由高至低依次为：信息渠道少、自身能力不足、找不到专业对口的服务活动、自身利益无法保障和其他困难。但从总体来看，全部被调查的学生中超过一半对参与社会服务时遇到的困难，都选择了自身能力不足。说明他们在参与社会服务中认识到自身能力的不足。

表 8-8　受访 7 所高校医药类在校生参与社会服务时遇到的困难

学校	找不到专业对口的服务活动	自身能力不足	信息渠道少	自身利益无法保障	其他	总计
河南大学	79(43.4%)	100(54.9%)	80(44.0%)	41(22.5%)	3(1.6%)	182(100.0%)
河南科技大学	80(36.4%)	120(54.5%)	117(53.2%)	63(28.6%)	6(2.7%)	220(100.0%)
河南中医药大学	453(34.3%)	818(61.9%)	553(41.9%)	320(24.2%)	308(23.3%)	1 321(100.0%)

学校	找不到专业对口的服务活动	自身能力不足	信息渠道少	自身利益无法保障	其他	总计
南阳理工学院	54(58.7%)	50(54.3%)	40(43.5%)	22(23.9%)	2(2.2%)	92(100.0%)
新乡医学院	276(41.5%)	318(47.8%)	210(31.6%)	157(23.6%)	29(4.4%)	665(100.0%)
许昌学院	36(34.0%)	52(49.1%)	40(37.7%)	19(17.9%)	5(4.7%)	106(100.0%)
郑州大学	455(43.0%)	509(48.1%)	519(49.1%)	236(22.3%)	450(42.5%)	1 058(100.0%)
总计	1 433(39.3%)	1 967(54.0%)	1 559(42.8%)	858(23.5%)	803(22.0%)	3 644(100.0%)

从不同年级被调查学生的选择来看，对参与社会服务遇到的困难，共同的选择都是自身能力不足，不同之处是：大二学生找不到专业对口的服务比例（40.2%）要高于大三学生的比例（38.8%）；大三学生获取信息渠道少的选择比例（44.8%）高于大二学生的选择比例（41.5%）；大四学生则选择自身利益无法保障的比例（37.8%）远远高于大二和大三学生，参见表8-9。说明，对于临近毕业的大四学生，开始更多地关注自身利益。

表 8-9   受访各年级医药类在校生参与社会服务时遇到的困难

年级	找不到专业对口的服务活动	自身能力不足	信息渠道少	自身利益无法保障	其他	总计
大二	743(40.2%)	992(53.7%)	766(41.5%)	439(23.8%)	394(21.3%)	1 846(100.0%)
大三	657(38.8%)	929(54.9%)	758(44.8%)	380(22.4%)	380(22.4%)	1 693(100.0%)
大四	31(31.6%)	43(43.9%)	31(31.6%)	37(37.8%)	24(24.5%)	98(100.0%)
总计	1 431(39.3%)	1 964(54.0%)	1 555(42.8%)	856(23.5%)	798(21.9%)	3 637(100.0%)

（五）受访医药类在校生参与基层健康服务的意向岗位与胜任岗位

1. 受访医药类在校生参与基层健康服务的意向岗位

表8-10、表8-11显示了参与调查的6所高校（郑州大学除外）医药类在校生中，不同年级和不同专业愿意选择的实习岗位情况。从年级来看，预防保健是各年级被调查学生的首选实习岗位，其次大二学生更偏向社区护士岗位，而大三、大四学生更偏向全科医生岗位；从专业来看，护理学专业的被调查学生多数选择社区护士和预防保健岗位，药学类和预防医学专业的被调查学生多数选择预防保健岗位，中医学专业的被调查学生多数选择全科医生岗位，而临床医学与医学技术专业的被调查学生对各岗位的选择比例接近，依次为预防保健、全科医生、社区护士和其他工作。

表 8-10　6 所高校各年级在校生参与基层健康服务的岗位选择意愿

表 8-10　6 所高校各年级在校生参与基层健康服务的岗位选择意愿

年级	全科医生	社区护士	预防保健	其他工作	总计
大二	365 (34.6%)	419 (39.7%)	539 (51.0%)	362 (34.3%)	1 056 (100.0%)
大三	420 (48.5%)	303 (35.0%)	462 (53.3%)	246 (28.4%)	866 (100.0%)
大四	13 (31.7%)	3 (7.3%)	37 (90.2%)	5 (12.2%)	41 (100.0%)
总计	798 (40.7%)	725 (36.9%)	1 038 (52.9%)	613 (31.2%)	1 963 (100.0%)

表 8-11　6 所高校不同专业在校生参与基层健康服务的岗位选择意愿

专业	全科医生	社区护士	预防保健	其他工作	总计
护理学	91 (28.2%)	220 (68.1%)	200 (61.9%)	95 (29.4%)	323 (100.0%)
临床医学与医学技术	372 (44.7%)	296 (35.5%)	380 (45.6%)	217 (26.1%)	833 (100.0%)
药学类	119 (26.8%)	114 (25.7%)	254 (57.2%)	208 (46.8%)	444 (100.0%)
预防医学	50 (41.7%)	33 (27.5%)	85 (70.8%)	47 (39.2%)	120 (100.0%)
中医学	167 (68.2%)	62 (25.3%)	119 (48.6%)	47 (19.2%)	245 (100.0%)
总计	799 (40.7%)	725 (36.9%)	1 038 (52.8%)	614 (31.2%)	1 965 (100.0%)

2. 受访医药类在校生参与基层健康服务的胜任岗位

表 8-12、表 8-13 是医药类在校生针对基层健康服务的不同岗位进行自我评价后的岗位胜任的选择结果。可以看出，各年级与不同专业的被调查学生大多数自认为胜任的岗位是预防保健，此外，护理专业被调查学生中多数认为还胜任社区护士岗位，药学类专业被调查学生中多数认为还胜任其他工作岗位。

表 8-12　6 所高校不同年级在校生胜任基层健康服务的岗位选择

年级	全科医生	社区护士	预防保健	其他工作	总计
大二	196 (18.5%)	429 (40.6%)	529 (50.0%)	418 (39.5%)	1 057 (100.0%)
大三	221 (25.5%)	317 (36.6%)	499 (57.7%)	276 (31.9%)	865 (100.0%)
大四	11 (26.8%)	4 (9.8%)	38 (92.7%)	7 (17.1%)	41 (100.0%)
总计	428 (21.8%)	750 (38.2%)	1 066 (54.3%)	701 (35.7%)	1 963 (100.0%)

表 8-13　6 所高校不同专业在校生胜任基层健康服务的岗位选择

专业	全科医生	社区护士	预防保健	其他工作	总计
护理学	25 (7.7%)	246 (76.2%)	199 (61.6%)	83 (25.7%)	323 (100.0%)
临床医学与医学技术	254 (30.5%)	292 (35.0%)	390 (46.8%)	294 (35.3%)	834 (100.0%)
药学类	43 (9.7%)	109 (24.6%)	247 (55.8%)	228 (51.5%)	443 (100.0%)

专业	全科医生	社区护士	预防保健	其他工作	总计
预防医学	13（10.8％）	25（20.8％）	93（77.5％）	35（29.2％）	120（100.0％）
中医学	93（38.0％）	78（31.8％）	138（56.3％）	62（25.3％）	245（100.0％）
总计	428（21.8％）	750（38.2％）	1 067（54.3％）	702（35.7％）	1 965（100.0％）

（六）开设基层健康服务实践课程的建议

由于该题目具有一定的前瞻性，被调查的学生回答有难度，需要时间思考，很多学生略过此题，因此，统计分析是以做了选择的被调查者为基准的。

1. 大二开设基层健康服务实践课程的建议

针对大二增设课程的名称，1 212名学生做出了选择，其中883名（72.9％）学生认为课程名应为健康知识传播；317名（26.2％）学生认为课程名应为居民档案管理；12名（1.0％）学生认为课程名应为预防保健实践、医学技能实践、专业技能培训、医护技能实践、中药市场、基础护理、营养饮食、医护基础实践、日常医护问题答疑、急救常识、医护基础实践、测量生命体征、实践技能、见习等。针对大二增设课程的学时，1 262名学生做了选择，其中314名（24.9％）学生选择36学时；948名（75.1％）学生选择18学时。针对大二增设课程的考核方式，1 285名学生做了选择，其中217名（16.9％）学生选择的考核方式为考试；1 068名（83.1％）学生选择的考核方式为考查。针对大二增设课程的性质，986名学生做了选择，其中219名（22.2％）学生认为应该为必修课；767名（77.8％）学生认为应该为选修课。

2. 大三开设基层健康服务实践课程的建议

针对大三增设课程的名称，1 089名学生做出了选择，其中：386名（35.4％）学生认为课程名应为预防保健实践；697名（64.0％）学生认为课程名应为医护基础实践；6名（0.6％）学生认为课程名应为营养学咨询、养生常识等。针对大三增设课程的学时，1 123名学生做了选择，其中：425名（37.8％）学生选择36学时；698名（62.2％）学生选择18学时。针对大三增设课程的考核方式，1 156名学生做了选择，其中：308名（26.6％）学生选择考核方式为考试；848名（73.4％）学生选择考核方式为考查。针对大三增设课程的性质，909名学生做了选择，其中：312名（34.3％）学生认为应该为必修课；597名（65.7％）学生认为应该为选修课。

3. 大四开设基层健康服务实践课程的建议

针对大四增设课程的名称，617名学生做出了选择，其中：129名（20.9％）学生认为课程名应为健康跟踪管理；488名（79.1％）学生认为课程名应为医护技能实践。针对大四增设课程的学时，665名学生做了选择，其中：304名（45.7％）学生选择36

学时；361名（54.3％）学生选择18学时。针对大四增设课程的考核方式，683名学生做了选择，其中223名（32.7％）学生选择的考核方式为考试；460名（67.3％）学生选择的考核方式为考查。针对大四增设课程的性质，543名学生做了选择，其中191名（35.2％）学生认为应该为必修课；352名（64.8％）学生认为应该为选修课。

总之，对于增设基层健康服务的实践课，多数学生的建议为：大二开设健康知识传播课、大三开设预防保健实践课、大三开设医护技能实践课，课程性质为选修课，课程学时为18学时，考核方式为考查。

三、医药类在校生参与基层健康服务的问题与建议

首先，河南省高校被调查的医药类在校生多数曾参加过各类社会实践活动，绝大多数学生愿意参与基层健康服务。但苦于缺乏相关信息渠道，只能通过朋友或熟人参与一些专业相近的实践活动。因此，需要各高校相关部门能够整合短期实践信息，特别是基层健康服务的信息，提供给学生并组织学生参与其中。随着国家卫生资源下沉的各项政策措施的进一步落实，基层健康服务的机会将越来越多，建议各高校尽早制定应对措施。

其次，受访医药类在校生在基层健康服务的岗位选择上，绝大多数对预防保健工作有信心，只有护理专业和预防保健专业的学生对本专业的相应工作岗位的信心足，而其他专业学生的选择相对分散。由于社区卫生机构的科室设置有限，岗位细分不如医院明确，每个岗位工作都是综合性的，为此，学生选择出现偏差。

最后，关于高校增设参与基层健康服务的实践课程，被调查学生多数建议开设18学时选修考查课。一方面是在校生课业负担加重的顾虑，另一方面也说明他们对本专业实践活动的重要性认识不足。医药类专业是实践性较强的专业，部分知识与技能只能从实践中学习领悟，是课堂教学无法替代的。因此，各高校应重视提高医药类在校生的专业实践意识，增加专业实践技能的考核。

第三节　基层卫生机构对补充性人才的需求意向

一、调查对象与方法

1. 调查对象
河南省12座城市的社区卫生服务中心负责人。

2. 调查内容
课题组自行设计调查表，调查内容包括社区卫生服务中心接受医药类在校生参与

健康服务的意愿、渠道、岗位、顾虑与建议等方面，参见附录8。

3. 调查方式

2017年6月至2018年6月，调查员走访了郑州市、洛阳市、南阳市、安阳市、新乡市、周口市、漯河市、焦作市和许昌市9个城市122家社区卫生服务中心，访谈这些卫生机构的业务负责人，即时发放调查表并收回，其中，有26家社区卫生服务中心不接受调查，收回调查表96份；同时，通过校友或熟人联系商丘卫生和计划生育委员会、开封卫生和计划生育委员会和信阳卫生和计划生育委员会发放调查表给当地社区卫生服务中心，定期收回29份调查表。共调查151家社区卫生服务中心，收回调查表125份，调查成功率为82.8%。剔出两份无效调查表，有效调查表共计123份，有效率98%。

4. 统计分析

EpiData 3.0双盲录入，一致性检验；利用SPSS 20.0进行描述性统计分析。

二、调查数据的分析结果

(一)受访基层卫生机构的基本情况

受访的河南省12座城市123所社区卫生服务中心中，依据承办方式统计，占比由高至低依次为一级医院（包含街道卫生院转型的）42个（34.1%）、二级医院（包含国企医院转型的）35个（28.5%）、政府新建27个（22.0%）、社会承办19个（15.4%）。

(二)受访基层卫生机构接受医药类在校生的意向与顾虑

1. 接受医药类在校生参与健康服务的意向

关于定期接受医药类在校生参与健康服务的意向调查，绝大多数（85%）的社区卫生服务中心表示愿意接受，仅有15所（15%）的社区卫生服务中心表示不确定。关于社区卫生机构选用医药类在校生参与基层健康服务的渠道调查，其选用人才的渠道依次为高校就业部门85所（69.2%）、熟人推荐30所（24.6%）、网络平台21所（16.9%）、社会中介机构9所（7.7%）。

2. 接受医药类在校生参与健康服务的顾虑

关于社区卫生服务中心定期调查，有104所社区卫生机构做出了选择，其中：86所（约占82.7%）社区卫生机构的顾虑是政府没有配套政策，56所（53.8%）社区卫生机构的顾虑是在校生管理协调有困难，52所（50%）社区卫生机构的顾虑是在校生服务意识差，51所（49%）社区卫生机构的顾虑是在校生动手能力低，49所（47.1%）社区卫生机构的顾虑是在校生知识储备不足，45所（43.3%）社区卫生机构的顾虑是政府没有资金支持，等等。可见，社区卫生机构接受在校生参与基层健康服务的主要顾虑是政府没有配套政策和在校生管理协调问题。

（三）受访基层卫生机构认为各年级医药类在校生适宜的岗位

关于各年级医药类在校生适宜参与实践的岗位，参与调查的部分社区卫生机构给出的选择结果如表 8-14 所示。总体看来，多数社区卫生机构负责人认为大三以上学生可以参与所有的健康服务岗位，特别是全科医生助手、检查检验和康复理疗工作，而大二学生相对适宜参与生命统计、健康教育、护士助理和公共卫生等服务。

表 8-14 基层卫生机构不同岗位接受医药类在校生意愿

岗位	大二	大三	大四	合计
全科医生助手	4（5.8%）	44（63.8%）	21（30.4%）	69（100.0%）
护士助理	16（24.2%）	35（53.0）	15（22.7%）	66（100.0%）
公共卫生	16（21.9%）	42（57.5%）	15（20.5%）	73（100.0%）
检查检验	8（12.9%）	40（64.5）	14（22.6%）	62（100.0%）
健康教育	18（25.7%）	39（55.7%）	13（18.6%）	70（100.0%）
康复理疗	9（13.8%）	41（63.%）	15（23.1%）	65（100.0%）
生命统计	18（29.5%）	32（52.5）	11（18.0%）	61（100.0%）
疫情监测	13（21.3%）	35（57.4%）	13（21.3%）	61（100.0%）

（四）受访基层卫生机构认为高校开设在校生基层健康服务的适宜课程

关于高校增开医药类在校生参与基层健康服务的课程建议，部分社区卫生机构做出了选择，结果如表 8-15 所示。可以看出，绝大多数选择开设课程的时间是在暑假，为 36 学时。关于课程名称的选择，相对多数认为大二适宜开设《健康知识传播》，大三适宜开设《预防保健实践》，大四适宜开设《急救技能训练》等。

表 8-15 医药类在校生参与基层健康服务的课程开设建议

年级	课程		课时		时间		
大二	健康知识传播 78(82.1%)	居民档案管理 67(70.5%)	36 学时 60(65.2%)	18 学时 35(38.0%)	周末 37(38.1%)	寒假 6(47.4%)	暑假 80(82.5%)
大三	预防保健实践 77(80.2%)	医护基础实践 63(65.6%)	36 学时 69(75.8%)	18 学时 24(26.4%)	周末 33(32.7%)	寒假 47(46.5%)	暑假 82(81.2%)
大四	健康养生 74(74.7%)	急救技能训练 67(71.3%)	36 学时 77(81.9%)	18 学时 61(70.1%)	周末 28(32.2)	寒假 40(40.4%)	暑假 48(48.5%)

（五）推进医药类在校生参与基层健康服务的措施

关于推进医药类在校生参与基层健康服务的措施，117 所社区卫生服务中心做出了选择，结果由高至低依次为政府出台相关配套政策 113（96.6％）、政府搭建高校与基层卫生机构的互动信息平台 113（96.6％）、政府给予专项资金支持 110（94.0％）、高校组建配套的师资队伍 106（90.6％）、高校制定相关教学计划 104（88.9％）、基层卫生机构给予各岗位参与指导的卫生技术人员补贴 101（86.3％）、基层卫生机构参与学生实践课程的考核评价 101（86.3％）、高校制定相应的考核评价办法 100（85.5％）以及基层卫生机构按岗位不同制定学生参与规范与要求 100（85.5％）。

三、受访基层卫生机构对医药类在校生参与健康服务的建议

首先，多数受访基层卫生机构愿意定期通过高校就业部门接受医药类在校生参与健康服务，但他们还就相关政策缺乏和在校生服务意识与动手能力等方面存有一定芥蒂。因此，高校需加强在校生服务意识教育，创新教学模式，加强在校生实践技能训练，同时教育主管部门或各高校就业部门应加强与基层卫生机构的联系，互通人才供求信息，共同促进医药类在校生参与到基层健康服务。

其次，受访基层卫生机构对各年级在校生参与基层健康服务时的适宜岗位，与各高校对各年级在校生的知识与技能培育实际基本吻合，大三以上的学生对专业知识与技能把握相比大二要更深厚，更适宜参与全科医生助手、检验检查和疫情监测等岗位实习，而大二学生接受的专业课学习相对较少，专业基础薄弱，更适宜参与健康教育、生命统计和公共卫生等岗位实习。

最后，关于增设医药类在校生参与基层健康服务的实践课程，受访基层卫生机构认为暑假是适宜时间，这与高校的日常教学安排相得益彰，可操作性强。绝大多数社区卫生机构认为课程适宜 36 学时。同时，多数社区卫生机构希望政府能够出台相关支持政策、搭建各方互动的信息平台，推进医药类在校生参与基层健康服务的实施。

第四节　医药类在校生参与基层健康服务的建议

2019 年 4 月，教育部高等教育司印发的《教育部高等教育司 2019 年工作要点》提出，"全面实施'六卓越一拔尖'计划 2.0，其中涵盖了卓越医生教育培养计划 2.0"，对医学类专业的临床技能培训非常重视，这与本课题的研究目的是一致的。河南省高校医药类在校生参与基层健康服务的推广，需要卫生主管部门的政策引导，高校和社区卫生机构的积极合作。

一、顺应基层卫生人才的需求增长，卫生主管部门需统筹规划

（一）规划医护人员增量配置，以优化河南省基层卫生机构要素资源

对河南省基层卫生机构的数据分析说明医护人员数量与比例与国家 2020 年的指标要求还存在差距，特别是医护比率差距偏大。客观上要求主管部门对卫生技术人员存量调整的同时，做好基层卫生技术人员的增量规划。首先，短期可以通过优惠政策，吸引其他医疗机构的在职医护人员到基层卫生机构，也可以适当聘请离退休医护专家参与基层健康服务，为新老交流、互助共进提供桥梁，有助于提升基层的诊疗水平，同时补充基层卫生机构的医护人员；其次，对全省范围的医护人员培养机构进行摸底，不同层次的医护人员培养要与未来健康服务人才的需求匹配。针对基层的各类医护人才培养，需要做好中长期规划和毕业生快速入职通道建设，逐年增加基层医护人员数量，特别是要加大基层护理人员的培养力度与基层入职率，改变护士比率偏低的现状。

（二）增加基层医护人员数量，以满足老年慢性病服务的精细化管理需求

当前，慢性非传染性疾病是困扰人们的主要疾病，脑血管病和糖尿病的住院比率高居不下，60 岁及以上老人的慢性病患病率高且随着年龄的增长，死亡率也呈上升趋势。慢性病管理是社区卫生机构服务的主要职责，但由于医护人员的数量不足，社区卫生机构的老年慢性病管理多处于粗放式管理，慢性病管理效果尚待提高。老年慢性病患者因年龄、病种不同需要更细化的服务与管理，社区卫生机构需要根据其自理程度不同，分层次设置服务内容、标准与形式，才能满足他们对健康服务的要求。因此，基层卫生机构需要结合辖区实际情况，引进护理人才与优秀护理毕业生，特别是掌握非药物理疗的专业护理人才，深入居家高龄老年慢性病患者家中，提供精细化服务，促进辖区慢性病服务的整体效果提升。

（三）补充基层医护人员数量，以缓解老龄化对基层医护人员的缺口压力

老龄化日趋严峻，必然造成对河南省基层医护人员的缺口压力，无论是通过调整存量还是通过优化增量的措施，都需要一定时滞，甚至周期可能会更长。因此，可以从细化分工的角度，将一些辅助性工作分化出来，招聘或引入非医药专业人员来做，这样一方面可以发挥医生或护士的专业核心作用，使他们从繁重复杂的事务中脱身，把其他附属工作交由其他人员完成，集中做好最需要发挥其专业才能的工作；另一方面，也给予了辅助人才的参与和锻炼机会，有助于他们快速成长，共同做好基层健康服务相关工作。同时，非医药人才的培养周期相对较短，可以很快上手，是基层卫生机构补充人力的可选择渠道。

（四）制定鼓励基层卫生机构接受医药类在校生参与健康服务的政策

鉴于基层卫生机构人才资源的不足与低效率，卫生主管部门应出台政策鼓励其吸纳河南省高校医药类在校生参与一些辅助性工作，并给予一定的经费支持，同时将培养在校生专业技能作为基层卫生机构年终绩效考核的依据之一，督促基层卫生机构重视。此外，卫生主管部门还需制定基层卫生机构择优留用人才的相关措施，对参与基层健康服务中表现优异的医药类在校生给予其毕业后优先录用的待遇。

二、满足医药类在校生参与基层健康服务的供给意愿，高校需做好基础工作

（一）高校需进一步加强医药类专业在校生的实践技能培训

通过数据分析，得知无论是社区卫生机构负责人还是医药类在校生，绝大多数被调查者都支持医药类在校生参与基层健康服务。说明医药类在校生参与基层健康服务是符合高校和基层卫生机构发展的利益诉求的。但从目前来看，高校与基层卫生机构缺少合作与交流，致使医药类在校生参与基层健康服务存在信息障碍。同时，部分基层卫生机构对医药类在校生的服务意识和动手能力存有顾虑，这需要高校重视并采取措施治理改进。短期内，高校可以加强在校生服务社会意识的培养，长期则必须重视在校生实践能力的锻炼与提升，修订、完善医药类专业实践教学计划与方案，推动大二、大三学生参与到基层健康服务中。

（二）高校应多渠道为医药类在校生提供实践机会，增强其自信心

被调查的各年级医药类在校生愿意参与的工作岗位多与其专业一致，他们普遍认为自己能够胜任预防保健岗位。但基层卫生机构反馈的结果是，他们认为大二学生适宜参与健康知识传播和公共卫生岗位，大三大四学生适宜参与全科医生助手、检验检查和疫情监测等岗位。这说明，基层卫生机构负责人更看重医药类在校生的专业知识储备，并在此基础上确定在校生适宜参与的健康服务岗位。然而，多数医药类在校生对本专业的实际工作内容与要求并没有很清晰的认识，对应用专业知识的能力缺乏自信，致使自我胜任能力评价存在偏差，多数学生认为适宜公共卫生岗位。因此，高校为医药类在校生提供更多的专业实践机会，有助于他们对所学专业理论与实践差异的全面认识，提高他们的专业自信与综合能力。

（三）高校应参考各方意见，酌情增设基层健康服务课程

供求双方对高校增设实践课程的名称和参与时间的选择是一致的，但对开设学时

的选择则不同。被调查的医药类在校生希望是 18 学时的考查课，而被调查的社区卫生机构负责人建议课程为 36 学时。社区卫生机构负责人更多的是从实际工作的需要着眼，希望医药类在校生参与健康服务的实践不要搞成走马观花式，要对双方都切实有效果。而医药类在校生对基层健康服务的意义认识不足，更多地从减轻课业负担和考试压力的角度考虑，希望参与健康服务的课程周期尽量短、考核方式尽量宽松。因此，高校需综合考虑双方的利益诉求，本着提高医药类在校生专业实践能力，补充基层卫生机构辅助人力的目的，合理规划课程的时长与考核方式。

附　录

附录1　居民健康管理服务认知情况调查表

尊敬的朋友：您好！

本调查旨在了解郑州市居民健康管理服务认知情况，为政府相关部门提供决策参考。希望您能参与本次调查，谢谢！

一、您的基本情况

1. 性别：□男　　　　□女

2. 年龄：□16～24岁　□25～35岁　□36～45岁　□46～55岁　□56岁以上

3. 职业：

□公务员　□个体业主　□私企业主　□企业中高层管理人员

□普通职员　□其他

4. 年收入：□2万元以下　□2～5万元　□5～10万元　□10～15万元　□15万元以上

5. 您每年用于自身健康方面的支出约为_____元。

6. 您关注健康知识学习吗？

□没兴趣　□很少关注　□生病时才关注　□比较关注　□总是关注

7. 您对自身健康状况的基本评价是：□很健康　□处于亚健康状态　□有些问题但无暇顾及

8. 您体检的方式是：□单位组织体检　□个人定期体检　□从不体检　□其他

二、您对健康管理服务的认识

健康管理服务是由专业人士提供一对一健康咨询指导和跟踪辅导服务，使您从社会、心理、环境、营养、运动等多个角度得到全面的健康维护和保障服务。

9. 您了解健康管理服务吗？

□非常了解　□略有关注　□一知半解　□只知其名　□没听说过

10. 如果有机会享受全面系统的健康管理服务，您是否愿意尝试？

□愿意　□不愿意　□看情形再说

11. 影响您接受健康管理服务的因素有哪些？【多选题】

☐没时间　☐太麻烦　☐没实效　☐经济条件不允许　☐其他

12. 以下健康管理服务项目中，您认为最需要的是：【多选题】

☐建立个人健康档案　☐定期医疗体检　☐体质检测　☐健康风险评估

☐疾病早期筛选与预防　☐健康生活方式干预　☐健康常识讲座　☐个人疾病管理

☐就医绿色通道　☐家庭私人医生　☐小区内的健身场所　☐其他

13. 近一年内您接受过以下哪些健康管理服务？【多选题】

☐建立个人健康档案　☐定期医疗体检　☐体质检测　☐健康风险评估

☐疾病早期筛选与预防　☐健康生活方式干预　☐健康常识讲座　☐个人疾病管理

☐就医绿色通道　☐家庭私人医生　☐小区内的健身场所　☐其他

14. 如果您接受健康管理服务，那么您将对以下各方面的关注程度？

方面	从不关注		非常关注		
	1	2	3	4	5
服务技术的安全性					
服务专家的权威性					
服务的精细化					
服务的个性定制化					
服务机构的知名度					

附录2　老年人基层健康服务需求调查表

一、基本信息

1. 您的性别：　　①男　　②女

2. 您的户籍类型：①城镇　　②农村

3. 您的年龄：

①61～65岁　②66～70岁　③71～75岁　④76～80岁　⑤80岁以上

4. 您的居住情况：

①与子女一起生活　②与亲戚朋友同住　③独自生活　④入住社会养老机构

5. 您的月收入：

①1 000以下　②1 000～2 000　③2 000～3 000　④3 000以上

6. 您的家庭每月医疗方面的支出大约是多少？（包括看病、买药等方面）

①200 以下　②200～500　③500～1 000　④1 000～2 000　⑤2 000 以上

二、身体情况：

7. 您是否患有慢性病：①是　②否

8. 如果患有慢性病，属于下列哪种：

①高血压　②冠心病　③骨关节病　④脑血管病　⑤糖尿病　　⑥其他

9. 您现在的身体状况与一年前相比：

①更好了　②好一点儿　③没变化　④差一点儿　⑤很差

10. 如果您生病了，您会怎么处理？

①只要有病就去医院　②先去社区卫生服务中心　③只是在家吃点药

④只能听之任之

11. 您对于以下疾病风险情况的看法是：

序号	内容	毫不担心	不太担心	一般	比较担心	非常担心
1	"生病没有钱医治"的风险					
2	"需要时没人照顾"的风险					
3	"疾病突发"的风险					

12. 您享受的医疗保障是：

①公费医疗　②城镇居民医疗保险　③城镇职工医疗保险　④新农合　⑤商业医疗保险　⑥自费

13. 您认为社区卫生服务中心或村卫生室应该提供以下哪种服务？（可多选）

A. 健康咨询　B. 健康体检与评估　C. 健康知识教育　D. 健康管理

E. 健康状况跟踪　F. 保健护理指导　G. 送药服务

H. 护理体弱与行动不便的老人　I. 心理疏导服务　J. 上门护理服务

K. 紧急救援服务　L. 负责联系到大医院就诊

附录3　居家老人社区卫生服务利用调查表

您好！我是来自×××大学的学生。

麻烦您抽一点儿时间帮我们完成一项问卷调查。这个调查是关于您对社区卫生服务的看法与感受，可以帮助社区卫生机构更好地提供服务。如果您同意参加，请在同意书上签名。谢谢！

问卷编号：_____

访问日期：_____年____月____日

受访者半年以上居住地：□城镇　□农村

受访者常去的社区卫生机构名称：_____市_____区/县_____

_____社区医院（社区卫生服务中心/乡镇卫生院）

或_____社区卫生服务站/村卫生室

或_____诊所

开始访问时间：上午/下午/晚上_____时____分

完成访问时间：上午/下午/晚上_____时____分

研究介绍及同意书

为了解老年人对社区卫生服务的体验，提高初级卫生保健的质量，为您提供更有效率、完善的服务进行这次调查。

本次访谈大约 40 分钟，内容主要围绕您在社区卫生服务中心求诊的经验和感受。

您的参与纯属自愿性质，您有权拒绝参加、中途退出或拒绝回答任何问题。您提供的所有资料都会保密并只用作研究，您的个人资料不会被公开。是否参加或提出的意见也不会影响您现在或将来在社区卫生服务机构所享用的一切服务及治疗。

您的宝贵意见将对社区卫生机构改善服务内容、形式与质量有直接促进作用。

请问您现在愿意接受本次问卷调查吗？

□愿意

□不愿意

本人同意参加本次调查，签名_____。

如果您对我们的研究感兴趣，想阅读调研报告，欢迎您留下联系方式：

邮箱：_____

电话：_____

微信：_____

一、自我保健

W1 您现在的吸烟状况：□每天吸　□非每天吸　□不吸（跳答 W5）

W2 您开始吸烟的年龄_____岁

W3 近一周内，您平均每天吸_____支烟

W4 您过去的吸烟状况：□每天吸　□非每天吸　□不吸

W5 近 12 个月内，您喝过酒吗？□是　□否（跳答 W8 题）

W6 您的饮酒频率有多大：□每周至少 3 次　□每周 1～2 次　□每周不到 1 次

W7 您平均每次饮酒的量相当于多少饮酒单位（标准饮酒单位）?

□1 两 40 度及以上白酒＝2　□1 两 40 度以下白酒＝1.5　□1 斤葡萄酒＝5　□1 瓶啤酒＝2　□1 听啤酒＝1　□1 斤黄酒＝6.5

W8 近 6 个月，您平均每周体育锻炼几次:

□6 次以上　□3～5 次　□1～2 次　□不到 1 次　□从不锻炼（跳过 W9、W10）

W9 您平均每次锻炼的强度是多大（自我呼吸、心跳加快的感觉）:

□轻度　□中度　□重度

W10 您平均每次锻炼时间约为_____分钟。

W13 您平均每天刷几次牙? □2 次及以上　□1 次　□不到 1 次　□不刷牙

W14 您的身高_____米；您的体重_____kg

W15 近 6 个月，您的体重变化情况:□增加超过 5 kg　□增加 3～5 kg　□增加了不足 3 kg　□没变化　□减少了 3 kg 以下　□减少了 3～5 kg　□减少超过 5 kg

二、患病情况

Q1 您是否患有慢性病:□是　□否（跳答 Q4）

Q2 如果患有慢性病，您患有哪些疾病?

□高血压　□糖尿病　□冠心病（心脏疾病）　□慢性呼吸系统疾病　□胃病
□骨关节疾病（腰椎、骨质疏松）□癌症　□脑血管疾病　□支气管疾病
□高血脂　□其他

Q3 慢性病严重程度:

□无症状/临界值　□生物学指标异常　□稍有不适　□有症状但可控
□控制不佳

Q4 您参加过现居地社区卫生机构组织的健康体检吗?

□没有　□偶尔（4～5 年）　□有时（2～3 年）　□经常（每年）

Q5 近 1 年，您利用过现居住地社区提供的除慢性病外的其他常见疾病（如感冒、牙痛等）治疗服务（包含日常配药）吗?

□没有　□偶尔（1 年 1～3 次）　□有时（几个月）　□经常（每 1～3 周）

三、情志评定

在过去的一个星期之内，您是否曾有以下感受，有，请选"是"，没有，请选"否"。

GDS1 您基本上对自己的生活感到满意吗? □是　□否

GDS2 您是否常常感到烦闷? □是　□否

GDS3 您是否常常感到无助? □是　□否

GDS4 您是否宁愿留在家里而不愿外出做些有新意的事情? □是　□否

GDS5 您是否感到自己现在一无是处呢？ □是　　□否

四、服药依从性

关于您生病时遵从医生服药情况，请如实选择"是"或"否"。

CM1 您是否有时忘记服药？ □是　　□否

CM2 在过去的 2 周内，您是否有一天或几天忘记服药？ □是　　　□否

CM3 治疗期间，当您觉得症状加重或出现其他症状，您是否未告知医生而自行减少药量或停止服药？ □是　　□否

CM4 当您外出旅行或长时间离家时，您是否有时忘记随身携带药物？ □是　　□否

CM5 您昨天服药了吗？ □是　　□否

CM6 当您觉得自己的疾病已经得到控制时，您是否停止过服药？ □是　　　□否

CM7 您是否觉得要坚持治疗计划有困难？ □是　　□否

CM8 您觉得要记住按时按量服药很难吗？

□从不　　□偶尔　　□有时　　□经常　　□总是

五、社区卫生服务

P 请问您是否与社区卫生机构或社区卫生机构里的某位医生签订了《家庭医师服务协议》？ □是　　□否　　□不肯定/不知道

PB1 当您需要体检时，会首先去社区卫生机构吗？

□一定会　　□可能会　　□一般不会　　□一定不会　　□不肯定/不知道

PB2 当您觉得身体不舒服时，首先去社区卫生机构看病的可能性为多大？

□一定会　　□可能会　　□一般不会　　□一定不会　　□不肯定/不知道

PC2 社区卫生机构会开门至晚上 6 点吗？

□一定会　　□可能会　　□一般不会　　□一定不会　　□不肯定/不知道

PC3 在社区卫生机构营业时间，您可以打电话或通过微信咨询吗？

□一定会　　□可能会　　□一般不会　　□一定不会　　□不肯定/不知道

PC4 在社区卫生机构非营业时间，您可以打电话或通过微信等方式咨询吗？

□一定会　　□可能会　　□一般不会　　□一定不会　　□不肯定/不知道

PC6 您到达社区卫生机构后，需要等候超过 30 分钟才能见到医生吗？

□一定会　　□可能会　　□一般不会　　□一定不会　　□不肯定/不知道

PD5 社区卫生机构的医生是否会耐心听您叙述病情？

□一定会　　□可能会　　□一般不会　　□一定不会　　□不肯定/不知道

PD8 社区卫生机构的医护人员是否会知道您最严重的健康问题？

□一定会　　□可能会　　□一般不会　　□一定不会　　□不肯定/不知道

PD9 社区卫生机构的医生知道您的完整疾病史吗？

□一定会　□可能会　□一般不会　□一定不会　□不肯定/不知道

PD12 社区卫生机构的医生知道您正在服用的所有药物吗？

□一定会　□可能会　□一般不会　□一定不会　□不肯定/不知道

PE1 是否有大医院的专家来社区卫生机构坐诊提供更好的服务？

□是　□否　□不知道

PE2 社区卫生机构的医生有没有建议过您去大医院或专科医院治疗？

□一定会　□可能会　□一般不会　□一定不会　□不肯定/不知道

PE3 社区卫生机构的医生是否会知道您去看过大医院或专科医院？

□一定会　□可能会　□一般不会　□一定不会　□不肯定/不知道

PE4 社区卫生机构的医生是否会和您讨论其他地方的就医选择？

□一定会　□可能会　□一般不会　□一定不会　□不肯定/不知道

PE5 您去大医院有没有经过了社区卫生机构转诊？

□是　□否

PF1 社区卫生机构是否有您看病的所有记录？

□一定会　□可能会　□一般不会　□一定不会　□不肯定/不知道

PF2 您每次去社区卫生机构看病时，医生都会参考您以前的看病记录吗？

□一定会　□可能会　□一般不会　□一定不会　□不肯定/不知道

PG7 据您所知，社区卫生机构会提供高血压慢性病管理及随访服务吗？

□一定会　□可能会　□一般不会　□一定不会　□不肯定/不知道

PG8 据您所知，社区卫生机构会提供糖尿病慢性病管理及随访服务吗？

□一定会　□可能会　□一般不会　□一定不会　□不肯定/不知道

PG9 据您所知，社区卫生机构会提供高血脂慢性病管理及随访服务吗？

□一定会　□可能会　□一般不会　□一定不会　□不肯定/不知道

PG10 据您所知，社区卫生机构会提供家庭出诊/家庭护理/老年病床上门服务吗？

□一定会　□可能会　□一般不会　□一定不会　□不肯定/不知道

PH4 当您去社区卫生机构时，医护人员询问您的血脂情况的频率？

□从不　□偶尔　□有时　□经常　□总是

PH5 当您去社区卫生机构时，医护人员询问您的血压情况的频率？

□从不　□偶尔　□有时　□经常　□总是

PH6 当您去社区卫生机构时，医护人员询问您服药的情况的频率？

□从不　□偶尔　□有时　□经常　□总是

PT1 社区卫生机构的医生在为您制定治疗方案时，会征求您的意见吗？

□一定会　□可能会　□一般不会　□一定不会　□不肯定/不知道

PJ2 社区卫生机构的医护人员会和您谈需要防范哪些社区内的流行病吗？

□一定会　□可能会　□一般不会　□一定不会　□不肯定/不知道

PJ3 社区卫生机构的医护人员会不会和社区或街道的工作人员联合来提供更好的服务呢？

□一定会　□可能会　□一般不会　□一定不会　□不肯定/不知道

PK1 您会推荐您的亲戚朋友去社区卫生机构或找某位医生就诊吗？

□一定会　□可能会　□一般不会　□一定不会　□不肯定/不知道

PK2 您会推荐您的亲戚朋友去社区卫生机构接受中医服务吗？

□一定会　□可能会　□一般不会　□一定不会　□不肯定/不知道

六、社区诊疗满意度

PN1 您对社区卫生机构的就医环境感到满意吗？

□非常满意　□比较满意　□一般　□不满意　□非常不满意

PN2 您对社区卫生机构医护人员技术水平感到满意吗？

□非常满意　□比较满意　□一般　□不满意　□非常不满意

PN3 您对社区卫生机构药品种类感到满意吗？

□非常满意　□比较满意　□一般　□不满意　□非常不满意

PN4 您对社区卫生机构医疗设备完整性感到满意吗？

□非常满意　□比较满意　□一般　□不满意　□非常不满意

PN5 您对社区卫生机构的收费状况感到满意吗？

□非常满意　□比较满意　□一般　□不满意　□非常不满意

PN7 您对社区卫生机构医护人员的态度感到满意吗？

□非常满意　□比较满意　□一般　□不满意　□非常不满意

PN8 您对社区卫生机构候诊时间感到满意吗？

□非常满意　□比较满意　□一般　□不满意　□非常不满意

PN9 您对到社区卫生机构方便程度感到满意吗？

□非常满意　□比较满意　□一般　□不满意　□非常不满意

PN11 您对社区卫生机构医护人员在治疗过程中征询您的意见情况感到满意吗？

□非常满意　□比较满意　□一般　□不满意　□非常不满意

PN12 对社区卫生机构的卫生服务总体满意程度

□非常满意　□比较满意　□一般　□不满意　□非常不满意

七、生存质量

回答下面问题，选出最合适的答案，每一个问题只可选择一个答案。如对某一问题不能肯定或不太清楚的话，就选出最近似的一个答案。

PM/SF1 您觉得您的健康状况是：

☐非常好　☐比较好　☐一般　☐比较差　☐很差

SF2 以您目前的健康状况是否能完成中等强度的活动，例如搬桌子，清洁地板，打扫卫生？

☐有很大限制　☐有一点限制　☐没有任何限制

SF3 您目前的健康状况是否影响您步行上楼/上多层台阶/上坡？

☐有很大限制　☐有一点限制　☐没有任何限制

在过去四个星期里，您在生活工作中有多少时间会因为身体健康的原因遇到以下问题？

SF4 实际做完的比想做的要少：

☐常常如此　☐大部分时间　☐有时　☐偶尔　☐从来没有

SF5 工作或其他活动的种类受到限制：

☐常常如此　☐大部分时间　☐有时　☐偶尔　☐从来没有

在过去四个星期里，您在生活工作中有多少时间会因为情绪的原因（比如感到沮丧或焦虑）遇到以下问题？

SF6 实际做完的比想做的要少；

☐常常如此　☐大部分时间　☐有时　☐偶尔　☐从来没有

SF7 工作时或从事其他活动时不如往常细心了：

☐常常如此　☐大部分时间　☐有时　☐偶尔　☐从来没有

SF8 在过去四个星期里，您身体上的疼痛对您的日常工作和家务有多大影响？

☐毫无影响　☐有很少影响　☐有一些影响　☐有较大影响　☐有极大影响

SF9 在过去四个星期里，您有多少时间感到心平气和？

☐常常如此　☐大部分时间　☐有时　☐偶尔　☐从来没有

SF10 在过去四个星期里，您有多少时间感到精力充足？

☐常常如此　☐大部分时间　☐有时　☐偶尔　☐从来没有

SF11 在过去四个星期里，您有多少时间觉得心情不好、烦闷不乐或沮丧？

☐常常如此　☐大部分时间　☐有时　☐偶尔　☐从来没有

SF12 在过去四个星期里，有多少时间由于您身体健康或情绪问题而妨碍了您的社交活动（比如探亲、访友等）？

☐常常都有　☐大部分时间有　☐有时有　☐偶然有一次半次　☐完全没有

八、社会支持

SR1 您有多少关系密切、可以得到支持和帮助的朋友？（只选一项）

□一个也没有　□1~2 个　□3~5 个　□6 个或 6 个以上

SR2 近一年来您：(只选一项)

□远离家人，且独居一室　□住处经常变动，多数时间和陌生人住在一起

□和同学、同事或朋友住在一起　□和家人住在一起

SR3 您和邻居：(只选一项)

□相互之间从不关心，只是点头之交　□遇到困难可能稍微关心

□有些邻居很关心您　□大多数邻居都很关心您

SR4 您和同事（过去曾在一起共事的人）：(只选一项)

□相互之间从不关心，只是点头之交　□遇到困难可能稍微关心

□有些同事很关心您　□大多数同事都很关心您

SR5 从家庭成员得到的支持和照顾（在合适的框内划"√"）。

(1) 夫妻（恋人）□无　□极少　□一般　□全力支持

(2) 父母　□无　□极少　□一般　□全力支持

(3) 儿女　□无　□极少　□一般　□全力支持

(4) 兄弟姐妹　□无　□极少　□一般　□全力支持

(5) 其他成员（如嫂子）　□无　□极少　□一般　□全力支持

SR6 过去，在您遇到急难情况时，曾经得到的经济支持和解决实际问题的帮助的来源有：

(1) 无任何来源

(2) 下列来源（可选多项）

□配偶　□其他家人　□亲戚　□同事　□工作单位　□党团工会等官方或半官方组织

□宗教、社会团体等非官方组织　□其他（请列出）_____

SR7 过去，在您遇到急难情况时，曾经得到的安慰和关心的来源有：

(1) 无任何来源

(2) 下列来源（可选多项）

□配偶　□其他家人　□亲戚　□同事　□工作单位　□党团工会等官方或半官方组织

□宗教、社会团体等非官方组织　□其他（请列出）_____

SR8 您遇到烦恼时的倾诉方式：(只选一项)

□从不向任何人诉说　□只向关系极为密切的 1~2 个人诉说

□如果朋友主动询问，您会说出来　□主动诉说自己的烦恼，以获得支持和理解

SR9 您遇到烦恼时的求助方式：(只选一项)

□只靠自己，不接受别人帮助　□很少请求别人帮助

□有时请求别人帮助　□有困难时经常向家人、亲友、组织求援

SR10 对于团体（如民乐队、舞蹈队、书画或健身俱乐部等）组织活动，您：(只

选一项）

□从不参加　□偶尔参加　□经常参加　□主动参加并积极活动

九、健康信念

AU1 与其他人相比，您感觉自己更容易生病。

□完全不同意　□不同意　□不确定　□比较同意　□完全同意

AU2 您觉得自己患慢性病的风险很大。

□完全不同意　□不同意　□不确定　□比较同意　□完全同意

AU3 您认为一些所谓的不良生活习惯（如抽烟、喝酒、久坐等）不会导致身体健康状况不佳。

□完全不同意　□不同意　□不确定　□比较同意　□完全同意

AU5 您认为身体健康不佳（生病/意外）会影响到日常生活。

□完全不同意　□不同意　□不确定　□比较同意　□完全同意

AU6 您认为身体健康不佳（生病/意外）会加重自己/子女经济负担。

□完全不同意　□不同意　□不确定　□比较同意　□完全同意

AU7 您认为身体健康不佳（生病/意外）会有很不好的后果，甚至导致死亡。

□完全不同意　□不同意　□不确定　□比较同意　□完全同意

AU9 您认为利用社区卫生服务可以延缓慢性病的病程，减少并发症的发生。

□完全不同意　□不同意　□不确定　□比较同意　□完全同意

AU10 您认为利用社区卫生服务可以让您对自己身体状况更有控制感。

□完全不同意　□不同意　□不确定　□比较同意　□完全同意

AU11 您认为利用社区卫生服务可以改变您的一些不利于健康的不良习惯。

□完全不同意　□不同意　□不确定　□比较同意　□完全同意

AU13 您认为利用社区卫生服务不会浪费时间和精力。

□完全不同意　□不同意　□不确定　□比较同意　□完全同意

十、基本情况

T1 性别：□男　□女

T2 年龄：□60～65 岁　□66～70 岁　□71～75 岁　□76～80 岁　□81～85 岁
□86 岁以上

T3 教育程度：□小学及以下　□初中　□高中　□中专技校　□大专
□本科　□硕士及以上

T4 婚姻状况：□有配偶（已婚、同居）　□无配偶（未婚、离异、丧偶）

T5 离/退休前的职业：□机关、企事业单位负责人　□专业技术人员

□办事人员和有关人员　　□商业/服务业人员　　□农林牧渔水利业生产人员

□生产运输设备操作人员　　□军人　　□其他

T6 参加医疗保险的种类（选主要类型）：□城镇职工基本医疗保险

□城镇居民基本医疗保险（含新农合）　　□商业医疗保险　　□其他　　□没有

T7 与遗传有关的家族史（可复选）：□无　　□糖尿病　　□高血压　　□精神疾病

□慢性呼吸系统疾病　　□心脏病　　□其他（请注明）_____

T8 子女数量：□无子女　　□1 个　　□2 个　　□3 个及以上

T9 居住情况：□独自居住　　□与配偶居住　　□独自与子女居住

□与配偶一起与子女居住

T10 家庭人口数：_____人（经济活动在一起的家庭人口数）。

T11 居住面积：_____平方米。

T12 目前主要经济来源：□离退休金　　□再就业收入　　□子女赡养

□社会救济金　　□其他

T13 您每月收入：□2 000 元以下　　□2 000～3 000 元　　□3 001～4 000 元

□4 001～5 000 元　　□超过 5 000 元

T14 子女家庭平均月收入：

□4 000 元以下　　□4 000～7 000 元　　□7 001～10 000 元

□10 001～15 000 元　　□超过 15 000 元

非常感谢您参加这次问卷调查！

附录 4　基层卫生机构中医馆服务现况调查表

您好！

　　为了了解乡镇卫生院中医药服务的整体状况，我们组织了此次调查。希望您依据就医感受和认知，如实回答以下问题。谢谢！

　　1. 您在乡镇卫生院中医馆接受中医药服务的项目有：（可多选）

A. 中药方剂　　B. 针刺与灸法　　C. 中医推拿　　D. 中医骨伤治疗

E. 中医肛肠治疗　　F. 其他治疗项目（需注明）

　　2. 请评价您在乡镇卫生院（或社区卫生服务中心）中医馆就诊的整体状况：

PCT1 您很容易从中医馆获得医疗服务。

□完全正确　　□比较正确　　□有点儿正确　　□完全不正确　　□不肯定/不知道

PCT2 中医馆可以提供您所需要的大部分医疗服务。

□完全正确　　□比较正确　　□有点儿正确　　□完全不正确　　□不肯定/不知道

PCT3 您接受治疗时，中医馆的医生会综合考虑影响您健康的因素。

□完全正确　□比较正确　□有点儿正确　□完全不正确　□不肯定/不知道

PCT4 中医馆可以协调您到其他医疗机构接受医疗服务。

□完全正确　□比较正确　□有点儿正确　□完全不正确　□不肯定/不知道

PCT5 中医馆的医生了解您多方面的需求。

□完全正确　□比较正确　□有点儿正确　□完全不正确　□不肯定/不知道

PCT6 中医馆的医生熟悉您的健康状况。

□完全正确　□比较正确　□有点儿正确　□完全不正确　□不肯定/不知道

PCT7 中医馆的医护人员能够维护您的权益。

□完全正确　□比较正确　□有点儿正确　□完全不正确　□不肯定/不知道

PCT8 中医馆的医护人员会考虑您的家庭情况，给予适当照顾。

□完全正确　□比较正确　□有点儿正确　□完全不正确　□不肯定/不知道

PCT9 中医馆的医护人员会考虑您所住社区，给予适当照顾。

□完全正确　□比较正确　□有点儿正确　□完全不正确　□不肯定/不知道

PCT10 中医馆的医护人员一直帮助您实现健康相关的目标。

□完全正确　□比较正确　□有点儿正确　□完全不正确　□不肯定/不知道

PCT11 中医馆的医护人员一直在帮助您维持健康。

□完全正确　□比较正确　□有点儿正确　□完全不正确　□不肯定/不知道

PCT12 您认识中医馆的医生多少年了？ _____年

3. 关于中医药，您对以下观点的看法：

CIS1 中医药文化代表着人与自然的和谐。

□完全正确　□比较正确　□有点儿正确　□完全不正确　□不肯定/不知道

CIS2 中医药传承是优秀传统文化复兴的重要途径。

□完全正确　□比较正确　□有点儿正确　□完全不正确　□不肯定/不知道

CIS3 中医药诊疗的费用低。

□完全正确　□比较正确　□有点儿正确　□完全不正确　□不肯定/不知道

CIS4 中医药诊疗副作用小，不易复发。

□完全正确　□比较正确　□有点儿正确　□完全不正确　□不肯定/不知道

CIS5 您希望媒体普及中医药知识的节目越来越多。

□完全正确　□比较正确　□有点儿正确　□完全不正确　□不肯定/不知道

CIS6 您认为应该制作更多的影视作品弘扬中医药文化。

□完全正确　□比较正确　□有点儿正确　□完全不正确　□不肯定/不知道

CIS7 您认为基层医疗机构应该优先选用中医药给病人治病。

□完全正确　□比较正确　□有点儿正确　□完全不正确　□不肯定/不知道

CIS8 您平时关注中医药食疗或养生知识。

□完全正确　　□比较正确　　□有点儿正确　　□完全不正确　　□不肯定/不知道

CIS9 您会向别人介绍中医药诊疗成功的案例。

□完全正确　　□比较正确　　□有点儿正确　　□完全不正确　　□不肯定/不知道

CIS10 您会查阅中医药知识来尝试解决身体的轻微不适。

□完全正确　　□比较正确　　□有点儿正确　　□完全不正确　　□不肯定/不知道

4. 您的年龄：

□15～19 岁　　□20～24 岁　　□25～29 岁　　□30～34 岁　　□35～39 岁

□40～44 岁　　□45～49 岁　　□50～54 岁　　□55～59 岁

□60～64 岁　　□65～69 岁　　□70～74 岁　　□75～79 岁　　□80 岁及以上

5. 您的性别：□男　　□女

6. 您的受教育程度：□小学及以下　　□初中　　□高中　　□中专技校

□大专　　□本科　　□硕士及以上

7. 您的职业：

□机关、企事业单位负责人　　□专业技术人员　　□办事人员和有关人员

□商业/服务业人员　　□农林牧渔水利业生产人员

□生产运输设备操作人员　　□军人　　□其他

8. 您是否患有慢性病：□是　　□否

9. 如果您患有慢性病，您患有下列哪种疾病（可以多选）：

□高血压　　□糖尿病　　□冠心病（心脏疾病）　　□慢性呼吸系统疾病

□其他慢性病（请注明）＿＿＿＿＿＿＿＿＿＿＿＿

10. 您接受中医药服务项目时，医疗费用主要支付来源是：

□居民医保（含新农合）　　□自费　　□其他（请注明）

您居住在河南省＿＿＿＿市＿＿＿＿县或区＿＿＿＿乡镇或街道，感谢您参与本次调查！

附录5　基层卫生机构中医馆发展问题访谈提纲

1. 贵机构的中医馆建设情况？

哪一年建成，目前规模：科室数量、医护人员数量、每年诊疗人次数

2. 中医药适宜技术的运用情况？种类数？贵机构的中医药服务优势，中医内治还是中医外治？中医药适宜技术操作培训情况（每年培训的频率、人次数）？中医药人才引进与培训情况？

3. 中医药服务的财务收支情况？药占比？中医外治的收支如何？医保的支持力度

如何？是否能覆盖多数服务项目？

4. 中医药服务设备设施情况：

诊断设备（中医四诊设备、中医体质辨识设备），针疗和灸疗设备（各类针具、电针治疗设备、灸疗器具、艾灸仪中药熏洗设备中药熏洗设备、中药离子导入设备、中药雾化吸入设备、中药透药设备），牵引设备（颈椎牵引设备、腰椎牵引设备、多功能牵引设备），治疗床（针灸治疗床、推拿治疗床、多功能治疗床）、中医光疗、电疗、热疗、电磁波等设备，中医超声治疗设备，中药房设备，中药饮片柜（药斗）、药架（药品柜）、药戥、电子秤煎药室设备，中药煎煮壶（锅）煎药机（符合二煎功能，含包装机），康复训练设备（训练床、训练用阶梯、平行杠、姿势镜等）

5. 中医药服务信息平台（专用 App）建设情况？市县或医联体是否有统一的信息平台？

6. 中医药服务的方式与流程？是否仅是患者到机构就诊？开设家庭病床等上门中医药服务了吗？中医药服务的流程是否拓展到了诊前（健康教育、中医药服务宣传）、诊中（治疗过程中随访）、诊后（回访）？

7. 您认为乡镇卫生院中医馆与其他中医馆的区别是：独立核算？特色专科？特色项目？公共卫生服务项目数量？老年人慢性病服务的参与情况？

附录6 基层卫生机构老年慢性病服务供给现况调查表

1. 贵机构建立居民健康档案的信息来源是：

①健康体检中心 ②健康筛查活动 ③居民自己口述 ④居民亲属提供 ⑤其他

2. 贵机构管辖社区服务的 65 岁及以上老人总数是_____人；管理慢性病的种类有_____种，65 岁及以上慢性病患者总数是_____人。

3. 贵机构开展老年慢性病服务情况（请根据实际情况，填写选项序号）：

项目		开展情况：①已开展；②未开展（注：选择①，则继续选择效果；选择②，则在后面空中填入原因或建议）	成效（疾病控制率）：①很低；②较低；③一般；④较高；⑤很高
健康教育	慢性病预防知识宣传		
	低盐膳食指导		
慢性病防治	高血压检查与随访		
	高血压分级干预与管理		
	糖尿病检查与随访		
	糖尿病分级干预与管理		

项目		开展情况：①已开展；②未开展（注：选择①，则继续选择效果；选择②，则在后面空中填入原因或建议）	成效（疾病控制率）：①很低；②较低；③一般；④较高；⑤很高
老年保健	老年人健康评估与管理		
	老年人健康体检与指导		
	老年人中医体质辨识		
	老年人中医药保健指导		
康复医疗服务	老年人残疾预防		
	老年人残疾普查		
	老年人康复训练与指导		
家庭医疗服务	上门检查老年慢性病		
	上门治疗老年慢性病		
	上门护理与指导老年慢性病		
	上门中医非药物治疗		

4. 针对老年慢性病服务，贵机构与其他机构合作的必要性：

①根本不需要　②不需要　③不确定　④需要　⑤非常需要

5. 针对老年慢性病服务，贵机构曾合作过的服务机构有：（可多选）

①健康体检中心　②上级卫生机构　③养老机构　④临终服务机构

⑤未病服务中心　⑥私人诊所　⑦医药类高校　⑧社区家政　⑨物业公司

⑩社区服务中心　⑪其他

6. 针对老年慢性病服务，贵机构与上级医疗机构合作中存在的主要问题：

项目	①符合；②不符合（注：选择①，则继续选择符合程度）	符合程度：①一般；②较符合；③非常符合
合作双方利益界定不清晰		
合作双向转诊流程烦琐		
缺少双方互动的信息化平台		
合作过程监督协调滞后		
缺少合作效果评估机制		
其他问题（请注明）		

7. 针对老年慢性病服务，贵机构与其他服务机构合作中存在的问题是：

项目	①符合；②不符合（注：选择①，则继续选择符合程度）	符合程度：①一般；②较符合；③非常符合
双方利益界定不清晰		
缺少问题协调与解决机构		
缺少长期合作的政策支持		
缺少长期合作的信息互动平台		
缺少合作效果评估与反馈		
其他问题（请注明）		

附录 7　医药类在校生社会实践情况调查表

专业：_____

年级：A. 大二　B. 大三　C. 大四　性别：A. 男　B. 女

1. 您是否有过社会实践的经历？　A. 有　B. 没有（选择 B，请跳答第 7、8、9、10 题）

2. 您参加社会实践活动的目的：（可多选）

A. 赚取生活费，为家庭减轻负担　　　B. 为了锻炼自己，增加一些社会经验

C. 时间太多，打发时间　　　　　　　D. 看到很多人做，自己也想做

E. 其他

3. 您参与社会实践活动的信息来源是：（可多选）

A. 通过学校（勤工助学中心、社团）B. 通过朋友介绍的

C. 自己上门找的　　　　　　　　　　D. 互联网搜索

E. 其他渠道

4. 您参与社会实践活动的时间通常是在：（可多选）

A. 周末　　　　　　　　　　　　　　B. 假期（寒暑假）

C. 节日　　　　　　　　　　　　　　D. 没课的时候

5. 如果您参加过社会实践，那是从事以下哪类工作：（可多选）（未选 D，则跳答第 7 题）

A. 家教　　　　　　　　　　　　　　B. 促销

C. 餐饮服务　　　　　　　　　　　　D. 自己专业相关的活动

E. 志愿者　　　　　　　　　　　　　F. 进工厂　　　　G. 其他

6. 如果您参加过与自己专业相关的社会实践活动，那么主要是（可多选）：

A. 协助义诊
B. 病人护理
C. 健康知识宣告
D. 药品市场推广
E. 医疗器械推销
F. 医生助手　　G. 其他

7. 您参加社会实践时，遇到的困难是：（可多选）

A. 找不到与自身专业对口的实践活动　B. 自身能力不足
C. 信息渠道少
D. 自身利益无法保障
E. 其他困难（请注明）

8. 如果社区卫生机构提供机会，您愿意参与其以下哪方面相关工作？（可多选）

A. 全科医生（如出诊、疾病普查等）
B. 社区护士（如消毒、家庭病床护理等）
C. 预防保健（如健康教育、慢性病管理等）
D. 其他工作（如生命统计、监测疫情动态等）

9. 鉴于您的专业知识储备，您认为自己能够胜任以下哪方面相关工作？（可多选）

A. 全科医生（如出诊、疾病普查等）
B. 社区护士（如消毒、家庭病床护理等）
C. 预防保健（如健康教育、慢性病管理等）
D. 其他工作（如生命统计、监测疫情动态等）

10. 如果学校增设参与社区卫生机构健康服务的选修实践课，您的选择是：（单选）

年级	课程名称（如无选项，可添加课程）	学时	考核方式	课程性质	
大二	①健康知识传播 ②居民档案管理 ③_____	①36 ②18	①考试 ②考查	①必修 ②选修	
大三	①预防保健实践 ②医护基础实践 ③_____	①36 ②18	①考试 ②考查	①必修 ②选修	
大四	①健康跟踪管理 ②医护技能实践 ③_____	①36 ②18	①考试 ②考查	①必修 ②选修	

附录8　基层卫生机构对医药类在校生的需求意愿调查表

1. 贵机构是否曾接受医药类在校生参与健康服务？①是　②否（跳答第3题）

2. 贵机构遴选医药类在校生参与健康服务的渠道是：

①高校就业部门　②社会中介机构　③网络平台　④熟人推荐　⑤其他

3. 贵机构愿意定期接受医药类在校生参与健康服务吗？

①非常愿意　②愿意　③不确定　④不愿意　⑤很不愿意

4. 贵机构接受医药类在校生参与健康服务的主要顾虑有：

项目	①是；②否（如果选择①，请继续选择顾虑程度）	顾虑程度：①一般②较担心③非常担心
政府没有配套政策		
政府没有资金支持		
贵机构未来业务量会下降		
贵机构接受能力有限		
在校生管理协调有困难		
在校生知识储备不足		
在校生动手能力低		
在校生服务意识差		
其他（请注明）_____		

5. 如果医药类在校生参与基层健康服务，您认为各年级最适合参与的工作是：

项目	年级：①大二；②大三；大四	适合程度：①一般；②较适合；③非常适合
全科医生助手		
护士助理		
公共卫生		
检查检验		
健康教育		
康复理疗		
生命统计		
疫情监测		
其他（请注明）_____		

6. 如果高校医药类专业每年增设参与基层健康服务的必修课，您的建议是：

年级	健康服务的内容（或课程名称）	学时	参与健康服务的时间
大二	①健康知识传播 ②居民档案管理 ③_____	①36 ②18	①周末 ②寒假 ③暑假 ④其他
大三	①健康知识传播 ②居民档案管理 ③_____	①36 ②18	①周末 ②寒假 ③暑假 ④其他
大四	①健康知识传播 ②居民档案管理 ③_____	①36 ②18	①周末 ②寒假 ③暑假 ④其他

7. 推进医药类在校生参与基层健康服务，您认为应该采取的措施是：

项目	①是；②否（注：选择①，则继续选择必要程度）	必要程度：①一般②较必要③非常必要
政府出台相关配套政策		
政府给予专项资金支持		
政府搭建高校与基层卫生机构的互动信息平台		
高校制订相关教学计划		
高校组建配套的师资队伍		
高校制订相应的考核评价办法		
基层卫生机构按岗位不同制订学生参与规范与要求		
基层卫生机构给予各岗位参与指导的卫生技术人员补贴		
基层卫生机构参与学生实践课程的考核评价		
其他（请注明）		

参考文献

一、中文

[1] 蔡利强，侯进，陆新建. 家庭医生签约服务对 2 级高血压患者血压和费用的效果评价 [J]. 中国全科医学，2017，20（A02）：245-247.

[2] 蔡利强，侯进. 家庭医生与居民建立稳定契约关系对 2 型糖尿病健康管理的效果评价 [J]. 社区医学杂志，2018，16（9）：7-8.

[3] 曾国良. 打造国医馆提升基层服务能力 [J]. 中国农村卫生，2014（5）：37.

[4] 曾健，张一方. 社会协同学 [M]. 北京：科学出版社，2000：29-49.

[5] 柴西英，司金春，李涛，等. 社区家庭责任医生签约模式下护理干预在老年糖尿病患者胰岛素治疗中的应用 [J]. 中华现代护理杂志，2018，24（11）：1308-1312.

[6] 常改，李静，潘怡，等. 生活方式与慢性病关系现况研究 [J]. 中国慢性病预防与控制，2008，16（6）：555-557.

[7] 常永智，王少彬. 家庭医生签约服务在实施老年高血压患者社区护理管理中的应用 [J]. 中国医药导报. 2014，11：98-100.

[8] 陈汉红. 论大学生的自信心及其培养 [J]. 广西大学梧州分校学报，2005，15（3）：80-82.

[9] 陈继红. 社区老年慢性病患者对家庭医生签约服务的需求情况与护理干预价值分析 [J]. 健康必读，2019（16）：209-210.

[10] 陈建文，王滔. 关于社会适应的心理机制、结构与功能 [J]. 湖南师范大学教育科学学报，2003（4）：90-94.

[11] 陈陵. 基层中医药健康服务内容清单和评价指标研究 [D]. 上海：上海中医药大学，2019.

[12] 陈少锋. 福建省基层卫生人才队伍状况与建设管理建议 [J]. 海峡预防医学杂志，2018（24）：88-90.

[13] 陈翔，刘春，于大江. 基层医疗卫生机构中医诊疗区（中医馆）健康信息平台电子病历信息基本数据集研究进展 [J]. 医学信息，2018，31：7-9.

[14] 陈小芳，刘海波. 跨理论模型在健康教育中的研究进展 [J]. 医学与哲学（B），2016，37（9）：73-75.

[15] 陈亚国. 家庭医生签约式服务模式在社区老年患者慢性病防治中的效果探讨 [J]. 当代医学，2020，26（15）：73-75.

[16] 陈长香，宋琼，张敏，等．家庭及社会支持对居家糖尿病老年人健康自我管理行为的影响 [J]．现代预防医学，2017，44（1）：116-120.

[17] 崇芳琴．家庭医生签约服务在老年高血压患者社区护理管理中应用的效果 [J]．甘肃科技，2017，33（14）：128-129.

[18] 从紫薇，杨阳，黄锦玲，等．县（区）域医疗中心在家庭医生签约服务发展中的角色和作用：基于价值链和利益相关者分析 [J]．中国全科医学，2019（22）：4133-4137.

[19] 崔新建．文化认同及其根源 [J]．北京师范大学学报（社会科学版），2004（4）：102-104，107.

[20] 邓菊庆，杨学芳，张钰雯，等．云南省某高校全科医学生服务基层及影响因素调查 [J]．当代教育实践与教学研究．2020（12）：148-9.

[21] 丁平俊，张华，王春梅．家庭责任医生签约模式下护理干预对老年高血压患者血压控制的影响 [J]．中国实用护理杂志，2015，31（6）：410-413.

[22] 丁伟才．家庭医生签约服务在老年慢性疾病健康管理中的应用效果评价 [J]．家庭医药，2019（8）：177-178.

[23] 董莉，安宇，赵立成．服务地方经济视角下医学生到基层就业存在的问题及对策探讨：以锦州医科大学为例 [J]．锦州医科大学学报（社会科学版），2018（16）：87-89.

[24] 董盼盼．基层医疗卫生机构"国医堂"建设对中医文化的影响研究 [D]．济南：山东大学，2018.

[25] 杜莹莹，周驰，崔月颖，等．基层中医"治未病"服务人才队伍现状及对策研究 [J]．新中医，2020，52：204-8.

[26] 段文燕，刘二江．健康教育对老年糖尿病患者健康知识、态度、行为的影响 [J]．中国老年学杂志，2011，31（21）：4225-4226.

[27] 冯晶晶，刘宇飞，靖瑞锋．慢性病管理的国际经验及启示 [J]．中国药房，2017，28（8）：1009-1012.

[28] 高和荣．签而不约：家庭医生签约服务政策为何阻滞 [J]．西北大学学报（哲学社会科学版），2018，48（3）：48-55.

[29] 管琦璠．江苏物联网企业全面协同创新研究 [D]．南京：南京邮电大学．2014.

[30] 郭玉红．高血压患者接受家庭医生签约服务对其健康管理的影响研究 [J]．中国实用医药，2018，13（16）：158-160.

[31] 韩玉如，骆捷辉，谢文娟．家庭医生签约服务在老年 2 型糖尿病合并症护理管理中的应用效果研究 [J]．护理实践与研究，2019，16（11）：156-157.

[32] 郝丽．产学研合作绩效评价机制研究：基于期望理论与资源依赖理论视角 [J].

高等财经教育研究，2017（3）：4-8.

[33] 何满儒. 家庭医生签约服务模式在社区慢性病高危人群中的干预效果 [J]. 养生保健指南，2019（34）：1.

[34] 河南省统计局，国家统计局河南调查总队. 河南统计年鉴 [M]. 北京：中国统计出版社，2017.

[35] 赫尔曼·哈肯（德）. 协同学——自然成功的奥秘 [M]. 戴鸣钟，译. 上海：上海科学普及出版社，1988：104-107，219-221.

[36] 洪贞银，高等职业教育校企深度合作的若干问题及其思考 [J]. 高等教育研究，2010，31（3）：58-63.

[37] 胡真，王华. 中医药文化的内涵与外延 [J]. 中医杂志，2013，54（3）：192-194.

[38] 黄桂好，梁蔚莉. 家庭医生签约式服务对社区老年慢性病患者用药依从性的影响探讨 [J]. 现代诊断与治疗，2018，29（3）：493-494.

[39] 黄瑞. 健康信念模式教育提高老年高血压病患者自我护理能力和生存质量的效果研究 [J]. 临床合理用药杂志，2013，6（32）：112-114.

[40] 黄欣路. 家庭医生签约管理对独居老年高血压合并 2 型糖尿病患者的影响 [J]. 上海医药，2020，41（8）：42-46.

[41] 黄玉梅，龚义伟，方惠. "互联网＋家庭医生签约服务"模式的探索与实践 [J]. 中国全科医学. 2019（22）：3076-80.

[42] 纪绍东. 老年糖尿病患者家庭医生签约服务的应用 [J]. 家庭医药，2018（12）：382.

[43] 蒋永甫，傅金鹏，聂鑫. 区域公共管理导论 [M]. 南宁：广西人民出版社，2014：122-134，256.

[44] 解源源，刘学梅，赵荣艳. 老年糖尿病患者社区精细化管理的效果分析 [J]. 国际护理学杂志，2017，36（21）：2916-2919.

[45] 井珊珊，石晶，杨春涛. 基层卫生服务机构"国医堂"发展现况研究综述 [J]. 山东中医杂志. 2020；39：310-313.

[46] 景跃军，李元. 中国失能老年人构成及长期护理需求分析 [J]. 人口学刊，2014，36（2）：55-63.

[47] 冷志伟，辛美哲. 我国大中城市社会组织参与艾滋病防治服务能力影响因素研究 [J]. 中国预防医学杂志，2013（6）：422-426.

[48] 黎可盈，许星莹，胡依，等. 广东省基层医疗卫生机构中医综合服务区（中医馆）服务能力现状调查 [J]. 卫生软科学，2020，34：77-80.

[49] 黎小玲. 老年糖尿病患者实施社区家庭责任医生签约模式下护理干预的临床分析 [J]. 健康之友，2019（12）：55-56.

[50] 黎月银，汪顺澄，林培森，等．社区家庭责任医生签约模式下护理干预对中老年糖尿病患者血糖控制的影响［J］．齐鲁护理杂志，2016（22）：69-71．

[51] 李春晖．当代中国体育文化的内涵、特性与体育人文精神建设［J］．北京体育大学学报，2015，38（12）：22-26，32．

[52] 李海英．从文化认同看中医发展［J］．中医药文化，2010，5（2）：19-22．

[53] 李火坤．家庭医生签约服务对空巢老人高血压的管理效果［J］．中国城乡企业卫生，2019，34（3）：12-14．

[54] 李洁，吴燕平，任利群．社区老年慢性病患者签约家庭医生服务的问卷调查分析［J］．东南大学学报（医学版），2018（37）：145-148．

[55] 李素华．对认同概念的理论述评［J］．兰州学刊，2005（4）：201-203．

[56] 李文琦．网络治理视角下社区居家养老服务供给机制改进研究［J］．改革与战略，2018（7）：104-109．

[57] 李燕嫦，萧燕霞，孙惠儿．以社区家庭为单位进行签约管理对社区老年高血压患者的管理效果观察［J］．临床合理用药杂志，2019，12（35）：112-113．

[58] 李昱．家庭医生签约服务在实施老年高血压患者社区护理管理中的应用［J］．家庭医药，2018（2）：27．

[59] 厉伟民，石娅玲，葛萱，等．社区高血压合并糖尿病患者的血压控制情况及影响因素分析［J］．浙江医学，2017，39（7）：539-541．

[60] 梁筱梅．大学生自信心现状及对策［J］．淮北煤炭师范学院学报（哲学社会科学版），2006，27（2）：139-141．

[61] 梁艳蕊．家庭医生签约服务模式在社区老年高血压患者管理中实施效果［J］．慢性病学杂志，2019，20（1）：70-72．

[62] 廖晓兰．咸宁市基层医疗机构公共卫生人力资源现状分析［J］．中国初级卫生保健．2018，32：32-3．

[63] 林丹华，方晓义，李晓铭．健康行为改变理论述评［J］．心理发展与教育，2005（4）：122-127．

[64] 林妙春，管莉倩，朱彩兰．健康教育对老年高血压病人生活质量影响［J］．实用医技杂志，2006（2）：195-196．

[65] 林木，贺加．家庭医生签约服务模式对高血压患者健康管理的效果评价［J］．检验医学与临床，2017，14（增刊1）：166-169．

[66] 刘成纪．关于中原文化的三个基本问题［J］．郑州大学学报（哲学社会科学版），2007（6）：73-77．

[67] 刘定刚，王净．医联体相关主体竞争性与合作性的关系［J］．医学与哲学（A），2018（2）：49-53．

[68] 刘连英. 基层中医药服务能力与需求调查分析 [J]. 亚太传统医药, 2018 (14): 199-201.

[69] 刘晓红. 老年人慢性病管理的特点 [J]. 中华老年医学杂志, 2015, 34 (3): 229-230.

[70] 刘笑, 闵锐. 基层医疗卫生机构医疗服务能力态势分析及提升对策研究 [J]. 中国医院. 2020 (24): 25-8.

[71] 刘瑛. 互联网使用对个体健康行为的影响研究 [D]. 武汉: 华中科技大学, 2011.

[72] 刘玉莲, 章国平, 徐伟民, 等. 宁波市基层中医药发展的现状探讨 [J]. 中国农村卫生事业管理, 2018 (38): 901-903.

[73] 刘月, 刘超. 关于医学生基层服务意识的培养 [J]. 湖北函授大学学报, 2015 (28): 54-55.

[74] 刘云, 王秀琴. 老年高血压患者社区护理管理工作中应用家庭医生签约服务模式的效果分析 [J]. 养生保健指南, 2018 (28): 265.

[75] 刘志浩, 李小宁. 信息、动机、行为技巧模型在行为干预中的应用研究 [J]. 中国健康教育, 2016, 32 (8): 733-735.

[76] 楼洁云, 朱夏燕, 叶晓军. 2016 年义乌市基层公共卫生服务人力资源现状分析 [J]. 中国农村卫生事业管理, 2017 (37): 1321-1322.

[77] 卢秀芳. 山东省基层医疗卫生机构中医药卫生资源配置现状与公平性研究 [D]. 济南: 山东大学, 2018.

[78] 卢云. 家庭医生签约服务在高血压社区护理中的应用 [J]. 继续医学教育, 2019, 33 (8): 161-162.

[79] 陆方. 医疗机构与养老机构间合作利益协调机制理论分析与框架构建 [J]. 中国卫生经济, 2018 (3): 5-7.

[80] 吕明忠, 胡珺珺, 杨铭柳. 家庭医生签约服务模式在社区慢性病高危人群中的干预效果 [J]. 中国乡村医药, 2017, 24 (2): 63-64.

[81] 马红梅, 唐世琪, 梅俊华. 健康管理干预对空巢老年高血压病患者健康行为的影响 [J]. 中华健康管理学杂志, 2007 (2): 104-106.

[82] 马丽扬. 系统论信息论控制论的若干问题 [M]. 北京: 北京现代管理学院, 1985: 24-63.

[83] 麦劲壮, 李河, 方积乾, 等. Meta 分析中失安全系数的估计 [J]. 循证医学, 2006 (5): 297-300, 303.

[84] 宓铃烨. 家庭医生签约服务在老年糖尿病患者社区护理中的应用分析 [J]. 特别健康, 2018 (20): 155.

［85］莫海韵. 广东省不同地区家庭医生签约服务现状及对策研究［D］. 广州：广州医科大学，2017.

［86］潘金洪，帅友良，孙唐水，等. 中国老年人口失能率及失能规模分析：基于第六次全国人口普查数据［J］. 南京人口管理干部学院学报，2012，28（4）：3-6，32.

［87］潘兰，刘东英，张振香. 多阶段优化策略在国外多因素行为干预研究中的应用现状［J］. 解放军护理杂志，2019，36（12）：79-82.

［88］潘俞彤. 浅谈我国基层卫生人才队伍建设中存在的问题及对策［J］. 中国市场，2019：131-133.

［89］彭宏伟，彭颖. 长沙市基层卫生人才队伍建设现状分析及对策［J］. 中国医药导报，2011（8）：131-132.

［90］彭小芹，蒲川. 我国家庭医生签约影响因素的文献计量学研究［J］. 中国全科医学. 2018（21）：1916-1922.

［91］彭迎春，苏宁，何永洁，等. 社区卫生服务机构岗位特征工作分析研究［J］. 中国全科医学，2011，14（4）：1058-1062.

［92］任华，等. 影响精神卫生医疗机构与基层医疗卫生机构合作的多因素分析［J］. 中国卫生产业，2015（30）：26-28.

［93］尚伟. 临床与社区医师联合对社区高血压病人系统化管理及护理干预的效果分析［J］. 泰山医学院学报，2019，40（9）：711-713.

［94］申屠学军. 红海中，中医馆如何盈利？［J］. 中国药店，2019：78-79.

［95］沈俊. 北京市医养结合养老服务模式分析［J］. 医学与社会，2018（3）：76-79.

［96］沈玉玲，翁陈敏，任万娜，等. 家庭医生签约服务对老年高血压患者管理的效果评价［J］. 中国保健营养，2018，28（16）：284.

［97］史桃琳，方小兵，孙克玉. 1＋1＋1签约管理对社区慢病患者的效果评价［J］. 医药前沿，2019，9（23）：227-228.

［98］宋大平，赵东辉，任静，等. 医保支持家庭医生签约服务的模式探析［J］. 中国卫生经济，2018（37）：67-70.

［99］苏淑英. 家庭签约式服务对社区老年慢性病病人用药依从性的影响评价［J］. 饮食保健，2019，6（45）：290.

［100］孙建波，赵莹，贾存波，等. 北京市某社区家庭医生签约现状及服务利用分析［J］. 中国医院管理，2019（39）：74-75.

［101］孙静，刘继芬，李晓东，等. 基层医疗卫生机构中医药信息化建设实践与思考［J］. 医学信息学杂志，2020（41）：55-58.

［102］孙秋雪，等. 社区脑卒中后残疾患者协同健康管理模式构建及管理效果研究

[J]. 中国全科医学, 2017, 20 (26): 3210-3215.

[103] 孙婷, 玄英哲. 健商的研究进展 [J]. 护理研究, 2010, 24 (14): 1227-1228.

[104] 唐桦. 两岸青年交流的制度化研究 [J]. 台湾研究集刊, 2015 (05): 25-31.

[105] 唐钧. 关子医养结合和长期照护服务的系统思考 [J]. 党政研究, 2016 (3): 122-127.

[106] 唐伟华, 钱丽花. 上海某社区医院家庭医生签约服务现状分析 [J]. 社区医学杂志, 2019, 17 (24): 1601-1604.

[107] 田贵, 王晓敏. 社区门诊患者签约家庭医生的意愿及其影响因素研究 [J]. 中国卫生产业, 2017, 14 (13): 188-190.

[108] 同春芬, 王珊珊. 社区卫生服务中心与养老机构合作路径探析: 以朴素式创新和伙伴关系理论为视角 [J]. 学术界, 2017 (6): 78-87, 323.

[109] 汪玉凯. 公共治理与非营利组织管理 [M]. 北京: 国家行政学院出版社, 2011: 3-10, 94-119.

[110] 汪志豪, 陈馨, 李小宁, 等. 国家基本公共卫生服务项目人才队伍现状分析 [J]. 中国公共卫生, 2019 (35): 670-672.

[111] 王芬芬, 唐丽, 陈雪萍, 等. 三联护理服务模式对居家空巢老人生存质量和社会支持度的影响 [J]. 中华全科医师杂志, 2015, 14 (1): 20-23.

[112] 王洁, 赵莹, 郝玉玲, 等. 我国农村基层卫生人才队伍建设的现状、问题及建议 [J]. 中国卫生政策研究, 2012 (5): 45-51.

[113] 王君妹, 张韬, 盖红梅, 等. 上海市浦东新区惠南家庭医生服务签约、利用与满意度情况调查 [J]. 中国初级卫生保健, 2015, 29 (6): 32-33, 36.

[114] 王立邦. 老年高血压患者健康教育行为干预效果的评价 [J]. 中国热带医学, 2005 (5): 1136-1137.

[115] 王琳. 地域文化在中原特产包装设计中的应用研究 [D]. 无锡: 江南大学, 2007.

[116] 王倩等, 医院一社区协同健康管理模式在脑卒中高危人群中的干预效果研究 [J]. 中国全科医学, 2017, 20 (26): 3205-3209, 3220.

[117] 王瑞雯. 基层中医馆发展现状及对策研究 [D]. 济南: 山东中医药大学, 2018.

[118] 王燕, 林征. 自我效能在健康行为领域的应用进展 [J]. 护理学报, 2009, 16 (17): 10-12.

[119] 王占奇. 中国传统体育文化与现代体育精神的融合 [J]. 体育风尚, 2020 (12): 208-209.

[120] 卫生部. 城市社区卫生服务机构管理办法 (试行) (卫妇社发〔2006〕239 号) [Z]. 2009-03-16.

[121] 魏琳. 老年高血压患者社会支持与自我效能的相关性 [D]. 新乡：新乡医学院，2014.

[122] 魏清清，高祝欢. "双下沉"医联体模式的实践与思考 [J]. 江苏卫生事业管理，2018，29（5）.

[123] 闻波. 社会化网络、知识协同与开放式创新：影响因素与作用框架实证研究 [J]. 现代情报，2017（9）：68-74.

[124] 吴俊泓. 老年慢性病患者居家护理服务接受情况及影响因素分析 [J]. 上海医药，2016. 37（10）：20-22.

[125] 吴启安. 从《说文解字》中的饮食词看中原饮食文化内涵 [J]. 学术探索，2012（9）：94-97.

[126] 吴婷婷. 关系利益对供应链信息共享与协同的影响研究 [D]. 大连：大连理工大学. 2015.

[127] 谢卫红，钟苏梅，李忠顺，等. 多元化企业 IT 协同的维度及测量 [J]. 科技管理研究，2017（1）：111-118.

[128] 熊伟，杨茂康. 建好"示范中医馆"提升中医服务能力 [J]. 中国农村卫生，2017：23-24.

[129] 闫瑞红，刘蓉，张澜. 健康行为及其影响因素研究进展 [J]. 护理学杂志，2010，25（3）：94-97.

[130] 闫玉慧. 提升基层中医药服务能力策略研究 [J]. 中医药管理杂志，2020（28）：171.

[131] 杨国莉，严谨. 医学生从事基层卫生服务工作意愿调查 [J]. 护理研究，2013（27）2862-2863.

[132] 杨金妮，蔡双霞，郑云慧，等. 养老机构失能老年人照护服务供需匹配研究 [J]. 中国实用护理杂志，2016，32（27）：2134-2138.

[133] 杨玲，黄茜茜，徐庆锋，等. 广东省基层医疗卫生机构中医药资源调查研究 [J]. 实用医学杂志，2021（37）：2276-2281.

[134] 杨勤. 家庭医生签约服务模式用于社区慢性病高危人群中的干预效果观察 [J]. 保健文汇，2018（8）：231.

[135] 杨廷忠，郑建中. 健康教育理论与方法 [M]. 杭州：浙江大学出版社，2004.

[136] 杨廷忠. 健康行为理论与研究 [M]. 北京：人民卫生出版社，2007

[137] 杨肖光，马晓静，涛代. 公立医院与基层医疗卫生机构分工协省略响因素研究基于定性比较分析方法 [J]. 中国卫生政策研究，2013，6（8）：14-19.

[138] 杨洋，赵海玲，郭志琴，等. 北京地区基层中医药服务现状研究 [J]. 中医药管理杂志，2020（28）：39-45.

[139] 姚慧卿，等. 长沙市某社区老年慢性病患者首选就诊机构及影响因素分析 [J]. 中华老年医学杂志，2014（1）：88-92.

[140] 叶利军. 新医改视野下中医院校学生服务基层意愿的调查与思考 [J]. 中医药导报，2013（19）：127-129.

[141] 影窦. 以需求为本：老年人长期照护与社会工作介入 [J]. 知与行，2016，11（6）：114-118.

[142] 郁建兴，秦上人. 制度化：内涵、类型学、生成机制与评价 [J]. 学术月刊，2015，47（3）：109-117.

[143] 张华，方燕桃，纪敏. 社区家庭责任医生签约模式对老年糖尿病患者血糖控制达标率的影响 [J]. 中国实用医药，2019，14（24）：160-161.

[144] 张少飞. 中国饮食的文化内涵 [J]. 郑州航空工业管理学院学报（社会科学版），2005（6）：43-45.

[145] 张涛，赵大仁，史建平. 乌鲁木齐市三级医院与社区卫生服务中心互动合作现状研究与分析 [J]. 中国现代医生，2015（26）：125-129，133.

[146] 张向东，赵京，兰丽娜，等. 北京市社区卫生家庭医生式服务模式及激励机制探讨 [J]. 中国全科医学，2014，17（7）：766-769.

[147] 张潇，李雪萍，弥曼，等. 西安市家庭医师签约式服务现状及影响因素 [J]. 职业与健康. 2018（34）1125-1128.

[148] 张新斌. 河洛文化若干问题的讨论与思考 [J]. 中州学刊，2004（5）：146-150.

[149] 张绪华. 构建中医医联体 促进优质医疗资源下沉 [J]. 中医药管理杂志，2017（25）：178-180.

[150] 张雪冬，张培，靖超，等. 京津冀一体化背景下促进医疗人才合作的对策研究 [J]. 人力资源管理，2016（9）：17-18.

[151] 张彦生，王虎峰，刘宪伟，等. 自发型医疗联合体运行机制研究：以大连医科大学附属第二医院医疗联盟为例 [J]. 中国医院管理，2018，38（1）：17-21.

[152] 郑文韬. 人文关怀对老年高血压患者血压控制、健康行为及自我效能的影响 [J]. 慢性病学杂志，2018，19（3）：296-298.

[153] 中国高血压基层管理指南修订委员会. 中国高血压基层管理指南（2014 年修订版）[J]. 中华高血压杂志，2015，23（1）：23-43，15.

[154] 中华医学会糖尿病学分会. 中国 2 型糖尿病防治指南（2013 年版）[J]. 中国糖尿病杂志，2014，22（8）：2-42.

[155] 周建国，周权，马虎. EpiData 软件在定量系统评价数据提取中的应用 [J]. 循证医学，2014，14（6）：361-363，375.

[156] 周天津，周雪晴，万素馨，等. Meta 分析方法及其在医疗卫生领域中的应用

[J]．重庆医学，2016，45（7）：985-988.

[157] 周巍．基层卫生人才队伍的现状、问题与建议 [J]．中国全科医学，2010（13）：685-688.

[158] 朱培兴．探讨家庭医生式服务在老年高血压患者中的应用效果 [J]．世界最新医学信息文摘，2019，19（64）：110，113.

二、外文

[1] Airhihenbuwa C O，Kumanyika S，Agurs T D，et al．Cultural aspects of African American eating patterns [J]．Ethnicity & Health，1996，1（3）：245-260.

[2] Airhihenbuwa C O，Webster D W．Culture and African contexts of HIV/AIDS prevention，care and support [J]．Sahara J Journal of Social Aspects of Hiv/aids，2004，1（1）：4-13.

[3] Airhihenbuwa C O．Health promotion for child survival in Africa：implications for cultural appropriateness [J]．Hygie，1993，12（3）：10-15.

[4] Airhihenbuwa C O．Perspectives on AIDS in Africa：strategies for prevention and-control．[J]．aids education & prevention official publication of the international society for aids education，1989，1（1）：57-69.

[5] Airhihenbuwa C O．Of Culture and Multiverse：Renouncing "the Universal Truth" in Health [J]．Journal of Health Education，1999，30（5）：267-273.

[6] Airhihenbuwa C O．Health and Culture：Beyond the Western Paradigm [J]．sociology of health & illness，1995，18（2）：280-282.

[7] Bandura A．Self-efficacy：The Exercise of Control [M]．NewYork：W. H. Freeman and Company，1997.

[8] Baric L．Non-smokers，smokers，ex-smokers．Three separate problems for health education [J]．International Journal of Health Education，1979，22（1 Suppl）：1-20.

[9] Berg G B．How jews avoid alcohol problems [J]．American Sociological Review，1980，45（4）：647-664.

[10] Cusumano N，Vecchi V，Brusoni M．Public-private collaborations for social impact creation [J]．Principles & Practice of Impact Investing A Catalytic Revolution，2016.

[11] Faden R R，Faden A I．Ethical issues in public health policy：health education and life-styleinterventions．Preface [J]．Health Education Monographs，1978，6（2）：177-179.

［12］Garfinkel D，Ilin N，Waller A，et al. Inappropriate medication use and polyp-harmacy in end-stage cancer patients：Isn't it the family doctor's role to de-pre-scribe much earlier? ［J］. International Journal of Clinical Practice，2018；72：e13061.

［13］Green L W. Modifying and developing health behavior ［J］. Annual Review of Public Health，1984，5（1）：215-236.

［14］Gridley K，Spiers G，Aspinal F，et al. Can general practitioner commissioning deliver equity and excellence? evidence from two studies of service improvement in the English NHS ［J］. Journal of Health Services Research & Policy. 2012；17：87-93.

［15］Hinchcliff R，Greenfield D，Braithwaite J. Is it worth engaging in multi-stake-holder health services research collaborations? Reflections on key benefits，challen-ges and enablingmechanisms. ［J］. International Journal for Quality in Health Care Journal of the International Society for Quality in Health Care，2014，26（2）：124-128.

［16］Iwelunmor J，Newsome V，Airhihenbuwa C O. Framing the impact of culture on health：a systematic review of the PEN-3 cultural model and its application in public health research and interventions ［J］. Ethnicity & Health，2014，19（1）：20-46.

［17］James D S. Factors influencing food choices，dietary intake，and nutrition-relat-ed attitudes among African Americans：Application of a culturally sensitive model ［J］. Ethnicity & Health，2004，9（4）：349-367.

［18］Kasl S V，Cobb S. Health behavior，illnessbehavior，and sick role behavior ［J］. Arch Environ Health，1966，12（2）：246-266.

［19］Mcnerney J P，Andes D S，Blackwel C D. Self-reported health behaviors of os-teopathicphysicians ［J］. JAOA，2007，107（12）：537-545.

［20］Melancon J，Oomen-Early J，Del Rincon L M. Using the PEN-3 model to assess knowledge，attitudes，and beliefs about diabetes type 2 among Mexican American and Mexican native men and women in North Texas ［J］. International Electronic Journal of Health Education，2009：12.

［21］Morganstein J. The Handbook of Health Behavior Change ［J］. Psychiatry，2016：24.

［22］Morisky D E. Five-year blood pressure control and mortality following health ed-ucation for hypertensive patients. ［J］. Am J Public Health，1983：27-31.

[23] Mureithi L, Burnett J M, Bertscher A, et al. Emergence of three general practitioner contracting-in models in South Africa: a qualitative multi-case study [J]. International Journal for Equity in Health. 2018; 17.

[24] Nadeau L, Measham T. Immigrants and mental health services: increasing collaboration with other serviceproviders. [J]. 2005, 14 (3): 73-76.

[25] Ockene J K, Sorensen G, Kabat-Zinn J, et al. Benefits and costs of lifestyle change to reduce risk of chronic disease [J]. preventive medicine, 1988, 17 (2): 224-234.

[26] Olushayo O, Amos P, Martin O, et al. South-South cooperation as a mechanism to strengthen public health services in Africa: experiences, challenges and a call for concerted action [J]. Pan African Medical Journal, 2017, 28: 40.

[27] Price A, Majeed A. Improving how secondary care and general practice in England work together: requirements in the NHS Standard Contract [J]. Journal of the Royal Society of Medicine, 2018; 111: 42-46.

[28] Rosenberg M S. The file-drawer problem revisited: a general weighted method for calculating fail-safe numbers in meta-analysis [J]. Evolution, 2005, 59 (2): 464-468.

[29] Schmidt L, Sjöström J, Antonsson A B. Successful collaboration between occupational health service providers and client companies: Keyfactors [J]. Work, 2015, 51 (2).

[30] Selznick P. The Moral Commonwealth: Social Theory and the Promise of Community [M]. Berkeley : University of California Press, 1992: 232-235.

[31] Smits M, Keizer E, Huibers L, et al. GPs' experiences with out-of-hours GP cooperatives: a survey study from the Netherlands [J]. European Journal of General Practice. 2014; 20: 196-201.

[32] Tweedie D R. Trim and fill: A simple funnel-plot-based method of testing and adjusting for publication bias in meta-analysis [J]. Biometrics, 2000, 56 (2): 455-463.

[33] Wahlqvist M, Savige G. Interventions aimed at dietary and lifestyle changes to promote healthy aging [J]. European Journal of Clinical Nutrition, 2000, 54: S148-S156.

参考文献